LOCUS

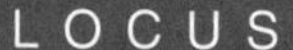
LOCUS

LOCUS

LOCUS

mark

這個系列標記的是一些人、一些事件與活動。

mark 58 加護病房

(*A Nurse's Story: life, death, and in-between in an intensive care unit*)

作者：蒂妲・夏洛芙(Tilda Shalof)

譯者：栗筱雯　審定：桑穎穎

責任編輯：楊郁慧　美術設計：何萍萍

法律顧問：全理法律事務所董安丹律師

出版者：大塊文化出版股份有限公司

台北市105南京東路四段25號11樓

www.locuspublishing.com

讀者服務專線：0800-006689

TEL：(02)87123898　FAX：（02）87123897

郵撥帳號：18955675 戶名：大塊文化出版股份有限公司

總經銷：大和書報圖書股份有限公司

地址：台北縣五股工業區五工五路2號

TEL：（02）8990-2588（代表號）　FAX：（02）2290-1658

初版一刷：2006年4月

初版18刷：2018年11月

定價：新台幣380元

Printed in Taiwan

A Nurse's Story

加護病房

Tilda Shalof⊙著

栗筱雯⊙譯

獻給所有的護士

目錄

加護病房也有春天

邱艷芬

本書作者是一位在加護病房工作二十年的護理人員，自工作經驗中擷取精華，敘述加護病房醫護人員陪伴病患度過他們一生中最艱難、脆弱的時刻，以及醫師、護理人員、病人、家屬在病患照顧活動中的心靈煎熬。此外，這本書在悲哀中敘述著慈愛、在衝突中敘述著包容、在困境中敘述著智慧，是醫護人員及社會大眾欲了解急重症醫療照顧時值得閱讀的好書。

所謂「護理」，世界衛生組織（ＷＨＯ）下的定義是：「協助健康或生病的個體，從事促進健康或安寧地死去的活動；而這些活動在個體有足夠之必需的體力、意志、或知識時，是可以獨立完成的。護理在提供協助時，也幫助個體儘早恢復獨立行使這些活動的能力。」這定義中說明了護理工作的內容，世界各地的護理人員莫不以此為每日執業的依歸。而在諸多護理情境中，尤以急重症護理者因護理對象病情變化之急劇、治療之複雜性與多變性、搶救時精確快速有效之要求、家屬情緒之壓力等，對護理之專業性最具挑戰。

加護病房，或稱為加強護理單位（intensive care unit, ICU），是一個專為病況緊急或病情嚴重病患專門設立，使病患得有活命機會的地方，雖然它不是用來使病患安終的地方，但是由於病患病況危急，常有病患在積極搶救無效後不治，因此，它是一個家屬期望甚高、情緒緊繃到極點；醫護人員無時不是高度警覺，隨時承擔病況變化、病情對治療的反應須作出應變處置，又須顧及病患及家屬感受的高壓力工作狀態。急重症加護的醫護目標即是：保住生命、重建最大可能的生命功能、預防不必要的傷害，造成最有效的治療效果，及減少心理上的創傷與急性期的痛苦經驗。對於病患，在維護其生存下也維護其尊嚴，保護身體免受傷害下也保護心理不受傷害；既要扶持孱弱身軀，也要撫慰痛苦心靈。急重症加護護理人員在專業的自我期許下，確有許多令人景仰、値得稱頌之偉大情操，但更有不為人知的艱辛。

本書以敘述事例的方式為文，以加護病房、醫師、護士、病患、家屬、儀器為背景，穿插作者內心的反思，並帶出護士們的成長、醫護團隊的互動、特殊狀況的病人與家屬、臨床護理人員對護理管理者與學者的觀感、SARS事件的激蕩、倫理議題的激辯、醫院成本績效管理之衝擊等等現象與議題。有好幾處片段特別以對話的方式呈現，充滿臨場感。

在第二章裡，作者描述護理人員踏入這一行的初始之心，以及初任護士者的調適與成長，這些對於護生及新進護理執業人員，是一番全心全意的呼喊，可作為新任護理人員的惕勉。

加護病房是照顧病情危急或嚴重病患之處，這些病患不是生命面臨威脅，就是需要十分縝密之醫護評估與處置，以爭取活命機會。對許多人而言，那是生命到達生死關頭，最後奮力一搏的地方。病患的危急與家屬的焦急構成醫護工作緊張的壓力，每日的ICU護理活動，不只是一般社會人士不明白，就是一般醫護人員也鮮少聞知。由於加護病房護理的是急重症病患，救回來的與救不回來的，對於醫護人員都是一場硬戰，誠如作者所言：「重症照護是一個充滿痛苦和悲傷的行業。就算最終的結果是好的，一路上還是得承擔很多苦難。」有一段話，道出了許多ＩＣＵ護理人員內心深處不可言喻之沉重：

我試著讓這份差事兒包含的所有矛盾在我心裡並存——尊重與不敬，幽默與悲傷，希望與絕望，同情與超然。

就是這樣的神情，這樣的心理調適，形成急重症醫護工作者的特有氣質。我們急重症醫護工作者對於「圈內」人，很容易辨識出來，但急重症醫護工作者所背負的情緒負擔，需要自己妥善調適，有時候也需要被了解。

擔任ＩＣＵ護理的工作，不僅必須時常面對死亡或垂死之人，還需要讓自己堅強到一方面能夠把職場上的悲傷適度與內心隔離，卻同時仍在情感上與病人和他們的苦痛相連。許多ＩＣＵ護理人員在工作中的所見所聞，使職業的悲情性質變成很大的負擔，投射到自己身上，往往難以擺脫悲傷情緒；尤其是雖在技術層面沒有問題，可是在自我期許很高、卻不知道自己能為病人做些什麼的時候，無法勝任的感覺便油然而生。加護護理人員的情緒困境鮮為人知，遑論受人關注，大多時候，都是靠同儕相互扶持，必要時需暫時離開，讓心靈獲得滋養，才得以平復。作者對於這個困境有許多的描述。

在加護病房中，「救回無望」並非不可能，大部分家屬不願放棄救治也是必然的初始態度，甚至堅持以機器及藥物延遲死亡，不顧病患承受的折磨。這類故事在加護病房的確經常上演。其所引發的倫理議題以及醫療資源的分配問題，在本書的第九章和第十七章有精采的描述。

有關病患人權的倫理議題，的確很難加以論斷，也不容易定出一個適用於所有狀況的方法，這類思辯相信會持續發生在加護照顧中。辯論能促進對事情的了解，更有助於思考最佳策略，但醫護人員面對家屬時必須用心選取遣詞用字。誠如作者在許多激辯或情緒激盪情境後所下的評語：言語也可以成爲良藥，發揮療癒、撫慰和鼓舞的效果，但不當使用言語所可能造成的損傷，不亞於我所知道的某些嚴重錯誤。

作者敘述病房中醫、護、病的互動情形，信手捻來生動自然，令讀者彷彿進入加護病房護理的真實情境：病人的臨床表現、生理監視器的影像、呼吸器的運作、理學檢查、實驗數據、醫護互動、處置反應、床邊急救、協助插管、抽痰、翻身、醫護人員與病人、家屬，以及同僚間的對話、病情解說、安撫家屬等等，可說是從事加護護理的最佳導讀資料。

在加護病房中，雖然大多數時間瀰漫著憂傷與沉重的情緒，但是也蘊含對生命的摯愛與溫馨，就是這種獨特的感受，讓許多加護護理人員願意全心奉獻。誠如作者在序中所言：都已經過了這麼多年，我還是會把ＩＣＵ聽成 I See You（我看見你）。這幾個字令我想到護理人員擁有一項特權：深入觀察病患的生命，陪伴病患度過他們一生中最私密、艱難、脆弱的時刻……

護理人員並不是只生活在醫院與家庭的兩個世界中，現實生活與生存環境的改變，對於工作也有所影響，作者在本書中也特別提到護理人員的在職進修、護理研究、轉任主管或教職、基層人員對護理主管的態度與管理方式的看法，尤其是對於與臨床脫節的護理主管與管理方式，作者有一番鞭撻：

護士的職責與知識，永遠沒辦法完整呈現在各式年鑑大全或者電腦統計圖表之中……你怎麼能把某種護理工作的價值以時間或金錢爲單位加以分配呢？上頭說……護士是一種商品，應該比照任何院內資源一樣有效運用，但是就定義而言，護理工作是一種無可計量的商品。人們對於護士照料的需求永遠不嫌多。護士的付出幾乎沒有限度，而病人的需求當然也沒有底限。

以上片段道出許多護理人員的心聲，尤其目前醫院在健保給付辦法之下，醫院管理的走向使病患照顧出現窘境，然而主事者不知，社會大眾更未察覺。護理人力不足，受害者永遠是病患，如果沒有足夠且素質完備的護理人員，病榻旁將失去安全與溫馨。因此護理人力與素質，是值得全民一起爭取與監督的議題。

作者在本書以第一人稱方式敘述二十年來奉獻於加護護理不平凡的心靈感觸。透過她善感的心，描繪了在加護病房的生死別離苦；透過她悲憫的情，反映出病苦中的溫馨；也由於她靜澄的智慧，在許多反思的敘述中闡明加護護理的困頓與因應之道。許多人事感情錯綜複雜的沉重事件，在她的妙筆下簡潔呈現。每個篇章宛如電視影集《急診室的春天》，以護理人員之角度詮釋《白色巨塔》中以病患為中心的社會活動。字裏行間盡是作者對護理真諦的抒發，尤其是對於「同理心」的闡述。書中許多與病人及家屬互動的情節，醫護人員對待的態度與處理的方式，透過作者的比對，可以作為有志於重症病患照顧的醫護人員之參考，也是社會大眾用來了解加護病房照顧工作特質的良好讀物，值得推薦。

（本文作者爲國立陽明大學護理學院教授兼院長、中華民國急重症護理學會理事長）

前言　ＩＣＵ，我看見你

這本書是我的護理工作生涯故事。在撰寫過程中，我從二十年的工作歲月中擷取精華，幾乎全都是照顧嚴重或致命疾病患者的經驗，地點在多倫多與其他城市的多家醫院。雖然這些故事都是確有其事、親身經歷（少部分是同事的經歷），我還是把所有人的名字與相關敘述做了修改，以保護他們的隱私。有幾個人物的描繪，其實是綜合兩個以上的真實人物而成。本書的時間範圍是從一九八〇年代初期至今；不過，部分章節的時程為期數日，有的則前後跨越好幾年。我把時間拉長縮短，是為了描寫護理工作與醫療體系的趨勢走向，而非記錄特定的政治或歷史事件。

我的工作是重症照護，工作地點是加護病房，通稱ＩＣＵ（intensive care unit）。都已經過了這麼多年，有時我還是會把ＩＣＵ聽成 I See You（我看見你）。這幾個字令我想到護理人員擁有一項特權：深入觀察病患的生命，陪伴病患度過他們一生中最私密、艱難、脆弱的時刻。但是當我告訴別人，我照顧的病患病情嚴重，其中有些很可能死亡甚至必死無疑，這時人們往往問我會不會覺得這份工作擾人心神。我對他們說，是很令人沮喪，一度的確如此，現在我則不這麼覺得了，但我曉得我這麼回答讓他們很難相信。「一定很教人消沈憂鬱吧。」他們說。我想盡辦法解釋我為什麼覺得我的工作沒那麼悲慘，然而他們還是不信。**一般人**難免會這麼想。

我試圖以本書解釋，為什麼我的工作既不令我消沈也不令我痛苦——其實應該說，為什麼我的工作有激勵作用、有挑戰性、而且一直令我著迷。護理工作使我有機會精通護理技巧，讓我成為一個心智成熟的人，坦然面對自身的情緒弱點。還有，最重要的是，我得以與其他男男女女共事；在我和他們相處的經驗之中，這些人一直是寬宏大量、真誠奉獻的朋友，也是我們這一行裡成就非凡的從業人員。

沒錯，我並不覺得我的工作令人煩亂或憂鬱，然而我相信有不少護理人員偶爾會有這種感覺，我也試著表達出他們的心聲。不僅如此，我還知道有很多護士並未受到院方、大眾與政治人物肯定或尊重，因而感到不滿、灰心。輪班、難以完成的工作量、人手嚴重短缺等沈重負荷，使得許多護士疲憊不堪。此外，在我看來，還有另一個同樣嚴重而且普遍存在的壓力，也就是長期接觸重症患者可能帶來的苦惱與絕望。或者更窘迫的是，在護理人員面對這些已知且常見的壓力之際，眼下我們正面對著前所未見的危險，可能置我們的健康——甚至我們的性命——於險境。這些危險呈現的樣貌，是更易致命的新型傳染疾病，是危險的工作環境。

即便是從事護理工作這麼多年之後，我仍然熱愛我的職業，雖然這麼說也許有些落伍了。有時候我會為這一行的未來而憂心。不久前，我和朋友們一起烤肉野餐，席間我問一個家有青少年子女的母親，要是她的孩子將來從事護理工作，她會有什麼感受。

「不怎麼好。我會盡一切力量，引導孩子往別的領域發展。」

我問她十四歲的女兒，是否考慮過要當護士。

「當然沒有！我所聽說的全是這行有多難熬，比方說，所有的護士有多麼討厭護理工作，政府又如何消減醫療保健預算。那我幹嘛走這一行呢？我將來要做股票經紀人。」

我決定拿這個問題問我自己的孩子，讓這個非正式意見調查的結果得到進一步證實。我那六歲大的兒子麥克斯說：「不，我不要當護士。我要當藝術家兼醫生。」（我早就認為這兩種身分是極佳的組合。）不過，或許還是有一線希望，因為八歲大的兒子哈利這麼回答：「我想先到北美職業冰上曲棍球聯盟打球，然後再去當護士。」

然而，本書無意慫恿年輕人進這一行，也無意勸說想進這一行的年輕人打消念頭。護理工作不是人人做得來的，但說真的，如今我已經學到其中富有挑戰性的些許課題。對於當初自己選擇踏入這行，我心懷感謝。護理工作令我獲益匪淺。

幾年前，我參加一名老婦人的葬禮。猶太教牧師談到婦人生前慷慨寬厚的性格，甚至在她重病多年期間，屢屢把自己的苦痛與煩憂擱在一旁，騰出時間聆聽子女的心事，與孫兒孫女玩耍。

「她是一個勇於戰勝自己的女性，如此方能為別人服務。」

我忽然坐直了身子。那句話點燃我心頭的火焰。我立刻領悟到，在我的人生與護理工作生涯之中，我不斷努力要達成的到底是什麼。我必須克服諸多個人的恐懼、焦慮、偏見、還有不安全感。為了讓自己變成心目中嚮往的護士典型，我必須學會照顧好自己的幾項基礎原則。當初誤打誤撞成了護士，如今我每一步都是抬頭挺胸。我曾等在病人的病房外，猶豫躊躇，想辦法讓自己壯起膽子走進去做些什麼。也不知怎麼的，我竟鼓動自己閃進了病房，希望不引人注意、也不要捅什麼漏子，只求輪值完自己的工時。就我所知，我沒有出過什麼大差錯。倘若當初我把自己照管得更好、倘若當初我已經明白我現在才明白的事情，那麼我便能夠為這些年來照顧過的許多病患付出更多，然而我花了好長一段時間才明白這一切。

這是一個包含許多故事的故事。這是多年來我從同事與病人身上學到的心得。這是我學習戰勝自我以求服務他人的旅程。這是我對於護理工作，以及我所認識或有幸共事的護士所要表達的謝意。他們給了我最好的照護，使一切為之改觀。

1　數字的意義

這天我值夜班。我在病人的二十四小時觀察表上匆匆記下一連串數字，接著準備把這些數字大聲念出來，給正與我並肩站在病人床畔的住院醫師聽。

「每一個數字都不正常，」我說：「七・二六，六八，七六，十四。」情況不妙。酸鹼離子嚴重失衡，二氧化碳濃度衝得老高，血氧與重碳酸離子大幅下降，沒人在這種情況下還能活命的。

「這些數值不符合生命指數標準。」住院醫師說。

「至少不符合**地球上**的生命指數標準，」接話的是護士琳恩，她正跪在門邊收拾背包，準備交班走人。她剛值完日班，整間病房裡只有她一人臉上掛著微笑。「我閃人嘍。我要回家跟老公炒飯去。」琳恩已經向我報告過狄威特先生的病情，包括所有狀況與數據；什麼數字高，什麼數字低，什麼數字攀升，什麼數字下降。現在輪到我上陣，值一整夜的班。

「祝你炒飯愉快。」我嘴上這麼說，心裡卻想著別的。「琳恩，你知道嗎，我在想，我們應該召開病患家屬會議了。狄威特太太知不知道情況有多糟？有人跟她提過了嗎？我來打電話吧。我想，有必要請她來一趟。」

「狄威特太太才剛回家去，」琳恩說。「她在這兒守了一整天，已經累壞了。你為什麼覺得狄威特先生可能撐不下去？他的病已經拖好幾個星期，說不定你可以幫他再捱一晚。」

我倆站在一塊兒——琳恩在門外，我在門內——一起俯視這個中年男人癱在病床上的身軀。他身邊環繞著機器與螢幕，插管與線路，還有那些把他的神祕體液暴露在外的軟袋和引流管。

「不過，我明白你的意思，」琳恩說：「稍微退一步看看整個狀況，有時候的確會很懷疑。但你真的認為就是今天晚上嗎？」

「我有這個感覺。」我已經學會相信自己的預感了。

我和住院醫師交換意見，共同做出決定：由我致電狄威特太太，請她到醫院來一趟。我告訴她，相當令人遺憾，她丈夫的狀況並不理想。我說，狄威特先生的血壓很低，然後我又儘可能和緩地補上一句：他的血壓一直在下降。他現在是靠著強效的靜脈藥物在支撐血壓——我們把這種藥物叫做強心劑，不過我們還得添加另一種藥物，因為目前他有嚴重心律不整的現象。另一個問題是，他的排尿量愈來愈少了。也許狄威特太太會想回來醫院一趟，大家再商量商量？有沒有人可以開車送她到醫院來？

「**病**患家屬會議」是我們的用語，意思是召集所有與病患最親近的人，向他們說明病人的最新情況。有時候我們召開病患家屬會議，是為了討論病患即將面臨的死亡，以及我們會採用什麼方式讓病患往生。病患家屬會議很少在病人病況好轉的情況下召開。

我們聚集在一間不怎麼體面的狹小房間裡，這兒我們稱之為「靜慰室」。斗室的日光燈管閃個不停，沒有窗戶——我是絕對不會把患有幽閉恐懼症的人帶進這個房間的。感覺上這裡像是戰區的地下碉堡，但撇開美學觀點，此處似乎也是這所龐大、忙亂、過度擁擠的市區醫院內部，唯一一個可以騰出來開這種會議的空間。靜慰室！這可能是整間醫院裡最讓人憂慮不安的地方了。炸彈就是在這裡引爆的。

我們把注意力集中在狄威特太太身上。她是最了解艾德加・狄威特的人。她將代表狄威特先生發言，因為他已經失去意識，無法親自交代他希望我們做些什麼。狄威特太太坐在椅子上，人很虛弱，卻很緊繃。我們聚在這兒為的是什麼，她心知肚明。

「狄威特先生會做什麼樣的打算呢？」醫師問道。

「活下去！他會想要活下去的。」狄威特太太掩面啜泣。

當然了。這不是再明白不過？誰都想活下去的吧？

「我們了解，」醫師說：「可是，考量到他的病況日益惡化，健康問題無法改善，如果繼續提供目前已經執行的維生措施，我們只是在拖延不可避免的後果。」

我注視狄威特太太，看得出她相當恐慌；只要醫師張嘴說話，她便從中得到安慰，因為就在醫師說個不停的當兒，她的丈夫必然一息尚存。

「我們認為，他的病情無法獲得改善。也許時候已經到了吧，我們是否應該用非常溫和、緩慢的方式——當然，是在您做好心理準備的情況下——移除他的呼吸器與所有維生措施，然後順其自然呢？」

狄威特太太坐在那兒掩面哭泣。我拿出一盒新的面紙遞過去，替她抽出第一張，當作開場白的動作。

「你有沒有跟他商量過這個情況？」我小心翼翼地往前逼進。「你認為他會願意這麼做嗎？」我的話語，就像撥弄火堆的木棍，引發怒焰。

「有誰會願意這麼做？」她反問。

醫師跟我對她的回答報以微笑，非常合宜而且真誠的微笑。

「我不知道該怎麼辦才好，」狄威特太太說道：「每當我們夫妻倆遇上得做重大決定的時刻，艾德跟我總是一起商量。」

「此時此刻還不需要做任何決定，」我說：「不過，他的情況非常危急。今晚什麼狀況都有可能發生。」

不論發生什麼狀況，對我們所有人而言，今晚將是漫長的一夜。

病患家屬會議結束，我們回到狄威特先生的病房。

法蘭西絲探頭進來，低聲道：「蒂妲，你要不要叫東西吃？」

法蘭西絲是我的好同事之一，我們已經共事多年。今晚她是值班護理小組長，工作內容包括：安排病人轉院出入事宜、辦理病患轉進轉出加護病房手續、隨同醫師巡房檢查病患狀況、還得詢問醫護人員是否需要叫外賣餐點填填肚子——就從我們手邊收集的一疊菜單中挑選：包括希臘菜、泰國菜、披薩。深夜吃這種不好消化的食物，對腸胃必定是一大負擔——現在是晚上九點鐘，或者說是二十一點鐘——但我們還是常常這樣吃，因為我們老是飢腸轆轆。我訂了一個加辣椒的蔬菜潛水艇三明治和一瓶果汁，然後回到我的兩個病人身邊，也就是狄威特先生與狄威特太太——用同樣的標準來看，她也算得上是病人了。

和狄威特夫婦同住一條街的鄰居來探病，狄威特太太對他們微笑致意。狄威特夫婦的鄰人站在那兒，神情不安。狄威特太太接到我的電話之後，這些人伸出援手，開車送她到醫院。狄威特太太的笑容，流露出一個沒有親戚或能信賴的摯友可以致電求援、只能仰賴點頭之交幫忙的人，所必須表達的感激之情。朋友是你可以選擇的，家人是你一生下來就有的，鄰居卻是隨機毗鄰而居，而且對你不負有任何道義責任。他們的援助確實是一份禮物。

「我不要讓我的丈夫在三月五日這天嚥氣。」狄威特太太說。

這種事跟訂機票是不一樣的吧。還是說，其實沒兩樣？我抬頭看看門邊牆上的鐘，注意到現在時刻是二〇〇四年三月五日二十二時。再過兩小時，三月五日就完全過去了。我們能不能讓他撐到那時候？什麼事都有可能發生的，毫無保證可言。我當然很好奇，想知道她為什麼提出這個要求，即使我聽過更奇怪的要求。如果她願意說，我等著她告訴我。

「今天是葛蕊塔的生日，」狄威特太太指著她的鄰居，這個動作讓葛蕊塔紅了眼眶。「我不想讓艾德的死搞砸她的生日。好心腸的鄰居是很難找的。」

我們全都環著狄威特先生的床畔而立，我則做我分內的工作：測量，監控，留神，等待。大家一塊兒守夜。

我把稱為人工淚液的潤滑液，徐徐滴入狄威特先生那雙浮腫、外凸的眼睛。這種情形在醫學上稱為鞏膜水腫，不過我們護理人員常把它叫做「果凍眼」。在加護病房裡，我們看多了這樣的眼睛。

「他的臉為什麼這麼腫？」狄威特太太問。

全身水腫，大範圍水腫，組織間隙積水，組織液移動……該怎麼解釋好呢？看到丈夫這副模樣，她一定很心煩意亂吧！「嚴重的感染症狀遍及人體內部時，組織無法留住細胞內部的水分，於是向外滲漏，造成腫脹，就是所謂的水腫。」我解釋道。

「那你為什麼還要給他打點滴？」她指了指那一排把液體打入病人血管內的電子儀器。

「點滴裡含有強效的藥物，有助於穩定他的血壓。」

「他的血壓為什麼這麼低？」

「因為他的血液遭到細菌感染。細菌會釋出一種叫做內毒素的東西，內毒素會導致血管擴張。」

「他的血液為什麼會被感染？」

「呃，糖尿病使他很容易遭受感染，而我們上個星期給他做的手術……」我把之前我們解釋過好多次的那一套搬出來，耐著性子一再說明。「糖尿病本身，還有糖尿病的治療，都有可能造成這些問題。」

連鎖反應……

「為什麼他的感染完全沒有改善？你們不是有給他抗生素嗎？」

「對，不過抗生素似乎沒什麼用。」

「為什麼抗生素沒有用？」

「在這類情況下……也就是發生全身性的敗血症時，抗生素不一定會發揮作用。我們也許會增加一種新的抗生素。」

「藥效更強的抗生素嗎？」

「對。」

「這種抗生素比較好嗎？」

「可能對他比較有效吧。就他的狀況而言比較有效。」

「這麼做比較好嗎？」

「對他來說，可能比較好吧。」

「那麼，為什麼一開始不給他用這種比較有效的抗生素呢？」

我無言以對。我沒有答案可以給她，因為她要問的都不是實際的問題了。這類問題是沒有答案的，當然我自己也完全答不上來。她對我露出不悅之色，我則轉身面向病人，聽他的心音，他的肺音，他的胃音。我察看監控器上顯示的心跳，填入病歷。

「你一一記下來了，不是嗎？」她問。她站在我身邊，在我填寫的當兒，越過我的肩膀窺視我手上的記錄表。「你覺得我老公是個有趣的病例嗎？」

她不喜歡看到我做記錄，可是她自己也做記錄，而且持續很久了。好一陣子以前，她丈夫剛轉進加護病房的時候，她記錄得特別勤快。有一次她把記錄本子放在病床旁邊的桌上忘了帶走，被一個護士發現了。她對我們每一個人都寫了評語，還畫表格列出「好護士」、「壞護士」。她想以及不想讓哪些護士來照顧她丈夫。她把我們每天給他用的藥品名稱與劑量一一記下，還有他每天吸入的氧氣濃度。全體護理人員受到這樣的嚴密檢查，令人不寒而慄。

她有一張嚴峻、瘦削的臉，而且她讓我很難溫和相待，不過在這種情況下我仍盡力而為。我站起身來面向著她，在內心找到那份溫暖，然後用雙臂環繞著她，把她擁進懷裡。我用這個擁抱，設法給狄威特太太一個答覆。我盡我所能地去喜歡她，但就算我對她沒有好感，我仍然可以做好分內的工作。我任她在我懷裡盡情啜泣。

此刻，整個加護病房區寂靜無聲。只有少數幾盞必要的燈亮著，其餘的照明設備則是黯淡無光。幾個鐘頭前，走廊對面那間病房裡進行肺臟移植手術的紛亂與騷動已經平息；病房清理完畢，恢復安靜，因此我明白那個病人的狀況已經穩定下來。幾個護士聚在護理站，啜飲咖啡，輕聲閒談，傳來熟悉又怡人的低語聲。

在我負責的病房裡，我可以感受到病患妻子內心的悲痛正不斷醞釀，而且與時俱增。我提醒自己要保持鎮定，因為，唯有保持沈著冷靜、集中心神，才有辦法幫助狄威特太太熬過今夜。她站在丈夫的床前，對他說自己在旁邊陪著，心裡很清楚此刻不必奢望丈夫會對她有任何回應。我看著她腿上鬆垂的長襪和褪色的涼鞋——那雙過去應該是很時髦鮮豔的鞋子，此時此刻，在昏暗的日光燈和淒涼的景況下，看起來竟是可憐兮兮。她用一條髒毛巾把洗臉檯擦個乾淨，把髒毛巾扔進了洗衣籃裡，然後拿起一條乾淨的洗臉毛巾，在水龍頭底下濡濕，然後把毛巾熨在她丈夫那滿是汗水、嚴重腫脹的臉上。在丈夫病了這麼長一段時間之後，此時狄威特太太在病房裡，就像待在家裡一樣自在。這裡不但是他的病房，也是她的地盤。與其說照管這間病房的人是我，不如說是她來得貼切。

我忙著處理文書工作。現在時刻將近午夜——二十三點五十九分——邁入新的日期後，便會多出一大堆文件。在病房裡作這件事感覺上不怎麼搭軋，特別是在這種時刻，不過還是得想辦法完成。

這時，空氣中瀰漫著一股惡臭，我們馬上明白出了什麼狀況。狄威特先生的腸子失控，拉了一堆在病床上，狄威特太太連忙跑出病房。

過了一會兒，狄威特太太返回病房的時候，丈夫的身子已經清理乾淨，床單也換過了。我在病房裡噴灑芳香劑，又用了防臭劑，設法讓氣味聞起來舒服點兒。想呼吸新鮮空氣是不可能的，因為整間醫院的窗戶都封得很牢。

「倘若我們就讓他這樣去了，」她問，彷彿這是道考題，因為她知道正確答案為何，同時想查探我是否也知道答案，「死亡原因會是什麼呢？」

每回她發問，總是一副從未得知半點資訊、沒人告訴過她半點兒事情的模樣。即使我們已經花了好幾個星期向她說明，每天陪著她看護，大小事情從頭到尾講一遍，一一回答她的問題，她仍然覺得自己一直被蒙在鼓裡。

我決定由她問到底。她就是想知道，是吧。

「多重器官衰竭（MOF）。」我對著狄威特先生的病情一覽表吸了一口氣。「嚴重水腫，瀰漫性血管內凝血（DIC），胰臟炎，腎衰竭，還有糖尿病的併發症。」

「噢。」

我感覺到她正在探查是否有不當的醫療行為：她丈夫病況嚴重至此，一定有誰該擔這個責任。當初，想必有些事情能做而未做，有些事情不該做卻做了。絕對有疏漏之處。我在她臉上看到指責的神情。或許她在我們的對話中還是得到些許安慰。在我們談話的當兒，攸關生死的結論遲遲未決，她的丈夫或多或少還有一口氣在。總之，理論上他算是還活著。就法律而言，他還活著。就生物學而言，他還活著。

她用雙臂緊緊地將自己環住，彷彿已經明白，丈夫再也不會這樣子擁抱她了。

現在時刻是凌晨一點鐘，又有一個患者給送進加護病房。我不必踏出病房，就能感受到門外那股騷動；其他護士、醫生、呼吸治療師的動作之中，突然注入了能量。法蘭西絲到我這間病房來幫忙；在我走出去察看誰給送進來的時候，另一個好同事崔西也踏入病房替補我的位置。多年來，崔西一直能感應到我的精神訊號。她大概意識到我需要喘息一會兒，稍稍離開狄威特太太的視線，離開她寄託在我身上的救夫期望。

「生肉漢堡女郎，」另一個與我共事多年的同事蘿拉提到剛送到她手上的病患。蘿拉似乎很替病人擔憂。只見一個年輕女子在病床上扭動著，一條腿跨過床欄。她的體態看來相當健康，全身曬成均勻的棕褐色，沒有半點兒泳裝的痕跡，腳指甲上閃著銀色的指甲油。她嘴裡模模糊糊在說些什麼，對著目光所及的人、和那些只有她聽得見的聲音喊叫。

「才二十二歲呢。她的症狀一直持續，顱內壓造成眼球外凸，而且，我想……可能會引發——」蘿拉擠了擠導尿管，又出現好幾滴琥珀色的尿液——「腎衰竭。」

「就因為吃了生肉？」

「對，很難相信吧？」

「她看起來病得很重。你一定忙壞了。」

「狀況穩定下來了，」她承認。「不過我很樂意忙來忙去的，夜班的時間會過得很快。對了，狄威特先生情況如何？」

「我想他今晚就會去世。」

「他已經靠維生系統撐了好幾個星期。」蘿拉搖搖頭。「狄威特太太不肯放棄。」

住院醫師衝了進來，嘴裡還嚼著最後一口潛水艇三明治。蘿拉的病人已排除腦膜炎的可能，所以這位女醫師正準備替患者做腰椎穿刺。她把黑色長髮往後攏，一把塞進已經不怎麼雪白的醫師服領子底下，眼裡閃耀著期待的光芒。先前她告訴過我，她滿心期盼做腰椎穿刺，但願能得到一管澄澈的「香檳」——意思是採得的腦脊髓液無色透明，不帶紅血球，也沒有白血球，看起來清清如水。腦脊髓液產生於腦室，是最清澄的體液，也是最難取得的。

「你當真認為他就要死了嗎？他還有沒有一絲一毫機會可以撐過去？」我再度踏入病房、重返狄威特先生病榻前的崗哨之際，狄威特太太問道。

我認真地看了她好一會兒。「我希望我的看法是錯誤的，」我說。我想提醒她，這可不是我說了算的事情。我心想，我們讓你失望了，因為當初是我們慫恿你相信，任何病痛疾厄，我們都有辦法治好。

那一夜就這麼苦苦折騰著。大多數的病房都靜了下來，整個加護病房裡有一種平靜的感覺。全體護士之間存在著一種不言而喻的共識：我們會並肩度過這一夜的。

此刻將近清晨五點鐘，已經進入三月六日了。狄威特太太看起來疲憊不堪，我拿給她毯子和枕頭，可是她拒絕了。

我又多加了兩種強效藥，拉高狄威特先生的血壓，可是他已經幾乎停止排尿。他的身體逐漸停止運作，一個個器官接連停擺，連狄威特太太也看得出我們即將面對的狀況是什麼，明白我們眼下做的這一切已不再有任何效果了。她漸漸領悟，強加在丈夫身上的這一切，是如何貶損他的尊嚴。她下了決定，該是放手讓他走的時候了。狄威特先生已經如此逼近死亡狀態；我才剛停掉其中一種藥物的輸送，他的血壓便立刻下降，心跳也變得緩慢而不穩定。

「這叫什麼來著？」幾個月下來，狄威特太太已經學會辨識心跳監視器螢幕上的明顯變化，她也曉得每一種曲線結構都有不同名稱。

「你是指心律嗎？」我問。

「對。」

「這就是臨終時的心跳。」

這是真的。這種心跳曲線的名稱就是如此。教科書上寫的。

住院醫師這一夜忙得很，還有別的病人得診治，卻還是進到這間病房來。她要負責提出一個難以啓齒的要求，於是她走近狄威特太太。

「您是否同意我們做大體解剖？」

「死因還有問題嗎？」狄威特太太揚起的眉毛重申猜疑之意，她最後一次打起精神，意欲興師問罪。「你們要做解剖，是想查什麼東西？還有什麼問題是沒找到答案的？」

「這不是調查，」我打斷她的話：「大體解剖能為醫學知識帶來貢獻，作為科學研究之用。即使是在這種情況下，您的丈夫——」我頓了一會兒，大家看了看病人的遺體——「即使是在死因明確的情況下，我們從大體解剖所獲得的資料仍會提供給您，這些資料也許能讓您……接受這件事。」

「他能做器官捐贈嗎？艾德簽過器官捐贈卡。」這個想法使她整個人明顯振奮起來。

「很遺憾，他的病況複雜，感染嚴重，沒辦法做器官捐贈。」

我看得出，她把這個答覆當作對她個人的拒絕，而且為之惱怒。「那好，要剖就去剖吧，遺體得還給我，我要火化。」

現在，監視器螢幕上只剩偶爾出現的光點，接著是長長的、平緩的綠色線條。我把呼吸器背面的某個按鈕關上，呼吸器便不再把空氣灌入狄威特先生的肺部。我關閉點滴管子上的管夾，關掉了把點滴送進狄威特先生體內的機器。

「數值會降到多低？」狄威特太太問道，眼睛一直盯著心跳監視器。

「降到零，」我說。「有可能會突然下降，或者慢慢下降。要不我現在把監視器關掉吧，反正我們再也不會談到這些數字了，對不對？」

她點點頭。似乎只有在我按下心跳監視器「關」的按鈕時——這個「電視螢幕」多日以來一直播放著她丈夫的心跳——等到那些螢光綠色的光點瞬間消失殆盡，狄威特太太這才相信她的丈夫已經死了。對她而言，心跳監視器一直是生命的證據，特別是在沒有其他生命跡象的情況下，此時，她被迫面對關掉監視器的意義。

「那麼現在……他已經走了嗎？」

我想她需要時間告訴自己答案是什麼，所以我沒答腔。

我關閉所有的靜脈注射，把其他的儀器也都關上了。曾經，這一套設備包含著如此重大的承諾，然而此刻毫無用武之地。垃圾。絕大部分都可以丟了。

然後我轉身面對她丈夫的遺體，像個舊時的鄉下醫生似的，從我的護士服口袋裡掏出聽診器。最後還是得做到這一步。使用這個基本診療器材，帶來了多麼不可思議的安定作用與古雅風情啊。聽診器的原理再簡單不過；小孩子用一條細繩串接起兩個汽水罐，就可以把聲音從後院的這一端傳到另一端。我俯視著病人，用聽診器聆聽他的心跳，聽了好一會兒，如此一來任誰都不會懷疑，他的生命已然終結。以前的人會把羽毛湊近病人鼻孔，或者在病人面前舉起鏡子，觀察鏡面有無病人的鼻息帶來的水氣，又或者以指尖按壓病人的頸部……這些方法早已被聽診器取而代之。然而，聽診器的任務並無二致。我拿著聽診器繼續聽著。沒有生命跡象了。就法律上而言，這個診斷結果還得經由醫師證實確認，不過我對自己的觀察結果很有信心，可以親自告訴她答案。

「是的，」我說。「他去世了。我深感遺憾。」我是真的為她感到遺憾。

在這段漫長的住院治療期間，與狄威特夫婦有過接觸的幾個護士，紛紛前來慰問道別。

一大早我下了班，踏進家門，我的丈夫艾文正坐在早餐桌前，他抬起頭問道：「工作都還好吧？」

「很好啊，沒什麼問題。」我回答。

「忙不忙？」

「很忙。」我們讓這個話題到此為止。

我該不該照實對他說呢？說我幫助一個男人歸西，說我安慰男人的妻子、讓她在我懷裡哭泣，說我一點兒也不為此難過。這就是像我這樣一個加護病房護士的工作內容。

丈夫問起我的工作時，我的答案幾乎千篇一律。我很少談起細節。如果我真的詳細敘述，他可能會後悔自己問了我。他可能會目不轉睛地瞪著報紙。他的咖啡可能會擱著冷掉。他可能會替我擔心——或者替他自己擔心——我則是想保護他。我不談論工作細節的另一個原因，是為了我們的孩子；他們可能就待在聽力所及的範圍之內，聽了以後會很害怕。他們年紀還小，才剛剛開始對這個世界產生好奇心。有時候他們看見一隻靜止不動、軀殼給壓扁了的小蟲子，四周其他蟲子卻仍然忙碌地奔走，這是他們至今見識過最接近我的工作內容的景象了。在我工作的地方，不是人人都會死亡；有些人一命嗚呼，還有不少人逃過一劫。

現在，我要吃碗麥片，然後直接躺上床去。此刻仍是大清早，旭日東升，多數人正展開一天的作息，而我必須睡個好覺。

2 先量自己的脈搏

止流栓曾經把我嚇得要命。

任職加護病房以前，我待過多家醫院的內科與外科病房，見多了靜脈血管。靜脈的血，細細滴泌，緩緩滲漏，涓涓淌流。到了加護病房，其中一項最大的不同點就是，我生平頭一回遇上了動脈。動脈的血，驟然迸發、滔滔急湧。畢竟，動脈是讓血液直接從心臟灌注至全身的血管啊。止流栓則是通往動脈天地的門戶。

我剛到加護病房工作的時候，動脈止流栓——那一枚小小的裝置——使我受盡奚落，倍感困擾。它不過是個半吋長的白色塑膠製品，作用原理簡單明瞭，然而使用後果牽連甚廣。加護病房裡的每一個病人，都在適當部位配有「動脈留置導管」（插入手腕部位的橈動脈或鼠蹊部位的股動脈），我們很容易就可以由此迅速切入病人的循環系統。動脈留置導管讓護士得以監控病患的血壓、採取多種血液樣本——其中最重要的樣本是我們稱為ABG的動脈血液氣體——而不會驚擾到病人。

把止流栓轉直和監視器相通，我們就可以監視病患的血壓。首先要確認警示器設定在收縮壓（心臟的收縮）與舒張壓（心臟的鬆弛）的測量數值之間。只要數值處於WNL——「正常範圍內」（我必須學會瞄一眼就可以搞清楚）——那麼一切平安。

還是有出狀況的可能。有時候，一道血液緩緩逆向而流，沿著管子往錯誤的方向走，那麼我就得解決這個狀況。原因可能出在監視系統的某條連接處鬆了，或是對抗壓力不足所致。有時候，監視器螢幕上的血壓波形變小，或者振幅過高，這時我就得沖洗一下導管的回血，重新校準波形轉換器，調高敏感度，或者只要檢查模組與線路就行了。

為了取得動脈血液的樣本，送到實驗室化驗氧氣、二氧化碳、碳酸離子的濃度（這些物質的濃度必須維持在特定的範圍之內，否則病人會有生命危險），我得把止流栓往左轉——這表示動脈的門戶大開——然後迅速接上一根特殊的管子，這管子會從搏動的血流中抽出鮮紅色的血液樣本。接下來，我必須把管路裡的血沖洗乾淨，將止流栓再度調為豎直的位置，然後關閉，全程所有環節都得維持在無菌狀態。

在其他不同的程序中，我得把止流栓往右轉。轉到這個位置，心跳監視器的螢幕上會忽然出現一條平坦的綠線，並發出一陣緊急、刺耳的警示音。如果病患家屬在場，他們會驚得跳起來，特別是在摯愛的家人是給一個新手照顧的情況下——跟我打過照面之後不久，家屬似乎察覺到什麼。不過，當病患磨蹭床單或移動身子，也會啓動警示音，在這種情況下算是「干擾因素」。最重要的是，假如心臟突然進入致命的心律不整狀態，這時警示音作響，就是

「玩兒真的」了。我的職責就是辨別箇中差異所在。

光是應付止流栓還不夠嚇人呢，我還得處理波形轉換器。波形轉換器連接到監視器、線路、電腦模組，還有示波器。再加上電極、波形、振幅，這些只是我必須運用自如的新語言之中的部分字彙罷了。除此之外，我得增加重症方面的詞彙，比如多重器官衰竭，鬱血性心臟衰竭，肝或腎衰竭。另外還有多種休克呢：過敏性休克、低血溶性休克、心因性休克，還有最糟糕的一種：敗血性休克。全是衰竭與休克。

我一直很愛看書，小時候就把一系列的「護士櫻桃」(*Cherry Ames*)㊟故事集狼吞虎嚥地看完了——《豪華遊輪護士櫻桃》、《觀光牧場護士櫻桃》、《滑雪巡邏隊護士櫻桃》和《百貨公司護士櫻桃》。我曾經夢想要和書中主角一樣，充滿服務熱忱、全心奉獻，對身陷困境的人慷慨相助。護理工作帶來的冒險經歷既奇特又有魅力，很吸引人。總而言之，護理工作似乎是個具備上述特色、又能賴以維生的好法子。

從某些角度而言，我選擇以護理工作為職，感覺像是依靠著某種熟悉的經驗。在家裡，負責照料人的一向是我。我是那種眼尖的小女孩，有辦法注意到一群人之中誰身體不舒服，

譯注：Cherry Ames是一九四〇至六〇年代風靡歐美的少女讀物主人翁，她是個巡迴各地工作的護士。故事情節以護理工作為主，有時穿插發生在工作地點的懸疑事件。

誰需要找一張椅子或別人的臂膀靠著。一開始我就知道，要幫助一個站不穩的人，你得向他伸出你的臂膀，而不是一把拉住他的手臂。假如有人覺得頭痛，或是其他部位犯疼，用不著別人吩咐，我會自動跑去張羅阿斯匹靈和白開水。

我常常好奇，其他護士是否也和我一樣，在家中便開始學會照料他人、受命或者主動擔起看護者的任務。我爸媽的年紀比別人家的父母都來得大，病痛特別多，由此開啓我的護理技巧磨練之路。我母親患有巴金森氏症和躁鬱症，我父親患有糖尿病和心臟病，我的一個哥哥得了精神分裂症。拿藥給母親服用，監控父親的血糖值，還得應付哥哥偏執狂發作和胡言亂語，使我的孩提時代沒有閒暇可言。我竭盡所能照顧他們，直到父母去世、我與這個哥哥失聯為止。另兩個哥哥則是離家出走，逃避這番瘋狂的處境。誰又能怪他們呢？

若是以諷刺的角度來看，護理工作對我而言還真是個合理的選擇：我在家裡照顧家人而逐漸練就的技巧，竟讓我藉此遠離這個悲慘之家。這些技巧被我當作逃避的途徑，變成踏入這行的基本配備。然而，最初我把我想選擇的職業，向我那苦讀自學、出身勞工階級的父親，和我那沒受過教育、卻有文雅教養的母親稟報時，卻讓他們大吃一驚。

「哪有猶太女孩兒去當護士的！」當我告訴父親我想念什麼科系時，他這麼說道。當時是一九八〇年代初期，我剛從高中畢業，正盤算該找點兒什麼事情做。總有人生病，生病的人一定需要護士的照顧，這是我的推論。我當然可以勝任愉快；照料他人，我有多年經驗。

「我從來沒聽過有猶太人去當護士的，你聽說過嗎，愛莉？」他轉向躺在長沙發上的母親問道。我母親對歌劇涉獵甚多，除此之外幾乎是一無所知。

「她會成為猶太人的南丁格爾，」母親的聲音裡帶著笑，雙臂倏地收回，遮著她的臉。

「我很好奇，為什麼當護士的猶太人並不多見，」父親若有所思地說。這個問題似乎引起他的興趣，其實他對絕大多數的事情都有興趣了解。「護理的確是最古老的行業之一，不過請注意，我指的絕對不是**那一種**最古老的行業。我們當然都曉得那一行是什麼啦，呵呵。或許，原因出在這種照料病人的神聖行業，稍微有點兒——我該怎麼形容呢？」

「討厭，」母親接口道。

「噯，愛莉啊，既然你都這麼說了……可是，作護士還不光是卑微而已，也不是很，呃，並不是最——」

「不是最高尚、不是最文雅。壓根兒就不是，」母親說道，像音樂劇演員似的，躲在自己的手臂後頭不表贊同地顫抖著身子，緊閉雙眼。

「蒂妲，你一定可以選擇其他不必那麼忘我奉獻、辛勞疲累、以漫長的工時換取微薄報酬的職業吧。你的朋友都有些什麼計畫？」

的確，我的朋友沒半個考慮過從事護理這一行。娜塔莉離家去紐約念社工。艾莉森即將在多倫多大學攻讀文科學位，但在此之前會去歐洲自助旅行一年。史蒂芬妮則是個有理想抱負的女演員。

「你母親跟我，一直希望你能上大學。」父親不勝嚮往地說。我明白他心中有所遺憾，當初在我這般年紀時，他沒有機會讀大學。

「也許我在大學裡可以主修護理。」我暗自懷疑，自己平庸的成績，能不能申請到學校。

「我知道了，」父親緩緩說道。我知道他正試圖改變立場對我表示支持。絕大多數的事情他都是支持我的。「不論你的決定是什麼，」最後他說道：「人生在世，重要的不是去從事熱愛的工作，而是要熱愛你從事的工作。」

我不曉得母親作何感想。無論如何，她並未進一步表示意見，就從長沙發上起身，忙著在廚房裡扮起「蝴蝶夫人」了。

其後四年，我跌跌撞撞、踉踉蹌蹌、胡亂摸索地出入大學課堂，穿梭城裡大小醫院實習。我雖然捱過一道道考驗，卻開始對自己的抉擇產生疑慮。我的個性中有某些地方似乎與護士這行不太相合。大體而言，護士是講實際、明事理的，言談舉止中流露出自信和豐富的常識。我根本不像這種人。問題出在我的性情（太過活潑）和我的特質（太過敏感），因此我去當護士並不合適。然而另一方面，我對於服務受難者的崇高理想仍然滿懷熱情。我渴望成為這門「助人專業」裡正派真誠的一份子。

大學四年裡的頭兩年，我在一種模糊不清的困惑中漂盪著。大三那年父親撒手人寰。我沒什麼時間消化這份創痛，因為我忙著照顧母親；當時她的巴金森氏症與躁鬱症病情相當嚴重，情緒又遭受悲痛與消沈的重創。期末考來臨之前，幾個教授都建議我休學一年，直到家中情形穩定後再繼續學業。可是我一心一意急著逃離一切、擺脫拘束，所以我沒有聽他們的勸。反正我想辦法把大三念完，接著便數著日子，直到我能夠逃離那個家、逃離家人，最重要的是，逃避自我。不知怎地，我熬過來了。我總算拿到護理學士學位，領到合格證書，能夠以護士為業了。我通曉抽象的理論，研究報告讀了一堆，然而基礎護理實務技術的嚴苛訓練，可把我給整慘了。

畢業典禮那天，護理系主任神情悲哀地對著我搖頭。她本人就如南丁格爾般一本正經、傲然挺立，穿著鴿灰色的套裝和白襯衫，頸間總是戴著珊瑚色的貝殼雕刻飾品。誰會錄用一個只懂六成教科書內容的護士呢？我曉得自己離開學校以後不見得吃得開，但我對自己許下承諾，一定要極其謹慎，每一件事會小心確認，儘量不耽誤到病人。

「親愛的，你的確有潛力。倘若當初你把全副心神放在課業上的話，今天你就會名列全系學業榮譽榜了，」系主任說道：「也許你應該走研究或行政領域。如果你重修某幾門課，讓成績好看一點，可以試試申請研究所。有沒有考慮過這個出路？」

這個想法曾經在我腦中一閃而過，然後隨即將之拋諸腦後。我感到不耐，一心只想離家遠颺，按自己的計畫去工作、旅行、享樂、探險，因此沒怎麼把師長的建議放在心上。

「她是個好護士，」畢業聯歡會後，我聽到系主任對其他教授這麼說：「人很能幹，只是欠缺一點兒專注力。」

我剛畢業的時候，全職護士的工作機會少之又少。我並未因此惶惶不安，反正我也還沒打算要在某個工作上定下來。我加入一家護理人力仲介公司，接下各式各樣的差事兒。例如，我曾經到一個難相處的老富婆家裡擔任私人看護，因為她剛做了人工髖關節置換手術。接下來幾年，我做過製藥廠的自由撰稿人；替醫師處理電腦文書；在城裡各處的醫院兼差，同一個地方只去幾回，絕不久留。我自認是個「自由業」護士。

遊走各方期間，我發現許多護士對於頂著大學學位的護士心存猜疑。那些護士說，沒錯，大學畢業的護士是知道很多理論和學術研究，可是他們有辦法應付工作上的實際需求嗎？就我的情況而言，他們有此擔憂不無道理。

記得有一回，我剛到一般內科病房報到不久。醫師指示，在我的病人接受手術後要給他插鼻胃管。

「庫房在那邊，」值班護理小組長說道，她的手指著這頭，人則往那頭跑去電梯門口，接下一個躺在擔架上、剛動完手術的病人。她回過頭來大聲發號施令：「去拿一根十號或十二號的管子，一個大的注射器，一盆冰塊。一定要用聽診器聽他的胃音，確定管子有沒有插對地方。管子一插好，就接上直接引流——不，最好用低壓引流——然後用生理食鹽水補充每小時的引流量。你做這個動作的時候，他的血鉀會下降，最好把點滴裡的氯化鉀劑量改成每公升二十毫當量，每小時要滴一百cc。做完了以後，插導尿管，記錄每小時排尿量。如果這是你頭一回導尿，算你走運，因為給男性導尿要比女性簡單得多。前面講的都記住沒？」

這些東西我在書上讀過，甚至親自觀摩過一兩次，可是完全沒有實地操作的經驗。

「噢，你們這些大學畢業生！」見我一臉驚惶失措，她奚落道：「我們這裡要的是**眞正的護士**！」

芝麻小事也可能使我出盡洋相。有一次，我給派去照顧五個產婦和她們的寶寶。其中有一名產婦疲憊不堪，又因為剖腹生產感到不適，需要我幫她在床上擦澡，可是床邊的簾子出了問題，無法沿著天花板上的軌道滑動。我使勁兒拉，簾子卻文風不動。我去找值班護理小組長，報告簾子故障的狀況。我試圖保障病人的隱私權。在大庭廣眾之下，病人需要屬於自己的私人空間。我一邊如是滔滔闡述，邊在腦子裡回想學校裡有一堂課講的就是這個。病人的自主權不容剝奪，在獲得病人同意的情況下，我們才可以進入他們的私人區域。

「打電話給總務處，」那名護士說道，邊推著送洗衣物的推車走進某個病房。「大概只需要幾根桿子跟幾個鉤子吧，再噴一噴 WD-40 潤滑劑，應該就會有神奇的效果。」

「說的也是，」我承認。幾根桿子，幾個鉤子，用不著什麼新思維。我乖乖回去工作。

人力仲介公司把我派到城裡各處不同的醫院工作，我很少重返同一間病房。但只要在受派的單位待了幾個月後，同仁便把我視為團隊裡的「前輩」。然而，「成組護理」當時正逐漸式微，被視為過時的護理模式。那會兒護理學家開始提倡「全責護理」的好處。在全責護理的模式下，護士要負責從頭到尾照顧手上的一小群病人。反之，在成組護理的模式下，將所有照護工作加以拆解分工，每個護士專門負責某幾項工作——比方說，記錄生命徵象或幫忙換藥——負責對象是該病房裡的全體病患，有時患者人數多達四十人。

從病人的觀點來看，成組護理像是買現成的商品，全責護理則有如貼心的個人化服務；猶如量化生產與量身訂做之別。身為所謂的「前輩」，在成組護理的模式下，我可能得負責發病房裡所有病人的用藥，或者和護理助理員一塊兒巡房，替病人翻身、洗澡、換點滴袋。責任很重，可是我的角色簡單明瞭。

我很喜歡鋪床，特別是「臥有病人床」：我們幫病人翻身，替那些臥病在床的人打理一切。我跟護理助理員帶著床單被褥，走到一間間病房，默默無言，動作一致：折出直角，拉起床單，折好塞進床下，把整張床鋪得平平整整。轉眼之間，大功告成，病床看起來乾淨清爽，讓人想往上一躺。我們鋪的床，對任何一個發燒的病人來說，都是一份禮物。

成組護理也帶給我一種瞬間的歸屬感，雖然我從未在任何地方久留。成組護理紓解了我的寂寞，給我一種擁有家人的感覺，這是我所渴求、然而當時卻想逃避的情感。從護士的觀點來看，成組護理是一種有效率的工作方法。偶爾，我們做完了病歷記錄後，甚至可以在快交班時，一塊兒坐在護理站裡喝杯咖啡。雖說成組護理對護士而言很方便，但我明白這套模式等於把病人接受的照護拆成零碎的片段，由不同的護士在不同的時間負責不同的照護工作，來來去去的。不過，在我護理生涯的那個階段，我並不把病人放在心上。

在那段適應護理工作的日子裡，最大的難關之一是每天得早起上班。夜裡我睡睡醒醒，醒來的時候，距離鬧鈴作響的時刻還早得很，鐘面上的螢光綠數字，在黑暗中發光。如果隔天要工作，我便無法睡得很沈。整個夜晚裡的時間像是在倒數計時。我的鬧鐘設定在五點鐘，夜半時分我腦袋裡卻不時鈴聲大作：一點半鐘響一次，兩點鐘響一次，三點十四分響一次，四點左右響一次，四點三十三分響一次，到了五點鐘，在腦袋裡的鈴聲再度作響之前，我終於起身按下鬧鐘。我躺在床上，不敢相信時間還那麼早，當天的工作卻多得要命。我會不會就在這一天累垮了呢？我想倒頭繼續睡，並不是因為疲倦，而是心裡害怕。工作職責不停驅策著我。我播放一卷顧爾德（Glenn Gould）演奏巴哈鋼琴協奏曲的錄音帶。他那從容不迫、直接了當的詮釋，有助於平復我的恐懼。這樂聲支撐著我走下去。

六點鐘，我離開家門，匆匆穿過寂寥的街道，往地鐵站奔去。清晨的這個時刻，月亮還掛在天上，就跟街上汽車的大燈一樣明亮。到了醫院，走進內壁漆成鉻黃色的電梯，前往我當天受派的樓層。我邁著大步穿過陰暗、瀰漫著消毒水味的走廊，打開沈重的病房大門，或是當天指派的單位大門，如士兵一般報到上班。

工作很辛苦，在我當班的十二個鐘頭裡，每分每秒都在忙。大多數的時候，我跑、拿、推、拖、提、搬、拉，沒有停過。需要動腦的機會很多，可是時間很少；這份工作需要特洛伊人的耐力，一旦停下來胡思亂想只會讓我沒辦法完成上頭交代的所有事情。我漸漸明白，若我想變成一個優秀的護士，最好的方法就是花錢買一雙品質優良的跑步鞋，加入健身房的會員。要待在這一行，必須擁有顛峰狀態的體能。

護理工作也需要密切注意細節，和靈活變通解決問題的能力，以及精確的時間管理。我常常沒能達到要求。有一次，我加快了某個病人的點滴速度，竟然沒注意到點滴管沒有接好，結果注射液與藥物全滴進她的拖鞋裡。又有一次在眼科，我向上頭報告，我的病人出現瞳孔放大、對光線沒有反應的狀況。他有沒有可能是中風了？我該不該去問神經科的意見？等到護理站裡的人止住了笑，他們才告訴我，那個病人的瞳孔放大，是因為醫師給他點了藥讓瞳孔擴張，這是眼部檢查的標準前置程序。

至少我一直是將心比心的。學校裡教過，專業護士必須展現的特質之中，最重要的就是同理心。事實上，這也是專業護士的正字標記。就我自己而言，還需要一些常識與成熟度。

一天晚上，在腫瘤科病房，有個癌症末期的男病患靜靜地吃著晚餐。電視機螢幕上播著新聞，可是他根本沒在看。病房裡擺滿了鮮花和好多盒未開封的糖果，可是沒有家人陪在他身邊。他的病情惡化得很快，常常要忍受極度的疼痛。

他把吃了一半的晚餐推開，往後靠在枕頭上，深深嘆息。我注意到他有「情感淡漠」的情形，提醒自己稍後要在他的病歷裡「情緒／社會心理層面」那一欄做記錄。「唉，」他嘆了長長的一口氣。「以後會怎麼樣？」他搖搖頭，把臉埋進掌心裡。「以後會怎麼樣呢？」

我展現同理心的時刻終於來臨。我拉了一張椅子，坐到他床前。

「先生，把你的感覺告訴我吧。你是不是擔心腫瘤已經擴散了呢？」

他抬起頭注意到我。「不是的，小姑娘。」他輕輕拍了拍我的手臂：「現任總理穆朗尼

（Brian Mulroney），就快把一切都毀了。唉，想想以前杜魯多（Pierre Elliott Trudeau）在位的時候。他起碼還算是個領袖！」

我曾經很容易把病人的反應當成對我的人身攻擊。某天晚上我在心臟科值班，忙碌的一天接近尾聲了，我把一個裝了藥丸子的塑膠小藥杯連同一杯水遞給病人，水杯裡還插了一根可彎吸管。

「這些都是什麼藥丸啊？」她從病床上坐起身檢查起來。

「瓊斯太太，請先別起來。」我把手輕輕放在她肩上。「你必須躺著，讓砂袋壓在你的鼠蹊部。做過血管攝影以後，會有出血的危險。」

「這些不是我的藥丸吧。」她從床邊的桌上拿起眼鏡，把藥丸從杯裡倒出來，一顆顆排開，檢查我發給她的是什麼。

「這些是你的藥沒錯，」我強調。

這是我當晚發的最後一輪藥，我推著笨重的金屬推車，像個冰淇淋小販，把各式各樣的藥丸、膠囊、口服液、糖漿、栓劑，發給三十六個心臟病患。我瞄了一眼手表。再過一小時就要下班，我還有十個病人的藥等著發出去。叫人鈴在響了。尚未完成的病歷，像小山似地堆在護理站。

「這些是什麼藥丸？」她質問。

「藍色的是利尿劑，白色的是穩定心律用的強心劑。小小黃色像橄欖形狀的，用來穩定血壓。那顆小小白白的，是讓你安定神經的。」

假如她再這樣問下去，我也要來上一顆，安定我的神經了。

「我的安神藥不是長這個樣子，」她說。

「可是，瓊斯太太，這是你服用的『耐樂平』(Ativan) 錠呀。這是一毫克的耐樂平。」

「耐樂平比這個大。我曉得耐樂平長什麼樣子！耐樂平是橢圓形，不是圓形。你給錯了。」

「藥瓶在這裡。你可以親自看看耐樂平長的是什麼樣子。喏，拿一顆新的吧，」我提議。

「不要，你什麼藥都不必給我了。我要換一個護士。我曉得你在動什麼腦筋。你想把我給迷昏過去，好讓我不能告你的狀。」

我沒詞兒了。下班時間已經在望。我推著藥車往下一床前進。

短短幾年之間，護理工作的人力市場便完全改觀。一如以往，社會大眾對於護士的需求量仍然很大，但是新的地方政府首長上台，必須兌現競選承諾。突然之間，護士可以自由選擇要在哪家醫院上班。還有誘人的簽約金和進修津貼呢。每間醫院裡，幾乎每一科都貼出了職缺公告。此時此刻，唯一的難題是護士人力短缺。登記有案的護士數量減少；先前出現的護士「過剩」情形，早已迫使許多護理人員遷居美國求職。報上滿是徵人廣告，求才博覽會激增，試圖引誘那些移居異鄉的護士返回安大略省的醫院工作。

我找上一間市區大型醫院求職。少女時代我就在這家醫院擔任過志工，暑假的時候在這家醫院的病友圖書館打工，也曾陪著母親來這家醫院求診，為了她那幾種神祕詭異的病。

「你有多倫多大學的文憑啊？嗯。」招聘人員審查我的檔案，狀甚滿意。當時是一九八六年，有大學學歷的護士不多。事實上，護理界的領袖預言，到二〇〇〇年的時候，臨床護士全都會是大學畢業生。

「你想選擇哪一科？」她問：「我們每一科都有職缺。」

我感到難以抉擇。我並沒有特別忠於哪一個器官，比方說腦（神經科）或是心（心臟科）。就在這一刻，我剛好看向窗外，瞧見一面告示牌，上面有幾個箭頭指示醫院裡不同的部門科別。有辦理住院部，放射科，還有一個標誌寫著「加護病房」（Intensive Care Unit，簡稱ＩＣＵ）——位於四樓。ＩＣＵ的護士，可是出了名的菁英小組。在加護病房工作，是不少護士嚮往的成就。加護病房裡的病人，是整間醫院病情最嚴重的；護士穿著莊嚴的綠色刷手服（比我在其他病房裡穿的白色或粉彩色護士服，我覺得綠色也許更能襯托我白晰的膚色），脖子上掛著聽診器，備受尊敬。我盯著那三個英文字母瞧，在腦海裡朗聲念出，發現這三個字母聽起來就像在說「我看見你」（I See You），召喚著我接下這項挑戰。

「ＩＣＵ，」我說：「我想在加護病房工作。」

「一般而言，我們希望護士取得至少一年的專科急症照護經驗之後，再進加護病房工作，」招募人員解釋道，同時注意到我東一點西一點的工作經歷，「不過我們醫院裡每個部門都亟需人手。我手上有一大堆職缺得塡補。」她頓了頓。「你有大學學歷，我想你一定很快就可以上手。你得先去上特別課程，這點你可以接受嗎？我們會支付上課費用，外加八週的薪水。交換條件是，你必須在本院工作至少一年，而且要在內外科加護病房工作。加護病房裡都是狀況危急的病人，比如剛動完大手術；有些則是病情很複雜——另外，本院最近也開始做肺臟與肝臟移植手術了。你會發現那兒是個很有意思的工作場所。」

「好，沒問題。我該在哪兒簽名？」

蘿絲瑪莉・麥卡錫是負責內外科加護病房的護理長。她個兒不高，體形豐滿，性情安詳穩重。有她在場，就讓人覺得平靜。她跟其他護士一樣，穿著綠色刷手服，外頭加了件白長袍。她的書架上擺著一張畢業照，影中人穿著海軍藍的斗蓬，頭戴護士帽——那是一頂高高豎立、漿得硬挺的帽子，上頭有一條黑色的絨飾帶，在我看來是滿滑稽的。我明白那頂帽子代表一種過時的象徵意義，象徵著護理工作的卑微，以及護士對醫師的服從——差不多對其他人也一樣要服從。從那個年代起，我們可是走了好長一段路，才有今天。

我還在「認識環境」（orientation）、適應加護病房工作的頭幾個星期，他們安排我跟法蘭西絲一組。她才大我一歲，卻已經是經驗豐富的加護病房護士。她接受「鍛鍊」（這是她的用詞）的地點，是在「遙遠的老家」（她提起家鄉時都這麼說），也就是紐布朗斯維克省的某個小鎮。她跟著當地天主教醫院裡的修女護士學習急診值班。由於畢業後沒有碰上護士缺額，她才離家來到多倫多求職。

法蘭西絲很有耐心，似乎不介意帶我這個新人。以我們共事的情形而言，可說是在逐步「掌握方向」(orientation)，因為「迷惘」(disoriented) 恰恰是我當時的寫照：迷惘又慌亂。她做的頭一件事，就是幫助我克服對止流栓的恐懼感，她給我一組新的動脈管，讓我在家裡用不熟練的動作練習抽血。

法蘭西絲仔細看著我頭一回替病人抽血。我心裡明白，假如我有絲毫差錯，這個病人會立即大量失血。要是我的動作不夠快，或是注意力沒有完全集中，好幾公升的鮮血會一下子噴出來，病人將發生嚴重出血情形並且陷入昏迷。那種程度的失血可能造成醫源性貧血，大出血，甚至致命！

「應該不會吧，」法蘭西絲說：「不過鐵定會變得一團亂。」

在加護病房裡，每天的日班開始的時候，我們會把頭頂上的日光燈點亮，一盞接一盞，看上去幾乎像是破曉晨光。不過，我很快就領悟到，這完完全全是錯覺，因為病房裡幾乎透不進自然光，而且對大多數的病人而言，分辨白晝與黑夜的差別沒有太大意義；因爲他們從早到晚都是病著的。

在每一間病房裡，疲倦的夜班護士在各個病床邊走動，完成工作內容，準備向精神飽滿、已經休息夠了的日班護士做報告，日班護士活力十足地踏進病房，積極、熱切地展開這一天。

她們會對夜班護士的報告內容頻頻點頭回應，向夜班護士道聲「晚安」，然後對自己負責照護的病患做出病情評估，開始一天的工作。他們自有一套判讀方式，並以自己喜好的方式調整塑膠管，以利點滴的輸入、體液的排出。

我們在早晨七點十五分準時開始工作，走進各自照護的病人房裡，聽取夜班護士的報告。由於所有病人的狀況都相當緊急而且很不穩定，因此，每個護士每次所分配到的病人數量通常不會超過一人。每一個病人都需要我們全心全意、持續不斷地照料。

法蘭西絲決定，我該負起全責照顧自己的病人了，只要我需要她幫忙，她就會全力支援。那時，我已經修畢醫院送我去參加的重症照護課程，而且院方指望我很快就能獨當一面，負責照顧我自己的病人。就在我即將生平頭一回替病人評估病情之際，經常與法蘭西絲搭檔的護士之一蘿拉，過來對我指點一二。

「別慌。如果監視器畫面出現綠色線條，警告聲也沒有響，那麼暫時不會有事。你就坐下來喝杯咖啡，放鬆一下。」

我的胃在翻騰。「我想，在正式開始之前，我還是先去一趟洗手間好了。」

「不行。不准你去。」蘿拉厲聲道。

我實在是太緊張了，所以沒發現她的眼神閃爍。「什麼？我不能去洗手間？」我倒抽一口氣。

「當然可以囉，傻瓜。跟你開玩笑的。」

放著ICU裡的病患乏人照料，這是絕對不可以的。

「你不曉得嗎，護理工作不是人人做得來的，」我跟法蘭西絲坐在休息室裡吃午餐的時候，她這麼對我說，語氣親切。「你讓我想起了老家那邊的一個同班同學。她跟你一樣，也是一直跑廁所；給病人打針之前去，給病人換藥之前也去。後來她沒有繼續念護理，作了修女。有些人就是沒辦法承受壓力，特別是在ICU這裡。」

「我很有可能也會成為半路退出的人之一，」我嚴肅地說：「可是我想利用這個機會找出答案。」

「漂亮！」她說。

我認真學習例行工作內容，掌握病人每小時的生命徵象，做呼吸器檢查，準時給藥，給病人做治療，參與團體巡房，安排X光與心電圖，協助化驗與檢查手續。一刻不得閒。我注意到法蘭西絲不光只是處理手上的事情，還有兩、三件其他的工作同時進行。她總是在為預期中即將來臨的任務做準備。

「你以前在哪兒受訓的？」有一天法蘭西絲這麼問我。

我站在那兒，看著她從我的病人身上的動脈管抽取血液樣本。她把止流栓迅速向右轉，接上試管，然後很快地把止流栓往左轉，呈開啓狀態。她在等著每一根試管注滿的當兒，輕撫病人凌亂的頭髮，檢查心跳監視器上顯示的心律與血壓。試管全都裝滿了以後，她沖洗連接管，把裝了血的試管拿高，對著光源觀察，欣賞鮮血明亮的紅色——這代表血氧充足——然後對病人的病情進展表示讚許之意。整個過程中，她也很專心聽我說話。

「你問我在哪兒受的訓？」我滿尷尬的。我能念大學，是爸媽出的錢，而ＩＣＵ裡其他拿到大學文憑的護士，有不少人都還在付學生貸款。不僅如此，他們是能幹稱職的護士，而我迷惘又慌亂。我含糊作答。

「你來加護病房以前，在哪些地方工作過呢？」法蘭西絲問。

「噢，去過很多地方，」我說。「做的事兒很雜，蜻蜓點水而已。」

我們一到班，頭一件工作就是替病人做從頭到腳的病情評估。「頭」是指跟病人說話，只是，跟無法回話的病人說話，感覺頗為尷尬。病人不能回話，是因為嘴裡插管，或者因為沈默，也可能是失去意識。我頭一回做病情評估那天，我的病人是一名六十八歲的老先生，兩天前剛做完一個大手術，修補破裂的主動脈瘤。我照著法蘭西絲之前的示範依樣畫葫蘆，走近病床跟病人打招呼。

「您好，史塔瓦奇斯先生，我叫蒂妲，今天由我擔任您的護士。您有沒有辦法捏捏我的手？能不能試試看？」接著我開始按部就班進行整套測試，以了解病人意識清醒的程度。首先我用手電筒檢查他的瞳孔，確認他對光線的反應。我給他下了簡單的動令，像是「張開眼睛」或是「動動腳趾」。等到他通過這些測試了，我便繼續進行更進一步的大腦皮質層功能測試，判斷他對人、地、時是否熟悉。我檢查他的反射動作，握力，還有對疼痛刺激的反應，比方在他的指甲甲床上按壓、並用拳頭揉壓他的胸骨等等。

「蒂妲，病人意識完全清醒的時候，整套測試內容用不著一一執行。」法蘭西絲用手肘輕推我一下，並在我耳畔低語。「繼續。」

是該繼續。

我轉而用聽診器專心聆聽病人的心音與肺音，接著我評估他的皮膚與傷口的狀況。我把所有儀器檢查一遍，檢視螢幕上顯示的心跳，還用我那副全新的彎腳規測量每一下心跳。我對他的胃進行觸診，測量導尿管裡的尿量，然後往床單底下一瞥。**沒有狀況**。嗯，我暗自慶幸，到目前為止一切順利。**到頭來，也許我會有辦法搞定一切的！**

我做完病情評估之後，決定對病人說點兒什麼；之前我聽過法蘭西絲對她的病人說話，我照著說就對了。親切溫柔的言談，是護理工作的要素。我暗暗讚美自己，這麼快就可以成為重要的加護病房護士，而且準備好要跟病人說這一段話了。

「史塔瓦奇斯先生，我是您的護士，我會妥善照顧您。您什麼都不必操心，因為我一整天都會陪著您。我會顧及您的一切需求，讓您舒舒服服的。您說好嗎，史塔瓦奇斯先生？」他捏了捏我的手表示同意（他還有什麼選擇呢？），插著管子的嘴，虛弱地朝我微笑了一下，那管子通過他的喉嚨，往下深入他的肺。

如果我說了這些話、做了一連串動作，那麼，那份自信、那種夢想中能勝任ＩＣＵ護士的境界，大概就會隨之而來了吧？我不曉得在哪個地方曾經讀到，正統猶太教教徒勸懷疑論者遵照教規準備合乎禮儀的飲食、燃燭、守安息日——即使他們還未完全信仰猶太教亦然：身體力行，信仰必定隨之而來。可是，就算我的動作執行無誤，我在ＩＣＵ裡學到的東西實在是既多又雜，就像不斷落下的炸彈，東一個西一個轟得我滿頭包。我無法拼湊出全貌。我試著去想我發放的那些成分複雜的藥品，去想每一種藥品有什麼藥效。這個是用來收縮心臟的，這個是用來擴張肺部的，這個是用來運送氧分子的，我這麼告訴自己。可是那些想像畫面，在我腦海裡就像卡通影片一樣很不真切。

我們長達十二小時的上班時間快要結束的時候，我替史塔瓦奇斯先生清空身上所有的引流袋，測量各個袋內的液體量，更換點滴袋，計算體液平衡，在病歷裡寫下最後的註記，撫平床單與枕頭，確定病人沒有不適，然後準備向夜班護士做報告。這時已是晚上了，於是我把病房裡的燈光調暗，營造出一日將盡之際的平和氣氛。

「你表現得很好哦，蒂妲。」法蘭西絲說道。

我露出笑容。不過，一整天保持高度警覺的狀態，留神傾聽儀器發出的警示音，把我累壞了。我走出加護病房大門的時候，感到如釋重負，就像在春日脫下厚重的冬季大衣。

那天晚上史塔瓦奇斯先生的病情惡化。隔天早上我一到班，看見他臉色發黑，滿身是汗，焦躁不安。他對我的問話沒有反應，也沒有捏我的手。我試著不去理會眼前所見的景象，假裝這一切沒發生。我覺得自己還沒準備好要應付狀況不穩的病人。

法蘭西絲過來了。她看了看我的病人，視線直接看向他的胸膛。她細睹病人每一次呼吸起伏，觀察了一會兒，指出病人的胸膛兩邊不對稱。「他的血氧停在八十有多久了？」她瞄了一眼監視器。「你瞧他呼吸的速度有多急促。」她打電話叫來一袋冰塊，然後把她火速抽出的動脈血液樣本放在冰塊袋上，要用來檢測他血液中的氣體。「應該是氣胸。」我曉得這是指他的肺臟可能已經塌陷。法蘭西絲打開呼吸器灌進純氧，但病人的血氧飽和度一直往下掉——此刻的濃度是百分之七十八——接著她從牆上抓下氧氣袋，開始快速、有力地為他加壓換氣。她解開繞在頸子上的聽診器，聽病人的胸腔。她給他的肺吸氣，再度在他胸腔兩側聽肺音，然後抬頭看我。「裡頭沒有空氣流動。」

法蘭西絲隨即大聲喊道：「我這裡需要幫忙！」然後她請病房櫃檯廣播找胸腔X光儀器，請求醫師與呼吸治療師立刻趕來——STAT㊟。

這所有動作發生於片刻之間。我站在那兒目睹一切，心想此時我該怎麼辦。

「他還需要一條點滴管。插在他的前肘，」法蘭西絲說。「要用大孔徑的針頭——起碼要十八號的——接上生理食鹽水，每小時打五十cc。」

我很快就找到我要的器材了。老先生的靜脈看起來很好打，然而就在我插入針頭之際，

譯注：stat.是拉丁文statim的略語，意為「即刻」。

靜脈卻扁掉了。我一臉驚駭，看著老人皮膚底下隆起好大一塊藍色腫塊，像一枚李子似的。

「老人家的靜脈往往難以捉摸，」法蘭西絲站在床的另一側向我低語。她走到我這一側，把針頭插入病人手臂上的另一管靜脈，用膠帶固定好，扭開管夾，讓點滴液流過，僅僅幾秒鐘就完成了這些動作。「打好了，」她說。

法蘭西絲走到等候室，把病人的妻子領到床邊。「他還撐著呢，」法蘭西絲向她保證。史塔瓦奇斯太太跟我都鬆了好大一口氣。

可是，當天稍晚，史塔瓦奇斯的情況開始惡化，他的情緒激動，精神狀態不穩定。我們給他插了胸管，但他的血氧飽和度還是一直掉。法蘭西絲再度走到等候室，把史塔瓦奇斯太太帶進來。法蘭西絲與丹尼爾‧惠辛格醫師——ＩＣＵ的主治內科醫師之一——一塊兒向史塔瓦奇斯太太說明她丈夫的病情惡化，狀況非常危急。醫師會給他使用帶有強烈副作用的藥，這種藥將使他的身體無法動彈。

「癱瘓，」惠辛格醫師的語氣簡潔卻不令人感到冷酷。「這是暫時性的作法。我們必須讓他癱瘓，如此一來才可以讓更多氧氣進入他的細胞。『痲妥儂』（Pavulon）是一種神經肌肉阻斷劑，我們用這種藥來降低他的新陳代謝需求。」

「什麼？」他太太嚇得大叫：「癱瘓？」

史塔瓦奇斯太太滿臉驚恐，注視著喘息不已的丈夫。她是可以不相信院方必須立即採取行動的說詞，可是，癱瘓？藥物引起的癱瘓？這聽在她耳裡必定有如一場惡夢。

「我們有時候會讓病人癱瘓，史塔瓦奇斯太太，很短暫的癱瘓，」法蘭西絲說著，手臂環住了史塔瓦奇斯太太。她的說法，讓癱瘓聽起來像是一件值得去做的事情，甚至是一場怡然的體驗。「這種狀態大概只需要維持幾天，然後我們會停藥，到時他就又可以活動了，人也會清醒過來。這樣會讓他插呼吸管的時候舒服點兒。你看，他一直在和呼吸器對抗，根本沒辦法得到所需的氧氣。而這種藥對他是有幫助的。」

法蘭西絲和我一起準備注射的藥劑，醫師注射過第一針以後，便由我接手，同時得密切注意病人的反應。法蘭西絲提醒醫師，別忘了也要開立鎮靜劑。

「有時候醫師會疏忽了，病人的意識說不定還很清醒。」法蘭西絲向我解釋道。「沒有開鎮靜劑就讓病人癱瘓，是很殘忍的。你能想像自己的意識清醒得很，身體卻無法動彈的情況嗎？這叫『閉鎖症候群』，我最擔心的就是這個。痲妥儂是很嚇人的藥，然而對病人真的很有幫助。有些護士甚至把它叫做『維生素P』。」

法蘭西絲放手讓我獨立作業之前，一直照管著我，確定我經歷了所有重要的體驗——把病人轉到普通病房，接下剛動完手術的病人，照料肺臟或肝臟移植病患。她讓我對其他護士做報告、從其他護士那裡聽取報告，也讓我知道如何在晨報的時候針對手上照顧的病人做出簡明扼要的報告。

「你得學著協助醫師進行醫療程序，」我在她的督導下適應ＩＣＵ的時期接近尾聲之際，她對我說道。「去幫忙那個新來的住院醫師插肺動脈導管吧。他已經搞不清楚東西南北了。」

過了一會兒，法蘭西絲來檢查我們插管的情形，而且她還多帶了好幾根導管和綠色的無菌治療巾，因為那名醫師在做通往動脈的靜脈插管時老是不成功。「把這些給他吧，」她邊說邊把導管和治療巾放到病人的床畔，要我遞給醫師。「看樣子他得多試幾回了。」她調整了一下醫師的作業檯高度，又把病床放低一些，好讓我們工作時舒服點兒。「人體力學可以帶來很大的不同，」她說。「我們得好好愛護自己的背脊才行。」

嘉絲汀是另一個常與法蘭西絲、蘿拉為伍的護士，她出現在門口，想看看插管做得怎麼樣。她比出射擊姿勢、瞄準目標，把那假想的一箭射入病人的內頸動脈。

「正中紅心！」她歡呼道：「我從這兒就可以把管子插好了。」

在ICU工作，使我想到小時候在學校裡看過的一部加拿大國家電影局拍的短片。影片一開始，有個小男孩在湖裡划船。接著，鏡頭瞄準一隻正在叮咬男孩手臂的蚊子。鏡頭穿過皮膚，進入表皮的各層組織，然後進入血球，進入原子、電子、質子的核心。接著，畫面拉遠，鏡頭回到男孩身上，然後是小船，湖泊，國家，世界，銀河系，以及宇宙。這就是我的感受：此刻的我，置身於止流栓與ICU這個複雜的世界之間；鏡頭在兩端伸縮移動，一端的我從動脈抽血出來，另一端的我則從某個垂死的母親身上移除維生儀器。

「你會抓到竅門的，」法蘭西絲說：「你會明白什麼是大事、什麼是小事，什麼不能等、什麼可以等。有些護士的主要目標是把病人安頓好，讓病人看起來好好的，把病房收拾得乾乾淨淨，這樣一來他們就可以坐下來看雜誌了。我覺得你不像是那種護士。」

這天是我跟法蘭西絲搭檔的最後一天。我的適應期就要結束了。

「你還好吧？」法蘭西絲問道：「你的臉色微微發青呢。」

「還好啦，謝謝。」我的視線往下盯著咖啡杯，閃避她的眼神。

實情是，我有睡不好的問題，我有早上爬不起來的問題，還有，我的五臟六腑一直不斷劇烈翻攪著。

「你真的沒事兒？」

「真的！」

「嗯，那好，因為我們今天有得忙了。昨天夜裡有個病人被送進來，情況很嚴重。」

我留神聽著夜班護士的報告內容。

「安卓雅……二十三歲，剛從法學院畢業。她跟丈夫去閃高湖浮潛，遇上了逆流。她一下子慌了手腳，很快浮上水面。她用力拔掉面罩，擺脫氧氣筒，不小心吸進太多冰冷的湖水。要是他們去海邊浮潛就好了，海水對肺部的傷害不會那麼嚴重。真可憐。」

雪白的床單，圍著金屬欄杆、有如牢籠一般的病床，接在病人身上的瓶瓶管管，和她健康、強壯的手臂顯得格格不入。我瞇起眼睛看她，試圖想像她身著牛仔褲的模樣，披著婚紗的模樣，或是裹著潛水裝的模樣，什麼模樣都行，獨獨不想看到褪色的藍色病人服罩著她赤裸的軀體。我記錄她的生命徵象時，注意到心跳監視器不時發出某種令人擔憂的節奏。監視器上頭擺著一隻泰迪熊，像個哨兵一般指揮大局。在病床的一側，機器儀材擠成一團，像是一隊機器人顧問。一群真人顧問則聚集在床的另一側。

病床邊的桌上有一塊寫字板。我知道上頭寫的是私密字句，而且是在不得已的情況下攤開在那兒供人窺視。我忍不住看了落在紙頁邊上顫抖、潦草的字跡：

別自責。我往上浮得太快。你還把你的氧氣給了我呢。

另一頁則寫著：*我的情況有多嚴重？*接著是：*別讓爸媽太難過。編一下故事。我愛你。*

她必定是在昨夜剛進加護病房時寫下這些字句的，從那時起，病況急轉直下。現在她陷入昏迷，原因很可能是腦部血管裡有氣泡，也就是空氣栓塞造成的。

「眼睛沒有張開，沒有跟隨動令，對極度疼痛沒有反應，對聲音沒有反應，」我向法蘭西絲如是報告。

對丈夫放在她身旁的收音機所播放的莫札特交響樂沒有反應。對他的碰觸沒有反應，對他在一旁陪伴沒有反應。

「她很可能得接受腦部電腦斷層掃瞄，」法蘭西絲馬上做了計畫。「檢查看看所有的警示音是不是都打開了。她有心室早期收縮的現象——你看，又出現一次——不過現在我們先來幫她洗頭吧。」

我看著法蘭西絲。這種時候，為病人打理門面竟然是優先事項，讓我非常驚訝。

「我曉得她病得不輕，」法蘭西絲說。「但是，不管她有沒有辦法撐過這一關，我相信她希望丈夫來探病的時候，自己的模樣乾淨清爽。」

法蘭西絲備妥好幾根針筒，都是緊急用藥，然後沿著桌邊排好，像是一列彈藥。「以防萬一，」她解釋：「我有不好的預感。」

這天一分一秒地過去，我一直專心進行手上的差事兒。傍晚時分，安卓雅的丈夫來探病，法蘭西絲抬頭瞄了一眼心跳監視器，沒過幾秒鐘警示音便響了起來。「心室頻脈！推急救車過來！」她對我大喊。

心室心搏過速！來了，現在是玩兒真的了！如果我動作不夠快，就會演變成心室纖維顫動！

病房裡很快就擠滿了人，法蘭西絲把病人的丈夫拉到一旁。他縮著身子，靠在牆邊。我想著要不要對他伸出手，不過後來並沒有這麼做。反正我也不知道該說什麼才好。

蘿拉、嘉絲汀，還有另外兩個護士崔西與妮可，不知從哪兒冒了出來，幫法蘭西絲抬起安卓雅的身子，在她背後放了一塊硬板子。法蘭西絲爬上病床，開始做強力胸部按壓，妮可則給病人接上電擊器，準備給她做電擊，想讓她的心臟恢復跳動。

崔西把一安瓿的腎上腺素注入直通安卓雅心臟的點滴袋裡。

嘉絲汀用手指按壓病人的鼠蹊部觸碰脈搏。完全沒動靜。她對法蘭西絲點點頭，示意繼續做胸部按壓術。

不一會兒，一名醫師抵達病房接管現場，指揮護士執行早已開始施行的心肺復甦術。

我呆站在那兒，無法動彈，無法思考，無法精確回想起我以為自己早就牢記的幾種復甦術流程，一種也想不起來：**如果病人沒有脈搏也沒有反應，給予病人兩百焦耳的電擊。如果病人並未轉換爲正常的竇性心律（sinus rhythm）㊟，再以三百焦耳給予電擊。**（還是三百六才對？）

「拿去，」崔西說著，把急救記錄單塞給我。「記錄心臟停止跳動的情形。」

她是怎麼知道的呢？紙筆一向是我的避難所。

他們想盡辦法，總算把安卓雅給救了回來。在此同時，我去治療室準備一份添加強力新藥胺碘酮（amiodarone）的點滴，我們要用這種藥穩定安卓雅仍然不甚規律的心律。我花了好久的時間才把藥品準備妥當。六只小玻璃瓶在檯子上一字排開，我費勁兒想打開這些小瓶子——我打開第一瓶的時候，畫傷了大拇指，瓶子在我掌中碎裂了。

「等會兒再開，」法蘭西絲說：「你知不知道遇上病人心臟停止的時候，首先應該做什

譯注：一般正常心率在每分鐘六十次至一百次之間，稱為竇性心律（sinus rhythm）。

麼？就是深呼吸。接著，測量脈搏。我是說，量你自己的脈搏。然後再量病人的脈搏。一樣一樣慢慢來。什麼都不要急。不要讓任何人、任何事使你亂了手腳。萬萬不可。」她轉身要朝安卓雅的病房走去。「對了，有個訣竅可以對付那些小瓶子。我做給你看：輕輕一壓就開了。如果你用力過猛，反而打不開。」

簡簡單單，不難。輕一點，不要太用力。慢慢來，不要趕。放輕鬆，別急躁。我該如何學會這一切？

那天稍晚，安卓雅的心臟再度停止跳動，這回她沒能撐過來，法蘭西絲用和緩的方式把這個消息告訴她的丈夫。他明白妻子去世了，但還是需要被告知。他倒在法蘭西絲的臂彎裡，在她的安慰、保護之下嗚咽啜泣。我也想讓自己窩在她的懷中。法蘭西絲的臂彎夠大夠強壯，容得下許多悲傷。我知道她有辦法安撫我們兩人的悲痛，而她自己依然毫髮無傷。

安卓雅的死也讓許多護士不捨；她是如此年輕、新婚不久，如此充滿活力、前途無量。有些護士到病房來慰問家屬，最後一次看看她那躺在病床上的美好身軀，身上還接著各式儀器，只是此刻儀器已歸於寂靜、毫無用武之地，插頭拔起，螢幕一片空白。有些護士掉下淚來，我看得出，他們的淚水感動了家屬。家屬大概也曉得，護士並不會為每一個病人掉淚；如果護士流淚，病患家屬會格外感激，感覺悲傷得到分擔。

我抽身退開。我的下班時間到了，其他的護士會來接班。他們會清洗安卓雅的遺體，準備移往太平間。他們會把病房整理乾淨，很快就會變成從來沒人待過的模樣，準備接納下一個病人。

我把我的實驗服掛好，走出加護病房大門。我精疲力竭，沒有絲毫氣力和情感可以付出了。這麼多個鐘頭過去，我對時間的推移竟然毫無所覺，這一天充滿雜亂無章的事件與體驗，有待稍後一一整理。我懷疑自己是否有足夠的體力撐到走進家門，沖澡，然後倒上床去。

當我踏進冷颼颼的雨夜，涼涼的水氣撲上我的臉，感覺很好。男友正窩在他溫暖的車子裡等我，車子的引擎運轉著，我滑進車裡靠近他身旁。

「今天過得怎麼樣？」艾文問，我卻不知該如何回答。

一路上我們沈默無言。我們到家時，我把他拉進房裡。忽然之間，我被一股慾望攫住，想要徹夜做愛，將死亡逐出我的身體。

3　死亡天使

我進步了。

我像演員一樣記牢台詞，像舞者一樣熟記舞步。

「病人情況怎麼樣？」當醫師一陣風也似地進到病房來時，我就能飛快報上所有他們想聽到的數據：「肺動脈壓三八／二二；肺楔壓十六；平均動脈壓七二至七八；心跳一百一；血壓一一八／七二；呼吸器支撐壓二十速率八，氧氣濃度百分比八十；肺餘氧壓七・五。血液氣體分析七・三四，四一，八八，二二。排尿量每小時三十到五十cc。」

數據愈多愈好！

（我會先打聽會診醫師專長的科別，以免報上一堆無用的細節；像是對著心臟科醫師描述病人的腎功能，或是對著胸腔外科醫師報上肝酵素。不管怎麼樣，他們對這些沒興趣。）

ＩＣＵ裡喧鬧的聲音開始對我產生意義。警示音的聲響，不再是令人發狂的刺耳雜音，卻在我心裡喚起一陣持續的期待。我分辨得出呼吸器的不祥之鳴，靜脈注射唧筒旋律優美的諧和之音，還有心臟監視器急切的信號聲。最要緊的是，警示音響起時，我先檢查病人，接著才檢查儀器。

這是一個莊嚴肅穆的場所，我很欣賞這種勤學探究的氣氛。有一天很晚了，我們請求警衛打開圖書室的門鎖，讓一名住院醫師檢索《免疫學疾病期刊》，針對病人所罹患的罕見疾病，尋找一篇相關文章。在一個追求知識往往有如十萬火急的地方工作，感覺很興奮刺激。而且，我對止流栓的操作已經很熟練了；迅速右旋左轉，抽血，注意血壓，排解儀器發生的狀況。

我開始放鬆心情，甚至開始期待出門上班。

ICU裡有二十張病床，每個護士都被指派照顧一個病人；如果病人的情況夠穩定，我們會一次照顧兩個病人。有時候，就算病人的狀況不夠穩定，在人手不夠的情況下，我們還是得一次照顧兩個病人，別無選擇。我們不時會碰到這種狀況。

每一班的人員，都會配置一名主護護士和一名協助的護士，所以不論是日班或夜班，ICU裡永遠有二十二名護士當班，當班時間都是十二個小時。日班從早上七點十五分開始；到了晚上七點十五分，夜班護士到班，接替日班護士。夜班護士的下班時間是隔日上午七點十五分。

我們這一小撮人——法蘭西絲、崔西、妮可、蘿拉、嘉絲汀和我——經常一塊兒工作，很快就給冠上了「蘿拉組」的稱號。很可能是因為蘿拉具有指揮若定的氣勢，高度智慧以及純熟技巧。她那肆無忌憚的態度和「語不驚人死不休」的言談風格，也廣為人知。

雖然每個護士各擅勝場，但蘿拉堪稱最優秀的護士。不管情況是好是壞，她會是你需要的那種護士。儘管私底下她或許粗魯不遜，但她同時也有很尊重人、很親切的一面；對病人與家屬她更是全心投入、慈悲憐憫。

無論她做了什麼，看起來似乎都不費吹灰之力。我記得有一天，她跑出去替一個心跳停止的病人急救。一個小時後她回來了，看起來一點兒也沒有救人一命之後的激動或興奮之情。她神情淡漠，甚至帶著一絲困乏，彷彿需要來杯咖啡提振精神似的。

又有一次，蘿拉接了一個病人，替他做過檢查後，便洋洋灑灑寫起醫囑來了，包括用藥、X光、檢驗。後來，等醫師進來看診的時候，發現一切事項都已經先作了處理，驚詫不已，但他很認同蘿拉做的所有安排。他甚至承認，有一些他疏忽的事情，蘿拉都注意到了。他在蘿拉寫好的醫囑上簽了字。

我們都在想，將來哪天蘿拉會不會做過頭了。

現在回頭看，當年我們的班表有夠累人，非常不健康，根本就是瘋了。真不敢相信我們熬了過去。週一到週三連續三天夜班，週六、週日上日班，休息兩天後，週三到週五上夜班。接下來的週末輪休，週一、週二都是日班，然後從週四到週日連上四天夜班。等到收班的週一早晨，我們這一掛會計畫好一起去吃早餐。可是到了最後一個夜班即將結束之際，我們往往煩躁不已，沒了心情，早餐計畫因而取消。下班後，我們每一個人都是搖搖晃晃進了家門，倒頭睡上一整天。我們會懶洋洋地晃個幾天，補足工作時流失的精力，做好收假後接班的準備。這一套班表我們用了好多年。

至今還是有人照這套班表上班。

ＩＣＵ裡有很多病人往生，不過在我剛進ＩＣＵ工作的頭幾個月，護理長蘿絲瑪莉很謹慎，沒有派我去照顧病入膏肓或行將就木的病人。她之所以如此安排，可能跟我當時的風評有關——蘿拉老是跟別人說我「太敏感」，而且預言我在ＩＣＵ待不久。說不定蘿絲瑪莉也不願把病人交給一個還在學習照顧病況穩定的患者、還沒有能耐處理複雜棘手狀況的護士。

可能的話，我們幾個會儘量把上午休息時間排在一塊兒，結伴搭電梯到自助餐廳，只有蘿拉例外；她自己東彎西拐地繞過醫院大樓的後半部下樓。她刻意避開家屬等候室，那裡瀰漫著緊張不安的氣息，滿是憂心等待著的病患家屬。蘿拉聲稱，病人家屬嫉妒我們可以休息。

「我從來就不跟他們說我要去吃早餐。我會說，我要去開個會。他們摯愛的人生死未卜，可不能讓他們以為，我們只關心早餐要吃薄煎餅還是法國土司。」

然而我認為，蘿拉其實是不忍面對家屬的眼神；家屬的眼神總是審視著我們，希望可以找到一絲好消息。她需要暫時避開這種眼神。

我們總是說不要討論各自照顧的病人——我們彼此說著要暫時忘掉ＩＣＵ——但不免還是會聊到，而且這話題通常是蘿拉起的頭。

「我照顧的是翁太太，」她小心翼翼地壓低嗓音：「是個三十八歲的華裔婦女，昨晚被發現倒臥在超市裡。她沒有生理反應，不過神經外科醫師正在做檢查，看看有沒有辦法動手術。反正呢，翁太太腦部大量出血，而且很可能馬上就會被宣布腦死。接著，如果家屬同意，那群禿鷹——我是說外科醫師——就會蜂擁而上搶奪她身上的器官。」

我看著蘿拉美麗的臉龐，看著她憤慨的表情和她精巧細緻的五官。她引人注目的外貌與這個故事的殘酷意味實在很不相稱。然而這個駭人聽聞的消息似乎沒能阻止她享用咖啡與抹了花生醬的英式馬芬。可是我接著問自己：為什麼要被這件事影響呢？她總得吃早餐的呀。誰會想要一個餓肚子的護士？

稍早在翁太太的病房門外看見的那對兄妹，一定就是她的孩子吧。身穿牛仔夾克、一臉茫然的男孩，八成有十五、六歲了；另一個穿制服背書包的女孩，差不多十二歲。

「她的孩子今天還有媽媽，隔天就沒了？」我問。

「唔，還不一定啦。如果只有局部出血，或許可以撐下去，只是希望很渺茫，」蘿拉的神情很冷酷。

說這些話的彷彿是翁太太的醫師，而不是護士。可是，哪些是醫師的工作？哪些又是護士的事？這兩個角色似乎都在改變，特別是在ICU。

我心裡想著，翁太太此刻仍然起伏不定，不上不下地懸著，不知所終。難怪那兩個孩子的眼神充滿困惑。

「真正讓我震驚的是，」蘿拉繼續說道：「在我打開她的私人物品時，看到一個裝滿葡萄、米、蔬菜的塑膠購物袋；我把這袋東西交給她的孩子。想想看，一個母親所做的最後一件事，就是替家人買菜。」

「翁太太本來身體狀況好嗎？沒有病史嗎？」崔西問道，一邊津津有味地嚼著她必點的培根奶油乳酪果醬蕃茄醬三明治——鹹味重，奶味濃，又酸又甜。

從她歪著嘴微笑的樣子，我曉得她要開始耍寶了。

「很健康啊。他們本來都好好的吧？」蘿拉回道：「誰生病以前不都是健健康康的。」

「那麼，一定有什麼地方『出了大問題』。」崔西故意模仿洋經濱。

我們搭電梯上樓的時候，身後站著兩個外科住院醫師，很難不聽到他們的對話。

「……真是太不小心了，摘心手術耶！等我刷好手走進去的時候，太遲了，器官都衰竭了。他們等到病人的狀況很糟了才打開她的胸腔，但那時已經沒辦法控制……老天，大勢已去的時候，還真是無法收拾。」

「**真是無法收拾呀**，」崔西低聲學了起來。我們衝出電梯，笑得肚皮都快破了。

對於加護病房裡發生的每一件事，我的悲傷能維持多久？我問自己。我咀嚼著那場大笑帶來的慰藉。此外，我沒辦法在身為這掛一份子的同時，老是躲到一邊去，老是扮演冷靜清醒、觀察別人的角色，不是嗎？這些護士在每一件事情當中都找得到引人發噱之處。即使有些事情本身並不好笑，他們就是有辦法找出笑點來。我試著讓這份新差事兒包含的所有矛盾在我心裡並存——尊重與不敬，幽默與悲傷，希望與絕望，同情與超然。

「這有什麼好笑的？」當我把一些工作上發生的趣事告訴艾文時，他頗為不解。「我不明白，你們怎麼能笑成那樣。在我聽來是很悲傷的。」

我在工作上的確享受到很多樂趣。更不可思議的是，只要病人的病況愈嚴重，我們得到的樂趣就愈多，也更常放聲大笑——當然只有在私底下才會如此。這怎麼可能呢？我們不是仁慈而充滿愛心的護士嗎？我們全都選擇以護理工作為終身職志，而我們的專長——重症照護——是一個充滿痛苦和悲傷的行業。就算最終的結果是好的，過程中還是得承擔很多苦難。

我必須笑。與其他護士一起笑，使頑強盤踞我內心多年的絕望之情得到安撫。內心深處的絕望是我一直試圖保守的祕密，然而朋友們告訴我，他們在我的臉龐，在我傾斜的肩頭，在我頹喪的眼神之中，看到那份絕望仍牢牢地攀附著。

漸漸地，蘿絲瑪莉開始把比較難照顧的病人指派給我。大部分的時候，我想辦法應付各種狀況，但有一件事我一直想不透：每當我覺得力有未逮，或是有什麼事我拿不定主意的時候，她們——蘿拉、法蘭西絲、妮可、崔西、嘉絲汀——其中一個就會突然冒出來。她們似乎很清楚我需要什麼，甚至不需要開口問。她們有各自的病人要照顧，也很忙碌，怎麼會知道我需要幫忙？

很多病人在ＩＣＵ去世，可是從我跟著法蘭西絲適應ＩＣＵ到目前為止，還沒有病人是在我當班的時候往生的。

我頭一回得知受我照顧的病人死亡，是我很欣賞的一個夜班護士告訴我的。薇拉麗皮膚黝黑，來自加勒比海的聖路西亞（St. lucia），在英國住過很多年。她有時會讓人有壓迫感，因為，儘管她所表現出的世故與優雅氣息並不遜於她的第二故鄉的皇族，但她說話一向直來直往。她到醫院上班的時候，手裡握著公事包，指甲永遠修剪整齊，塗著猩紅色或金鐘花色的蔻丹。那個公事包裡擺著維多利亞時期神祕小說的手稿，到了休息時間，薇拉麗便在樓下燈光昏暗的自助餐廳寫小說。

「你的病人死了。」她用打招呼的口吻對著準備報到上班的我說道。她從桌上扯下一長條厚厚的布膠帶，揉成一團丟進廢紙簍。那上頭寫著她的「嘮叨一覽表」。她把照顧病人的注意事項和夜裡當班時想對醫師提出的問題，全寫成重點式的記錄。現在這些重點顯然已經無關緊要了。

「他的呼吸器設定值是多少？」我問。

「我剛才不是說過了嗎，蒂姐，他死了。」

「用藥狀況呢？點滴狀況呢？」

「沒有用藥。他死了。聽懂沒？」

可是，床上正躺著一個病人，儀器也還在跑呀；綠色線條跨越心跳監視器的螢幕。我跟薇拉麗坐在一起，看著這個病人——那是個年輕人，心跳規律，代表他的心臟運作正常。呼吸器一上一下地移動，不斷將空氣注入他的肺部，尿液持續流入尿液計量器裡。就我所知，這些都是極其重要的生命徵象。

「我不太明白你說他死了是什麼意思，」我大膽地問。

「兩個主治醫師宣布他腦死了，從法律角度與醫學角度來說都是如此。家屬剛離開，他們拒絕了捐贈器官的要求。現在你只要把所有儀器的電源切斷，把他包裹好，然後將遺體送去太平間就行了。如果沒有其他病人派給你，那你今天就會很閒囉。你可以到處晃晃，幫其他人的忙。」

「拜託，薇拉麗，我不懂。他根本還沒斷氣。」他看起來狀況挺好的呀。「我直說好了。我不可能在這種情況下拔插頭。」

「我明白，這實在很可悲。他還年輕，才三十六歲，好像是跟老婆行房到一半的時候，突然心臟病發。好慘。不過，蒂妲你別擔心，你不會搞砸的，因為他已經死了。」

「可是……」

「你自己瞧瞧醫師寫的腦死報告書吧。瞳孔放大，缺乏反射動作，呼吸暫停測試失敗。全都寫在裡頭了。這下子沒有你的工作了。」她說。

有那麼一會兒，我以為她的意思是我會丟了我的執照。

「需要幫忙嗎？」崔西問，她高挑修長的身影突然出現在門口。

我開始被派去照顧更多病況複雜的病人，看得出來其他護士信任我，所以我也開始信任自己了。可是，後來有一天發生了一件事，使我幾乎要打退堂鼓。幸虧有「蘿拉組」那一掛好姊妹的支持。

「昨晚值班還好吧，凱西？」」某天早晨我走進加護病房時問道。

她是個身材壯碩的年長護士，一頭灰髮，夜班工作非常賣力。她老是抱怨自己有多累，但是這話不太有說服力，因為她說起話來精神飽滿，當班時很少休息，而且照顧病人時從不取巧偷懶。她的報告總是生動有趣，這會兒我準備好要聽她說了。

「一切正常。我一直處於定速飛行狀態，不過我很高興看到你來了，蒂妲。我累得要命。」

凱西已經脫下護士服換上便服。顯然即將會有一段簡明易懂的報告。言簡意賅。

「她看起來挺好的，凱西，」我說著，瞥向躺在病床上嬌小的白髮婦人。她的臉上戴著氧氣罩，流量開到最大。她的呼吸急淺，可是看起來受到妥善的照料，服服貼貼躺在床上。被子平坦滑順，房裡井然有序。

「拉張椅子坐吧，親愛的，我來跟你說說八卦。譚波頓太太今年八十六了，跟已經成年的兒子一起住。鬱血性心臟衰竭，肺氣腫，現在變成肺炎。這幾天她一直企圖尋死，可是兒子不讓她走。他要母親插管、裝呼吸器，總共花了九百塊大洋。我們要應付的是兒子，不是媽媽。總之，昨晚譚波頓太太的狀況還算穩定。她一度企圖爬下床，要拔掉自己身上的管子，所以我只好把她固定在床上，給她一點鎮靜劑。反正我把她弄得鬆垮垮、軟綿綿的，交給你了。在她那個帥兒子進來之前，你先去喝杯咖啡吧。他昨晚在這兒待了一整夜，要是你允許的話，顯然會繼續待上一整天。他馬上就會回來，鼻子幾乎挨到你的脖子旁邊，有一百個問題要問。我想他不吃訪客時間限制那一套的。好啦，大致上就是如此，真夠看的了。」

「也許當初應該有人跟譚波頓太太談一談，在她的病情還沒有這麼嚴重、還能表達意願的時候，問問她的想法。」我心裡沉吟著。

「但願，應該，也許——你有沒有看過《電視女法官》（*Judge Judy*）㊟？哎，現在說這些已經太晚了。」

她兜頭套上針織披風。「我先走啦。」

「謝啦，凱西。晚安，好好睡。明天晚上見了。」

我開始從頭瀏覽這份詳列多種疾病的病歷。等我抬起頭來的時候，看見一個高大的男人，透過厚厚的鏡片低頭怒視著我。就一個窩在醫院等候室沙發上過夜的人而言，他的服裝儀容毫無瑕疵。他的格紋襯衫緊緊塞進深色長褲裡，褲頭高掛腰間，用皮帶牢牢繫著。

「今天我母親的護士是誰？是你嗎？」

「是的。」我自我介紹了一下。

「你知道我母親的狀況嗎？」

「老實說，我才剛剛到班而已。我正要開始做今天的第一次病情評估。」

譯注：《電視女法官》（*Judge Judy*）是由紐約家事法庭出身的女法官 Judith Sheidline 所主持的美國電視節目，在攝影棚裡審理各種家事案件。

「那麼，你做評估的時候，我就在這兒等著，這樣你就可以告訴我哪個狀況是怎麼回事了。」

我不習慣有觀眾在場，更不用說是個等著挑剔我工作表現的評論員了。在他的監視之下執行從頭到腳的病情評估，讓我覺得不太自在。有些護士會請家屬到病房外頭等待，直到評估作業完畢之後再讓家屬進來，可是，我不敢請他出去。

「令堂呼吸困難，而且微弱，不過她的血壓正常。」評估完畢之後，我向老太太的兒子說明。「她在發燒，我們希望抗生素很快就能發揮作用，這樣她就不必插管，也不需要呼吸器。」

「嗯，不管她需要什麼，都給她用上就對了。她的求生意志很強烈。我們要竭盡所能挽救她的生命。」

「呃，是這樣的，譚波頓先生，醫師和護士——還有整個醫療小組——想跟您當面談一談令堂的情況，」我小心措辭：「萬一——」

他眉頭一皺，打斷我的話。「我曉得你們要講的是什麼。根本沒什麼好談的。」

那時，已經有一群人聚集在病房裡了。包括內科主治醫師大衛・布里斯托，ICU裡的資深研究醫師潔西卡・梁，幾名由梁醫師指導的住院醫師，以及蘿絲瑪莉、藥劑師和呼吸治療師。其他有空檔的護士，也都來參加巡房。

「譚波頓先生，」我對他說：「醫療小組成員要討論一下令堂的病情。她的情況穩定，沒有立即的生命危險。您可以到等候室稍候嗎？」

他用懷有敵意的眼神仔細打量我，然後拿起外套搭在手臂上。「我要求馬上派人照料我母親。我就在房間外頭等著，哪兒也不去。我有很多問題要問醫生。」他並沒有馬上離開病房，反而花了好幾分鐘吹毛求疵地整理母親的枕頭被褥之後，才走出房門待在走廊上。

嘉絲汀才剛把她的病人轉往普通病房，便過來加入這邊的巡房。她個子嬌小，長得很漂亮，火紅色的頭髮往後梳成馬尾。她對自己的美貌不以為意，倒是很清楚自己的聰明與急智，不時以之作為利器。嘉絲汀是本院護士工會的代表，我們很清楚她會把大家關切的事項打點妥當。她在寬鬆的ＩＣＵ刷手服上罩了好大一件白色運動衫，上面印著「護士照顧病人，卻不列入預算」的紅色字樣。紫色襪子搭配慢跑鞋，再加上小小花盆形狀的耳環，這就是她的整體造型。她站在那裡，雙手叉腰，看著那個做兒子的離開病房前傾身靠向他的母親。

「這個男人有什麼毛病啊？他應該成熟點。難道他還在吃奶嗎？」她試著壓低嗓音，但我想嘉絲汀生來就沒辦法小聲說話。醫療小組的其他成員全聽見她的「輕聲細語」了，大家都被她這番話惹得偷笑起來。

「噓，」我示意她小聲點兒，但是自己也忍不住笑出來。

「在病患本人沒有進一步指示的情況下，考量到病患意識清醒程度下降，以致無法親自發言，」布里斯托醫師說道：「我們將以病患代理人的意願為考量。病人的兒子要代替病人做決定，陳述她的願望。有誰跟他提過了嗎？」

有，是我提的，所以我自動提供我所聽到的回應。

「他要我們盡一切力量救治他的母親。萬一她心跳停了，全套急救都要用上——強心劑、插管、心臟按摩、電擊。這些行動是他的意願，或是他母親的意願，我無法確定。」

「嗯，所以我們必須繼續下去。遺憾的是，我們給她插管，以後她就再也離不開呼吸器了，不過看來我們也撐不了多久，」布里斯托醫師說著，眼睛瞥向觀察表上不斷下降的數字紀錄與逐漸變差的實驗室數值。「她的呼吸狀況值必須多加考慮。」他頓了頓。「有時候，與其做了之後才改變主意，還不如一開始就不要作。」他若有所思地說。

我們走出病房時，譚波頓先生在走廊上迎面而來。「我想了解一下情況。」整批人由布里斯托醫師帶頭往前走，只有梁醫師停下來回答譚波頓先生的問題。

「問題出在她的肺，」譚波頓先生說：「假如我坐在她身邊，提醒她要呼吸，難道這樣沒有幫助嗎？她的肺炎情況如何了？只有肺部感染，還是已經蔓延到其他部位了？」

「是的，老太太的呼吸狀況是根本問題所在。」梁醫師的語氣和緩而謹慎，以免造成誤解。「不過，她的身體虛弱，體力很差，而且她已經八十六歲了，又有難以根治的慢性病。她並沒有能力恢復——」

「她的年齡是八十五歲。誰說她八十六來著？我要求你們修正這一點。」

我趕緊上前說明，這點一定會加以修正。

當天稍晚進行短暫的晚間團體巡房時，梁醫師開門見山地說了。

「護士跟我又與譚波頓先生談了一次終止照護的事情，他——」

布里斯托醫師打斷她的話。「我們絕對不會終止照護。在特定情況下，我們可能會終止治療（treatment），但是絕對不會終止照護（care）。」

「你說得對。」梁醫師表示同意。

我滿懷敬意地注視布里斯托醫師。我喜歡在一個講究用字遣詞的場所工作。

「你要給她什麼藥？」譚波頓先生見我拿針筒抽藥時，開口問道。

「一點點嗎啡。令堂的呼吸非常吃力，有呼吸窘迫的現象。這會讓她舒服一些。」

「不行，嗎啡會讓她越來越虛弱，沒辦法對抗病魔，甚至認不得我。我不要你們給她嗎啡或什麼鎮靜劑。護士小姐，為什麼她的點滴管裡面有氣泡？她的氧氣面罩裡的水氣是怎麼回事兒？」

我把點滴管裡的氣泡輕輕彈掉，再擦拭氧氣面罩裡的水氣。

有個年輕的住院醫師過來告訴譚波頓先生，說要給他母親從靜脈插入一種特別的管子，叫做肺動脈導管，目的在於測量病人心室裡的各種脈壓。譚波頓先生聽了很滿意，即使他知道插這種管子有一定的風險，比如血栓、氣栓、感染等等。他瞥了我一眼，一副得到平反的樣子。

譚波頓太太躁動不安，在醫師試圖往她頸部深處的靜脈插管時，不停揮動手臂。

「你得把她的手臂固定好，」住院醫師挫敗地說：「她這樣子動來動去，我根本沒辦法把管子插進去。」

或許她試著想對我們說些什麼。

「或許她是想……」我欲言又止。

一下子，床上到處都是血，血塊幾乎要從醫師戴著手套的指間滴落。我心想，經過這一番折騰，病人得輸血才行。醫師把注射器裡的血液草率地擠進廢物袋裡，結果濺得到處都是，差一點噴到站在病床邊的我。

「嘿，小心一點啊，」我往後退了一步。

「抱歉。有沒有噴到你？」

「你以前做過這道手續嗎？」

「做過一次。」

「我們現在要做的是什麼？」我知道可能會惹毛醫師。她正在忙，我卻問東問西。

「我們得更進一步了解老太太左右心房的狀況，才能搞清楚是肺水腫或者有心臟衰竭的可能性。輸液治療才有依據——」

「我曉得書上寫些什麼，但你覺得我們應該給她插管嗎？這看起來有些……殘忍。病人顯然並不願意。」譚波頓太太虛弱的手臂掙扎著要擺脫箝制，我實在不願像個施暴者一樣強壓住她。

「這很難說吧。病人沒辦法清楚表明她的意願。她的兒子是與她關係最近的親屬。」我幫忙醫師執行插管的動作。

我實在想像不出，除了學術上的意義，執行這個引發痛苦、侵犯身體而且危險的醫療程序，會為譚波頓太太帶來什麼好處。當然，插管使診斷更精確了些，用藥也跟著有所調整，可是我認為後續結果不會有什麼改變。也許唯一可能會有的好處是，住院醫師從中得到了迫切需要的實務經驗，有朝一日可以使其他病人受惠。當老太太拚命想從我們對她的所作所為之中掙脫的時候，我除了設法找尋合理的藉口之外，還能用什麼方法讓自己繼續這樣按壓她的手臂，對她說一些沒有意義的安慰之詞呢？

這使我想起某一天夜裡，我在另一所醫院的老年疾病科當班的時候，有個病人去世了，遺體留在病房，還沒有運往太平間。夜裡我經過那名往生病患門扇緊閉的病房外時，注意到門底下透出一道光線。不太對勁。我打開房門，發現內科住院醫師和他帶的實習醫師正往那具遺體上插中央靜脈導管。他們發現了我，兩人臉上的表情從愧疚一下子變成自以為是。

「狄恩得學會操作這道程序，」住院醫師解釋：「再過幾個月他就要升住院醫師了，卻沒有插過中央靜脈導管。他一定要學會才行。在沒有生命的軀體上練習，總比在活著的病人身上練習要來得好吧？」

他對我搬出這套說詞，根本是白費唇舌。我們都很清楚，他們的所作所為是不對的，不論從哪個角度去辯解——法律、道德、倫理——都一樣。可是，他們的辯解也不無道理。有沒有哪一件事雖然不甚妥當卻不無益處呢？如果不會傷害到任何人，又會有什麼問題？

「二位放心吧，我不會去告狀的。」我說。

我們心知肚明，這種事要是傳出去，他們就慘了，被狠狠訓一頓是逃不掉的，甚至會有更嚴重的處分。我沒有更進一步去想，如果我知情不報，也是會受到牽連的。

正當我和住院醫師還在替譚波頓太太插管的時候，嘉絲汀大搖大擺晃了進來。「要是哪天我落到這步田地，」她高聲說道，才不管這番話進了誰的耳裡：「一槍把我斃了就好。」

「我們得搞清楚她出了什麼毛病，」住院醫師以防衛的口吻說道。她還是沒辦法把導管插入病人的上腔靜脈。

「我來告訴你她是什麼毛病，」嘉絲汀說：「事實就是她已經不想活了。在以前科技沒這麼發達的時候，這種情況通常叫做『即將死亡』，簡潔明瞭。就這麼回事兒。」

「可是她兒子在那兒發號施令啊，」醫師回道：「他要求——」

「他真的以為我們有辦法讓時間倒流、給她青春之泉嗎？你去告訴他，風燭殘年是無藥可醫的。可憐的女人，她一直想要撒手人寰，我們卻不肯放她走。應該要有人告訴她，醫院裡是不容許病人尋死的。」嘉絲汀緊緊握著老婦人皺紋滿佈的手，同時厭惡地搖搖頭。

完成插管以後，做兒子的回到病房裡來，拉了一張椅子到床前坐下。我把床邊的護欄放低，好讓他可以握著母親的手。

「謝謝你，護士小姐。我要坐在這裡，給她喝一點薑汁汽水，她的體力就會恢復了，你等著看吧。」

這時，住院醫師再次來到病房與家屬討論病情。

「譚波頓先生，現在是要不要插管的問題。如果我們給她插管，令堂又得開始用呼吸器。她會有些不舒服，可以靠鎮靜劑勉強抑制，可是我們無法保證以後一定能讓她脫離呼吸器。」

「我要你們無所不用其極救我母親。」他說。

住院醫師聳聳肩。呼叫器響了，她便飛奔而去。

我嘆口氣，獨自面對他。「譚波頓先生，看到令堂病得這麼重，您一定很難過吧，不過，請您想像一下她有什麼感受，她的心意如何。她會希望我們讓她靠呼吸器維持生命，身上吊點滴，插導尿管和灌食管嗎？她的精神狀況已經惡化，而且飽受無法治癒的肺病折磨。她還能撐多久？值得受這種苦嗎？她有沒有可能想要解脫？」

「你是說她快死了嗎？」

這個字終於說出口了。

「你是在建議我們就這樣放棄她嗎？就這樣拔掉插頭嗎？我要把你們全告上法院去！我要去問問別的醫師。如果你們不肯全力救她的話，我就帶她去別家醫院。」

我深呼吸一口氣，讓自己保持平靜。「譚波頓先生，我們不會違背你的意願。你怎麼決定我們就怎麼辦。我們只是想確定你很清楚，把呼吸器接回她身上會有什麼後遺症。請你想一想什麼對令堂來說是最好的。她想要我們怎麼做？」

我講得這麼白，把他給嚇住了。「沒有什麼好想的。我就是要用一切方法把她救回來。你怎麼能要我去結束我母親的生命？把所有能用的救命術用在她身上就對了！」

我的心頭為之一震。一旦被冠以「救命術」之名，誰又可以有正當的理由不對任何人伸出援手？有誰真的能夠撒手不管呢？

我伸手碰碰他的手臂想安慰他，但他推開我的手，從椅子上站起來向我開砲。「你這是要我母親的命嘛！你曉不曉得這個女人是誰？她可是一九二三年的喬治灣小姐啊。她親手織的拼花被子是得過獎的。上個星期她才走路去做頭髮，我們還在伊頓餐廳一塊兒吃飯呢。你以為別的病人比一個老太婆更有資格活下去嗎？」他朝著其他病人的方向一揮，然後伸出一根手指對著我比畫。「你竟敢棄她於不顧！你是死亡天使嗎？」唾沫從他的嘴角飛出來。

我變得很渺小，因為他的指控而怯懦畏縮。我是不是只需要執行上頭交付的任務、不該想太多？我是不是只要照章行事就夠了？

我逃開了一會兒，坐在護理站，瞪著以遠端監視螢幕顯示所有病人心跳的中央監視系統。我用手壓著額頭，額頭的脈搏似乎隨著病人的心跳聲「嗶……嗶……嗶……」地跳動著。每一間病房裡有不同儀器警示音持續作響，呼吸器的唧筒不斷進進出出，就像永不停歇的配樂。

蘿絲瑪莉在我身旁坐下。「我很擔心你，蒂妲。你也許會想要換個病人照顧吧。說不定你還沒有準備好要——」

「沒有的事，蘿絲瑪莉。我很好。」她是不是覺得我處理得不好呢？難道她認為我是——

一如蘿拉所形容的——**太過敏感的人**？

「來吧，死亡天使，午餐時間到嘍。」嘉絲汀過來把我拉走。「我已經拜託龐梅替你照管一下了。我要去找一件有骷髏頭和兩根交叉骨頭的運動衫給你，或是黑色連帽長袍也可以，穿起來就跟手持長柄鐮刀的死神一樣。」

我跟著嘉絲汀來到員工餐廳，加入其他已經開始用餐的人。

「我們努力幫助別人，同情別人，卻要給人這樣羞辱嗎？」我邊吃午餐邊抱怨。「說我是死亡天使！這跟我當護士的初衷完全相反！」

法蘭西絲說：「我記得以前在老家那邊的護士學校，老師是這麼告訴我們的：『來上班的時候，把你的自我留在家門口就好。』這大概是最好的忠告了，只要你做得到。」

「瀕臨死亡是一種自然的過程，看在老天爺的份上，我們的社會以前是讓這種過程自然而然在老年人身上發生的呀！」嘉絲汀急著高談闊論一番：「社會大眾深信沒有什麼收拾不了的殘局，甚至垂死之人也能逆轉回春！做醫生的也希望大家這麼想，好讓他們扮演上帝的角色。我今天早上才對布里斯托醫師說了：『你曉得上帝跟醫生之間有什麼不同嗎？差別在於上帝知道自己不是醫生！』」

「蒂姮，你聽我說，別把譚家兒子的氣話放在心上，」妮可說道：「這麼說吧，病患家屬也會有情緒，對著護士發洩總是簡單一些——他們絕對不會用那種態度跟醫師講話的。聽到那種傷人的話是很令人難受，可是你必須讓自己撐過去，不要生他的氣。」

「噢，我偏要怪他。他是個瘋子。」嘉絲汀把手上的叉子戳進一大塊檸檬蛋白派。「我們幹嘛要承受這種狗屎待遇？我們有權利要求受到尊重。而且，得有人去告訴這傢伙學著放手。時候已經到了呀。我們現在對老太太做的實在很殘忍。難道他真的相信，他媽媽有一天能走出醫院，回家去作碎肉捲給他吃嗎？她的肺就跟空空如也的紙袋一樣，流不出半點兒東西來了。可是兒子要求給她插呼吸管，把一支像澆花水管那麼粗的管子硬塞進她的氣管，叫我們來當劊子手執行這種酷刑。老天爺，她都八十六了耶，而且身體並不硬朗。」

「啊，記得改成八十五歲，」我說。

「那她會比八十五歲的人年輕一些，」崔西淘氣地說。「因為她有一對八十歲的肺臟！」

「看起來不到八十三歲吧！」嘉絲汀補上一句。「大家到底以為人可以活上多少年啊？還有，他們有沒有想過，這樣硬撐讓整個醫療體系增加多少開銷？」

說到這裡我們已經笑得直不起腰來，一邊努力克制笑聲。

「如果我們料錯了怎麼辦？」我問：「病人會不會的確想接受這樣的救治？她完全不可能挺過這一關嗎？」

「如果有人真能搞清楚這番折騰的代價有多大——我是說像護士一樣確實了解實情和細節，而不只是電視上演的那一套——那麼，誰還會想經歷這一切？」蘿拉說道：「要是真有理由相信這麼做有好處，那就另當別論。」

「這就像寇本（Bruce Cockburn）唱的，」嘉絲汀用優美的女低音輕唱：「**他們全都等著**

奇蹟出現。」

然而，我們在譚波頓太太身上施以屈辱待遇與痛苦不適，只為了期待機會渺茫的奇蹟出現，到底值不值得？如果譚波頓太太度過難關，活著離開ＩＣＵ，那麼這不能稱之為奇蹟，而是一樁怪事，一個反常狀況，一種異常現象，一件例外的個案，一粒閃爍的光點，只是讓必然發生的後果晚一點來臨。

「嗯，那麼奇蹟呢？」我問。「你們有誰見識過奇蹟的？」

「小孩子的笑容或是彩虹應該不算數吧，」蘿拉以蜜糖似的甜美嗓音說道。

「我相信奇蹟是存在的，」崔西說：「只是我從來沒有在這裡看過就是了。」

「那麼庫勒科特先生又怎麼說？」法蘭西絲提醒我們。「他奇蹟似地康復了。」

「你是說那個冷酷混蛋先生嗎？」嘉絲汀說。

「正是。醫師給庫勒科特先生用了大量的藥物，三、四種強心劑，隔天他身上的所有儀器就全都拔掉了，你們不記得了嗎？」

「記得啊，但那是因為他死了，法蘭西絲。那天你休假。」

「他死了？」法蘭西絲驚訝地說：「我以為他的狀況好轉了。」

「那就是你看漏了唷，法蘭西絲。你不是常常注意訃聞嗎？」

我們都曉得法蘭西絲有閱讀報紙訃聞的習慣，她會搜尋我們的病人去世的消息。這個怪異的嗜好被揭穿，她臉紅了。

「大家不是都聽說過那一類的故事嗎？我們以為已經回天乏術的病人，原本陷入重度昏迷，結果忽然甦醒了？」我說。「那種故事讓很多人有理由相信，奇蹟也有可能發生在他們摯愛的人身上。」

「有聽過啊，只是不會發生在這麼老、這麼多種重病纏身、而且藥石罔效的病人身上。」

「兒子不僅要母親活下去，還指望她從病床上爬起來，回家去繼續當他的母親。人人都夢想能回到孩提時代。」妮可的語氣讓我覺得，她自己可能就有這樣的夢想。

上樓回ＩＣＵ途中，我打定主意該怎麼做了。我只需要跟我的病人單獨相處一會兒就好。回到病房，沒見到譚波頓先生，於是我走向譚波頓太太，放低床欄，在床邊坐下，輕輕握住她乾癟的手。我看著她布滿皺紋的臉龐和瘦削的胸膛，撫著她柔軟的白髮。她的胸膛起起伏伏，像個老舊的火爐一般嘎嘎作響。我輕柔地把手放在她潮濕的額頭上。

「譚波頓太太，我們想要照您的心意去做，」我說。「您願意接受我們正在替您做的這一切治療嗎？還是說，您覺得已經夠了？您準備好要走了嗎？如果可以的話，請您給我一個暗示吧。」

我決心要她表示點兒什麼。我把呼吸管、呼吸器還有她脖子上的靜脈管，一一解說了一番。她把臉轉向窗戶，渾濁的藍眼似乎迎上了窗外陰鬱的天色，不曉得有沒有聽懂半個字。

蘿拉出現在我身旁，悲傷地搖搖頭。

「她需要一張可以搭乘嗎啡特快車的車票，不幸的是，我們沒辦法讓她搭上那班車。」

我們確信她正處於垂死狀態。她拉扯導管跟點滴管的樣子，她閉上眼睛不理睬我們的樣子，她遁入內心背離外界的樣子，都讓我們很確定她就要死了。

還有一件事讓我覺得心神不寧，我一直試圖把這個問題逐出腦海。倘若這些病人對我的影響如此之大，我要怎麼繼續在醫院待下去？我想盡辦法讓自己的情感關閉，無視於眼前發生的一切。我看看錶，算著距離下班時間還有幾個鐘頭。我應該到病房外頭溜達一下，跟法蘭西絲聊聊天，跟崔西或嘉絲汀閒扯淡。

我想起早上跟著布里斯托醫師巡房時，他提到治療與照護之間的區別。雖然我對自己不得不參與的某些治療行為不表贊同，仍然全心全意地照顧病人。照護雖非護理的完整定義，卻是護理工作的本質所在。我知道護理工作是怎麼回事兒——某些時刻，我在法蘭西絲、蘿拉、崔西、妮可甚至嘉絲汀身上，已經見識到護理工作的精華所在。我明白自己學到了什麼，學習對象從南丁格爾到所有當代護理理論學家，包括華森（Jean Watson）、羅傑斯（Martha E. Rogers）、帕爾斯（Rosemarie Rizzo Pars）、雷寧格（Madeline Leininger）㊟等人。護理工作關乎紓解不適、衛生、營養、安慰、高尚情操、仁慈和藹、同理之情。這些都是我還能對譚波頓太太付出的東西。

譯注：華森（Jean Watson）、羅傑斯（Martha E. Rogers）、帕爾斯（Rosemarie Rizzo Pars）、雷寧格（Madeline Leininger）都是著重於從人類學、文化、人性角度研究護理理論的當代學者。

我看見譚波頓先生大步走過護理站，朝著他母親的病房走來，我起身迎向他。

「譚波頓先生，您最了解令堂的，一定很清楚她會想要怎麼做吧。」

「你們這些人，就是不明白我母親有多麼堅強。她會撐過來的。醫生什麼時候才要……」

4 病床上的匕首

我低頭盯著杯裡的咖啡。每回到ＩＣＵ開始當班的時候，進入病房之前，我都會倒一杯咖啡，沉思片刻。

「噢，你真是好狗運，」蘿拉說：「今天有你忙的了。你有個白血病的病人要照顧，昨晚送進來的，病得不輕。一家子都搬進來陪他了。」

「是嗎，那好，我已經很久沒有碰過讓我忙得團團轉的病人了。」我假裝自己也是經驗豐富的老手，摩拳擦掌，躍躍欲試。

「病人快要斷氣的時候，事情特別多。通常那是最忙的時候了。」蘿拉說。

我們之所以容忍蘿拉的挖苦嘲諷，是因為她實在是個不可多得的優秀護士。不久前，我看到她站在病人的床尾宣布：「鬱血性心臟衰竭。病患需要以靜脈注射四十毫克的利尿劑。」然後她走出病房去準備藥物，並告訴醫師她打算怎麼做。

「好，我同意。」醫師說：「不過我還沒看到X光片。」

「我看過了，看起來『濕濕的』，」蘿拉說：「早期肺水腫的症狀。」

「其實我本來就打算趕過來寫醫囑……」

蘿拉早已昂首而去，嘴裡咕噥著那個醫師真遜。

「為什麼你覺得那個病人就快死了呢？」法蘭西絲對蘿拉說道，把我的思緒拉回來。「你實在是太消極了。這年頭很多得了白血病的人，恢復得還不錯啊。」

「走吧，該上工囉。」崔西插嘴道。

昨晚的夜班護士是潘蜜拉，如果我交接班遲到，她一定會生氣的，就算遲到一分鐘也不行，所以我趕緊過去跟她換班，手裡還拿著咖啡杯。

整個加護病房區的窗戶非常少，而且沒有一扇打開。我照顧的病人房裡有一扇小小的窗戶，望出去只見一條窄窄的走廊，通往醫院大樓的另一廂。儘管是早晨時分，病房裡仍然一片幽暗。只有天花板上那扇小小的天窗，有如舞台上的投射燈，照亮了躺在床上的病人。

病房外頭，長長的走廊兩側都是病房。有護士打開走廊天花板上的日光燈，一盞接一盞，輕推白晝上場，接替黑夜。

潘蜜拉開始對我做交班報告。

「曼吉特・古吉若爾，二十六歲，男性，幾個星期前診斷出急性骨髓細胞白血病，」她停下來打了個呵欠。「有敗血症，體溫三十九・五，白血球增加，血液有突發性嚴重感染。每一種藥他都用了，包括抗黴菌劑，也做化療。什麼相關治療都做了。他做過骨髓移植手術，捐贈者是個瑞典人，跟他沒有親屬關係，然而看來是有排斥情形。噢，還有病患的家屬——他們已經搬進醫院來了。順便告訴你，病人的哥哥是骨科外科醫師，會問一大堆問題。」

「謝了，潘蜜拉。快回家去睡個好覺吧。」

她站起來收拾背包。我們都習慣把東西裝在背包裡。「這一家人都是好人，可是他們一直待在這裡，站在旁邊盯著你做每一個動作，真的會讓人抓狂，你懂我意思吧？對了，你要不要去參加耶誕派對？需要入場券的話，有個呼吸治療師在賣票。」

「大概會去吧。謝啦，潘蜜拉。晚安。」我為她一天的工作畫下句點，為我一天的工作畫上起點。

病房裡，有個老婦人站在病床邊，雙眼向上凝視，虔誠地祈禱。我心想，這一定是病人的母親，於是我走上前靠近她身邊。我們兩人語言不通，只能向對方點點頭。我們一起低頭看著他兒子頎長健壯的身軀，大半都被藍色棉質被單覆蓋著。病人周遭盡是雜亂糾結的各種導管、線路、電極。綠色的數字和線條，在監視器螢幕上行進。呼吸器嘶嘶作聲一來一往，氧氣隨之灌進病人肺部，再釋放出來。有的導管將液體、養分、藥物送進他的體內；有的導管則帶著尿液、糞便和其他體液流出他的身體，分別導入整齊懸掛在他病床周圍的袋子或瓶子裡。病人身在十字路口；他的身體是交叉點。我站在床邊心想，肉體人身竟然能夠承受雙重夾擊——疾病的突襲，還有我們以鉻鋼、金屬、塑膠、化學藥品製成的武器所做的反擊。

這是一場戰爭。病房就是交戰區，病人的身體，是我們的戰場。

他的心跳穩定，於是我在一張小桌前坐下，那是帶輪的床上桌，讓病人可以在床上用餐。由於病人無法坐起身來，所以我就用床上桌寫病歷記錄。我把桌子推到床尾伸手可及之處。

「你是曼吉特今天的護士嗎？」一個年輕美麗、深棕色皮膚的女人問道。她從我身後躊躇地靠近，似乎不想妨礙到我。或許她有意試探，我對於她突如其來、這麼早就出現在病房裡有何反應，此時距離醫院規定的探病時間還早得很呢。她可能意識到，不是每個護士都對病患家屬親切友善。每個護士各有癖性：有些會跟家屬保持距離，以保有工作的空間；有的比較沒那麼緊繃，不介意家屬靠近。我會是願意讓家屬靠近的護士，還是家屬得克服的一道障礙呢？我會是那種把家屬關在等候室裡、拉上簾子、禁止他們靠近病房的護士，或者，我會是和他們站在同一線的盟友？

「快進來吧，」我說：「我正要開始做今天的第一次病情評估呢，不過你們還是可以來看曼吉特的。你是他太太嗎？」

「是的，」她微笑著說。「我叫賈婷德。」她身穿發皺的紫色運動衫和黑色踩腳褲，儀態有如舞者。

「你在這兒待了一整夜嗎？」我一邊問道，一邊記錄曼吉特的生命徵象，註明他的體溫已經上升至攝氏四十度。

我一看就知道。她的黑眼圈充分說明她是在等候室裡找了一張凹凸不平的窄躺椅度過昨夜。我放低床欄，示意她可以靠近丈夫身邊。我把病床周圍的簾子拉上，一絲不苟地替病人從頭到腳做了檢查。

在我做檢查的時候，眼角餘光瞥見賈婷德輕撫著曼吉特汗濕的光頭和浮腫的臉龐。他身上插著管子，因為鎮靜劑發揮藥效而熟睡著，因此無法與妻子交談，然而賈婷德似乎光是這樣陪伴在丈夫身邊就很滿足了。後來，那天早上我們一塊兒給曼吉特洗澡，賈婷德替他刷背。我開始懷疑，像曼吉特病得這麼重，怎麼可能好起來。或許只是我的想像力有限罷了。或許我的宗教信仰不夠虔誠，不相信奇蹟的存在。或許正因為我心裡懷有這樣的疑慮，稱不上是照顧這個病人的最佳護士。

我把注意力轉向曼吉特，發現他氣色很差。先前在開刀房裡，醫師替他摘除一只膿瘍造成大量失血，此時傷口又開始流血，他嘴裡與肺部的潰瘍處也在流血。我在電腦上查看他的血紅素時，蘿拉探頭進來說：「你這邊的血紅素下降到六・四了，我已經替他叫了兩個單位的紅血球濃厚液。」

「謝了。我會請清潔工去拿。」

「我已經派人去拿了。」她說完便不見蹤影。

我照顧曼吉特的第二天，他的血壓再度降低，而且已經用了好幾種靜脈注射的血壓藥物（強心劑）去支撐血壓。呼吸器的設定值調得更高了，替他擔負呼吸的重責。

我做了各式各樣不同的檢查作業，在病歷上做註記。接著我離開病床邊，好讓家屬上前，拿出他們自家人的藥方：愛的話語、撫摸、祈禱。

「你可要讓心臟跳動下去啊，老弟，」曼吉特的哥哥丁波爾在他耳邊說道。「你會熬過這一切的。」他輕輕剔去弟弟手指上乾掉的皮屑，然後用自己溫暖的掌心握住那隻滿是斑點的手，兩隻手合而為一，就連他倆手腕上戴的有宗教意義的不銹鋼鐲子，也似乎纏繞在一起。

在這段夢魘開始之前，賈婷德是有氧舞蹈老師，曼吉特則在大型連鎖賣場「加拿大輪胎」集團擔任高級主管。

「秋天通常是他最忙的時候。耶誕節前更是忙得不可開交。」賈婷德告訴我。她給我看一封曼吉特總公司的上司寫來的信：

大個兒，你驚人的勇氣與毅力，將助你度過這道難關。你總是盡全力爲公司付出，遇到困難從不輕言放棄。你會憑著這股力量戰勝病魔。

午餐時間，病人家屬帶來印度薄餅，拌了香菜的茄子，還有炸咖哩餃。

他們將一把套著皮鞘的匕首放在曼吉特的手裡。

他母親請我幫忙，給曼吉特在病人袍底下穿上特殊儀式用的襯衣。她把一只小木梳擺在他床邊的桌上。

他們把一個透明塑膠袋用別針釘在他的枕頭上，袋裡裝著一本小尺寸的厚經書。

曼吉特的父親把照片、信用卡、幾張鈔票一一放進曼吉特的皮夾，然後塞進他的手心。

「如果我兒子往生的時候到了，這些就給他下輩子用吧。」他解釋道，纏著頭巾的腦袋朝我微微一欠。

賈婷德和丁波爾大力搖晃病床，刺激曼吉特的血壓，讓他知道他們就陪伴在他身邊。

「咱們去散散步吧，」賈婷德在曼吉特耳邊低聲說道：「我們一起離開這個地方。求求你，曼吉特，跟我一起來吧。丁波爾跟我都在你身邊。你感受一下我們的活力。我們就在這裡。把我們的活力拿去用吧。快拿去用。你對我們每一個人都付出了這麼多。你要撐下去。要說誰有辦法撐下去的話，那一定就是你。曼吉特，把氧氣吸進去。你這麼強壯，我們都感覺得到。你的身體充滿了活力呢。」

隔天，曼吉特的臉變形得更嚴重，環著氣管內管的脖子也更加腫脹。賈婷德與我拭去從他嘴裡流出的血凝塊。某種透明的液體從他的鼻子滴落。病房裡的空氣渾濁不流通，有時他的身上會發出惡臭——這是化療殘餘物蒸發所造成的，夾雜著幾個星期未曾接觸新鮮空氣的軀體所散發的腐味。他的皮膚呈片狀剝落，丁波爾把剝落的皮屑清乾淨。

「我知道你還撐著呢，曼吉特，」每當賈婷德結結巴巴的時候，丁波爾便接替她繼續深情誦禱。「你就要進入最後一搏的階段了，老弟。我們全都在這兒陪你。什麼事情都不用擔心。你的血壓很穩，繼續保持下去。你錯過了山塔那跟蘇瑞許堂弟的表演，不過反正以後還會再舉辦的。工作上的事情都有人照管著。你也夠了吧，把大家嚇到了，趕快好起來。專心對抗病魔，只要打完這場仗，我們就一起出院。蘇瑞許堂弟也來了，他從溫哥華過來探望你呢。

我們會一直喋喋不休，說到你好起來為止。快把氧氣吸進細胞裡頭。你五臟六腑裡的活兒由你負責，身外之事就交給我們處理。我們哪兒也不去，就待在這兒陪你。你要奮鬥下去，可別灰心。要堅強。等會兒再休息，保持精神集中。你記住，今年就不算數了，我們還有下半輩子可以一塊兒過日子，繼續向機率挑戰。人說，心勝於物。用這股能量清除那些壞東西吧。我們張開雙手在這兒陪你，咱們一起打這場仗。你我還要再做六、七十年的兄弟呢。這可是白紙黑字寫好的。世上所有的時間都在我們手裡。把氧氣都吸收進去。不要害怕。」

這一家子誦持的關愛魔咒，使我陷入恍惚的狀態，直到梁醫師進來通知家屬，她要給曼吉特的腦部做斷層掃瞄時，我才回過神來。病人的瞳孔放大而且沒有反應，梁醫師擔心他的腦部可能有腫脹甚至出血的情形。

丁波爾自己也是醫師，基於對同業的尊重，我們允許他進入陰暗的看片室，看一看電腦螢幕上他弟弟的腦部斷層掃瞄結果。他站在那兒，瞇眼端詳眼前的影像。我看到那十二張畫面映在丁波爾的眼鏡鏡片上。他看著這些就連醫學院一年級學生也看得出端倪的影像。帶有血凝塊的大量出血，阻斷了血管和血流。他弟弟的大腦裡已經沒有血液循環了，所以腦部缺氧，也沒有大腦活動。

放射線醫師看著我，做出「左右大腦半球梗塞」的診斷。我可以讀出他眼神中的訊息：

就算他能活下來，情況會比現在好多少？

我明白曼吉特就快死了。丁波爾自己也是醫生，他一定也明白這一點吧？

過了一會兒，我們回到曼吉特的病房裡，賈婷德告訴我丁波爾充滿罪惡感，因為當初是他勸弟弟接受骨髓移植的。

「但是那時候我們還能拿什麼主意？」她問，彷彿我當初也反對骨髓移植似的。「不這麼做，他鐵定會沒命的，而我們不想破壞他的來生。我們是有很多肉身的，這是我們的信仰。」

她拿出一張結婚照，讓我看看她的丈夫原本有多麼英俊瀟灑。基於禮貌，我飛快地瞄上一眼，然後就得移開視線。我知道自己如果仔細端詳那張照片，就會陷得太深。我斜斜掃視這對佳偶：曼吉特穿著黑色的束腰長衫，就跟國王一樣俊美；皇后一般的賈婷德穿著紅色長袍，高雅的丁波爾站在一旁。我沒辦法把影中人與我眼前的人們連在一起：哀傷的年輕女子，憂心的家人，躺在病榻上流著血、昏迷不醒的男子。

「要是你以前見過他就好了，」賈婷德說：「但願你能認識他真正的模樣。」

我從護士服口袋裡拿出一卷手術用膠帶，把照片接過來。「我把它貼在牆上，這樣大家都看得到。」

「謝謝你。」她雙手合十，朝我微微欠身。「我們該怎麼報答你才好？」

他們離開病房去透透氣的時候，我設法接棒，照著我跟法蘭西絲學來的那一套，與曼吉特進行單向對話。我努力把對昏迷病人說話融入自己的工作內容裡，但我有時會覺得很尷尬。這就像是對著電話答錄機留下口信一樣：你不確定會不會有人去聽留言，不管怎麼樣，你還是憑著一股信念開口留下了訊息。

「曼吉特，你有一個美好的家庭，家人全都在為你加油打氣。現在由我陪著你。我叫做蒂妲，是你今天的護士，」我猶豫著又補了一句：「也是你明天的護士。」

我字字真誠，然而語句十分簡短。不知怎地，我就是沒辦法像他的家人一樣，吐出一長串撫慰傷痛的唱誦。我讓自己退出他們一家人愛的圈圈。那不是我能承擔得了的。

當晚，我在家裡難以成眠。我想打電話回ＩＣＵ問值班護理小組長，曼吉特的病況如何。我曉得這麼做其實不太好。或許我應該暫時抽離一下，保持距離。

我抓起電話撥了號碼。

「曼吉特怎麼樣了？」我問。

「還撐著呢，」值班護理小組長說：「可是家屬快撐不下去了。你明天要回來接班嗎？」

「要啊。」

「你想繼續照顧這個病人嗎？還是暫時離開他們一下？」

「把我排回去，拜託。」

「噢，我看到這裡有一張蘿絲瑪莉留下來的紙條，她覺得你應該換個病人照顧。她認為你投入太多感情進去。是這樣子嗎？」

「當然沒有。」

我躺在床上，心裡不斷想著那一家人，直到深夜。倘若如此相親相愛、情感緊密的家庭，都會被這種不幸所擊倒，那麼世人還能指望些什麼？我想像自己極力搶救曼吉特，丁波爾站在一旁緊盯著我，確定我每個步驟正確無誤。我幻想曼吉特一如預料地病逝了以後，賈婷德就可以嫁給他同樣英俊的哥哥丁波爾。如此一來還是可能有一個美滿的結局。我擔心賈婷德往後要怎麼活下去，擔心曼吉特的父母要如何面對承受失去愛子的打擊。

「死亡並不是結束。」他父親輕聲對我說道，可是我不怎麼相信。

我抬頭凝視著天花板，一會兒又瞪著鬧鐘，盯著輕觸按鈕就發亮的腕錶。我細細思量在工作上碰到的所有悲傷與痛苦，而且等不及要回去上班了。

隔天早上我走進病房時，曼吉特的所有家屬都穿著白色長袍，男性家屬頭上纏著白色頭巾，包括丁波爾與遠從溫哥華趕來的堂弟蘇瑞許。家屬沈浸在馬拉松式的祈禱儀式之中。他們的手在曼吉特全身上下狂亂地撫摸著。

曼吉特的母親按摩兒子的膀胱，試圖逼出一兩滴尿液，可是他的腎臟已經停止運作了。

他的父親在病房裡蹣跚踱步，嘴裡反覆念誦禱詞，神情恍惚。

丁波爾對著弟弟說黃色笑話，想惹他生氣。接著他對著弟弟的耳朵，滔滔不絕地下令。

「曼吉特，好好修理他們吧！衝破那扇門！這是我們要打的最後一場仗了。老弟，我的心肝寶貝，我會一直與你並肩作戰的。快，撐著點兒，把氧氣送進血液裡。想一想媽媽，她有多需要你。想一想賈婷德，她有多愛你。我是阿丁，你唯一的哥哥啊。我是你的左右手。現在沒時間休息了。你給我像個運動員一樣繼續往前跑，先別去想終點線就是了。你還要去念企管碩士呢，聽見了沒有？」

對我而言，曼吉特家屬的話語有如藥物，就和我給他注射的萬古黴素、頭孢子素、「力復非他」（Levophed）㊟同等重要。家人的聲音，身旁的匕首，還有他們向信仰的神明敬獻的供品，都和我給予的治療以及執行的療程一樣有效——在這種情況下，可能還有效得多。

一家人向曼吉特傾身，彼此手臂緊緊勾著開始祈禱。母親伏在兒子身上。我很擔心她會悲傷過度而虛脫昏厥。

丁波爾把我拉到病房外的走廊上。「告訴我，你覺得他的情形怎麼樣？」

我看著丁波爾，感到有些驚訝。他是個醫生啊，當然曉得實情吧？

「請你們要做最壞的打算。」

「你真的這麼認為嗎？」他的口氣跟一般家屬沒有兩樣。

「身兼醫師與病人的兄長，一定很難受吧。」我說。

譯注：「力復非他」（Levophed），具有使血管強力收縮的效果，可以當作血壓增高劑。

令人難以置信的是，曼吉特又挺過了好幾天。

「年輕人會撐上好一陣子，」法蘭西絲說：「他們的心臟很強壯的。」

曼吉特過世的時候，他母親昏了過去。法蘭西絲替她輸氧，崔西叫人送推床來。整個加護病房區都聽得見他母親的哭號聲。

他父親搖了搖頭，不表贊同。「靈魂是不會死去的，」他告訴我：「所以不必悲傷。」

「您一直都是個了不起的媽媽！」醫護人員帶走他母親時，丁波爾對母親大喊。接著他轉向弟弟的遺體，抬眼看我，我覺得他就要開始動手砸東西了。只有賈婷德一派平靜。

「這是神明的旨意，」她說著閉上了眼睛：「萬一他的靈魂也離我而去，我就知道完蛋了。如果我不能擁有他的心靈、他微笑的眼睛、他美妙的性情，那麼他的軀體我也不要了。」

法蘭西絲過來幫我的忙，我們一起把曼吉特身上的導管線路拆下來，把醜陋、笨重、像怪獸一般環繞在他身邊的沈重儀器推到一旁。法蘭西絲到門外詢問家屬是否想再看看往生者，結果只有丁波爾和一些堂親進到病房來。我感到慶幸，至少他們還有機會看看曼吉特此時的模樣——他死去以後的模樣比一息尚存的時候好些；撤掉了管線儀器，使他看起來更接近原來的自己。在他平靜的臉上，依稀可見大喜之日那個俊俏新郎官的影子。

其他的護士聚集到病房裡，先安慰家屬，接著也安慰我。法蘭西絲與妮可用雙手環著我。

「你還好吧？」嘉絲汀問：「你在發抖呢。」

「才怪。沒有。我是說，我沒有發抖啦。」

「可是，你看起來不太好。」

蘿絲瑪莉吩咐我：「好好休息一會兒吧，蒂妲。你需要暫時離開工作喘口氣。」

在更衣室裡，蘿拉、法蘭西絲、妮可、崔西還有嘉絲汀，拉著我往門口走去。

「走吧，」嘉絲汀說道：「我們帶你去喝一杯。」

5 高壓與減壓

我開始懷疑，這份工作是否超出了我的能耐：所聞所見盡是病痛，死亡，以及瀕臨死亡的過程。就連早起有時也像是過於沈重的負荷。誰需要這種工作呀？我當然找得到沒那麼吃力、正常時間上下班、工作內容並非充滿悲傷色彩的差事兒吧？我已經作了好幾年的護士，終於有辦法跳脫出只看得見自身難處的眼界，開始懂得體察他人的痛苦。雖然如此，我的情緒就快把我淹沒了：病人的苦痛往往變成我自己的苦痛。

有一天早晨，我在開車上班途中收聽電台的談話節目，主持人讓聽眾打電話進去聊聊自己的工作。有個年輕女人滔滔不絕說著在迪士尼樂園工作的點滴，說自己有多麼喜歡「逗小孩子開心」。有個花店老闆，興高采烈地說自己每天為新娘子或戀愛中人設計美麗的花束。即使是電腦程式設計師，談起他坐在安靜的辦公室裡移動滑鼠、盯著電腦螢幕度過一天又一天，聽起來都很吸引人。

我知道我也許可以成為優秀的圖書館員，然而是那種建議民眾看些什麼書、躲在蒙塵的書架之間的老派圖書館員。我可以教小孩子彈鋼琴，只是我想那沒辦法維持生計。去當救生員也是一條出路。我是個游泳健將，可以瞪著游泳池一整天，必要時才跳下水去。

然而我真的想做些什麼可以幫助大眾的事情，即使我在ICU的工作盡是悲傷苦痛，有時令我心神不寧，但它仍深深吸引令而且振奮人心，我依然有心做好這份工作。

休假的日子裡，我醒來以後躺在床上，瞪著天花板，把醫院裡的景象在腦子裡重演一遍，像是在看電影。接下來的一兩天，我便開始給自己做好重新面對這一切的心理準備。

艾文與我計畫結婚，可是我似乎還是自己一個人住比較好。我不算是個風趣的人，大多數人一聽到我從事的行業，多半會退避三舍。我試著不讓自己的職業對他人造成驚擾。

我們號稱「蘿拉組」的這一掛，按同一套班表工作，所以休假時間也一樣。有時候我們會在「漢娜廚房」、「法蘭小館」或「每日星球」共進午餐。每回聚餐，我們總是信誓旦旦不提工作上的事情，但幾分鐘後，對話內容還是無可避免轉到工作上頭。還會有誰更了解我們的所見所聞、我們的閱歷經驗？我們還能對誰吐露心事？誰會想聽呢？誰能體會呢？

「你這個人的問題就出在太敏感了，」只要我一開始唉聲嘆氣，悲歎ICU裡最近又發生了什麼悲劇，蘿拉就會這麼數落我。

她說的沒錯。我一輩子都在與之相抗。然而不知為何，我願意相信自己能夠找到門路，把這項負債轉變成資產；我相信自己能夠找到一種運用這項資產助人的方法。

「儘量不要想太多就是了，」法蘭西絲勸我。「我知道這些情緒會找上你，但是在你下班以後，就要把那一切都逐出你的心房。好啦，我們該選哪一種飯後甜點呢？」

「我懂，」妮可說：「有時候那些情緒也會找上我。大家都不願意想像，悲慘的遭遇也有可能發生在自己或摯愛的人身上。做這一行就是這樣子的吧。我們叫一份巧克力乳酪蛋糕，然後多要幾根叉子怎麼樣？」

不過，我們都知道妮可的確經歷過悲慘的遭遇。她的母親因癌症而病逝。而我自己父母都已過世，大部分親戚疏於聯絡。工作中的所見所聞，加上我個人的情緒問題，使職業的悲情性質變成很大的負擔，尤其是我的確把這份悲情看得太嚴重、太容易投射到自己身上。然而，我現在還不能離職。我先前與護理長蘿絲瑪莉簽了合約，要在ICU工作一整年，目前我只做了六個月。除此之外，我根本沒膽子灰頭土臉地離開這裡、到別處重起爐灶。

我之所以懷疑自己能否勝任這份工作，不僅僅是因為必須時常面對死亡或垂死之人。雖說我在技術層面有著快速長足的進步，可是在我不知道自己能為病人做些什麼的時候，無法勝任的感覺便油然而生。除了與我往來密切的幾個同事，還有其他護士，他們都擁有在關鍵時刻的思考能力、直覺與勇氣，這些都是我所望塵莫及的。

其中一個是夜班護士薇拉麗，總是搽著美麗的指甲油，一口英國腔。她不止一次在該下班的時候還留在醫院，握著垂死病人的手。

「誰都不該孤伶伶地走上黃泉路。」她的神情活像在發表一則格言。

還有一個是妮爾，她的出勤狀況不穩，說詞含糊曖昧、千奇百怪，每回都在應該到班之前的最後一分鐘才打電話請病假。可是，一旦她到院上班，必定對她的病人提供精細的照護，很受病人愛戴。比方說，她會不嫌麻煩地把監視器和儀器東挪西移，把病房搞得一團亂，只為了讓她的病人在垂死之際，能面向麥加朝聖。

妮爾曾經挺身拒絕院務主任調閱某人病歷的要求：那名病患是政府要員，他罹患主動脈瘤，在我們院裡的ICU休養。

「不行！」妮爾相當堅持。「他的病歷你無權過目。你不是他的醫師。」

「我是醫師啊。」他伸手就要去抓妮爾握著的病歷。

妮爾緊握不放。「你不是負責這個病人的醫師。」

「你曉得我是什麼人嗎？」

妮爾露出微笑，幾乎快笑出聲來了。「當然曉得。」但她並未屈尊俯就。

「他是個混帳東西，十足的混帳德行！」午餐時間妮爾一五一十告訴我們，把我們逗笑了。看著辱罵的字眼從她塗著口紅的美麗唇瓣間吐出來，還真滑稽。「我不肯把病歷交給他，他就發脾氣破口大罵，說他要向蘿絲瑪莉報告我傲慢無禮的行徑。」

那是違反病人隱私權的舉動，而我們做護士的有責任保護病人的隱私。大家都曉得，以前有個好奇的護士進電腦查了住在本院的某個名記者的病歷，結果落得什麼下場。她未經三思而侵犯到病人隱私的行為，害她丟了飯碗。此後我們對這種事不敢掉以輕心。

莫瑞則是另一個令我欽佩的護士。他是個藝術家，病人的軀體則是他的畫布，最終成為他的藝術傑作。他對病人的照護無懈可擊；他替病人清耳垢，以及鼻管流出來的任何東西。他給病人擦上他們最喜歡的乳霜和乳液，還幫病人按摩。有一回，我看著他溫柔地替一個年輕的女病人清理兩腿之間流出的經血，然後在她的男友來探病之前，給她洗了個香噴噴的澡，替她修了手腳的指甲，讓她覺得自己打扮得整齊清潔。從頭到尾，莫瑞不斷跟病人聊天，待她有如年輕可愛的女郎。其實這位女病人本來就年輕可愛，卻因為猛暴性細菌腦膜炎而陷入徹底昏迷的狀態。

當然，ＩＣＵ裡面不是只有護士而已。這裡還有其他專業人員和醫師；包括實習醫師、住院醫師、資深研究醫師、研究員、人體各個器官的專家、顧問。另外，還有來自其他醫院、甚至是遙遠國度如巴林、厄瓜多、挪威等國的醫學院學生與訪客，他們前來分享他們的心得，也在我們這兒學習。可是，任何一個待過ＩＣＵ的人——不論停留期間是長是短——都會同意，在ＩＣＵ裡管事兒的人非護士莫屬。的確，下診斷、指示測試與治療的人是醫師沒錯，但其他大小事情卻是護士在打理。

經過充分訓練、完成實習的醫師，就成為住院醫師，開始專攻內科、一般外科或次專科；例如心臟科或泌尿科。內外科加護病房是住院醫師在院裡各科輪調的其中一站；他們來這裡輪值一個星期或一個月，接著又移往別的單位——其中有幾個住院醫師會走上專攻重症照護醫學之路，以「研究醫師」的身分在ＩＣＵ裡待上好長一段時間。下一步就是爭取獲聘為主治醫師。有一小群固定待在ＩＣＵ的內科主治醫師，稱為「加護病房專科醫師」，專門從事重症照護醫學治療，並擔任ICU的醫務主任，每星期輪流當班。護士到班時一定會先察看一下輪值布告欄上公布的當週主治醫師。只要看到布告欄裡的名字，我們就曉得醫務運作會是什麼情形；誰是我們可以在夜半時分仰仗的人；誰會在必須做棘手決策時推卸責任；護士言之所當言的時候，誰會表示尊重，誰會不予尊重。

丹尼爾醫師是狂野不馴的牛仔型醫生。他常常對我們說起他與妻小一同前去第三世界或飽受戰火摧殘的國家擔任醫療義工的經歷。丹尼爾——我們跟他很熟，都喊他丹尼——常常穿著黑色皮外套，腳踩黑色慢跑鞋（的確有必要，因為他老是忙進忙出的）。此君對於任何人——護士、病人、家屬——說的任何話語，都回以嘻皮笑臉，但是他心裡一清二楚。不過，若能看透他粗魯冒失的外表，都會逐漸喜歡上他的。

「多謝你跑這一趟。」凌晨三點鐘，我萬分感激地向丹尼爾道謝。蘿拉是當晚的值班護理小組長，她打電話給丹尼爾，說我的病人狀況急速惡化，而值班住院醫師沒辦法處理。

「我哪一次沒趕過來呀，」他說：「如果病人很年輕，那一定得跑一趟。」

「你真有愛心。」我含糊回應，一邊看著嘉絲汀作勢將手指伸進喉嚨，告訴我別再拍他的馬屁了。

「哪兒的話，」他聳聳肩說道。「在法庭上如果被問起有沒有親自檢查病患，我卻回答說住院醫師已經在電話中跟我說明病況，那就太失職了。所以我還是得親自跑一趟。」

我告訴他，病人血壓下降，排尿量不足。「一個鐘頭前他的狀況還很穩定的，後來——」

「你說這叫穩定嗎？他看起來糟糕透頂，還有，為什麼這個鹽水袋關了一半？」丹尼爾對著進來幫我忙的蘿拉大吼，並馬上打開點滴的夾子，讓鹽水大量進入病人體內；後來他覺得速度不夠快，還用整隻拳頭擠壓點滴袋。「我在電話上不是說要給他追加劑量？當我這麼說的時候，意思就是儘可能用最快速度給他追加劑量，」他咕噥道。

我正是那個戰戰兢兢調整點滴速度的人。蘿拉卻對丹尼爾說：「放輕鬆點！不妨這樣想吧：半關不就等於半開嘛。看事情要看光明面啊！」

聽了這話，丹尼爾對我們倆露齒一笑。

「給他輸入一些電解質、礦物質，還有一個單位的乳酸鹽，」丹尼爾吩咐道，然而蘿拉早就在他抵達ＩＣＵ之前就打點好了，準備給醫師過目。

「我以前看過像這樣的年輕人，沒幾分鐘就惡化了。」丹尼爾在病房裡踱步，眼睛仍牢牢盯著病人。

「你的意思是？」我問。

「有個小子也發生同樣的情況。兩個鐘頭以前才坐起身來吃下一個漢堡，兩個鐘頭之後，我在開刀房裡替他引出腹部的膿水。」

「沒錯，」進來幫忙的嘉絲汀接口道。「自助餐廳的食物惹的禍。」

如果我一到班就發現丹尼爾在我病人的房裡，那表示病人的狀況很不好。ＩＣＵ裡的病人狀況都不算好，可是如果護士說某某病人的狀況「很不好」，就必須特別留意。這種病人就是丹尼爾親臨現場診治的對象，任何時間，不分晝夜。

當晚，正當他與我在病床前並肩奮戰時，我慌了手腳，一不小心切斷了噴射式呼吸器的電源，那是一種強力的呼吸器，每分鐘可以送氣一百五十下。對於病情最為嚴重的患者而言，這種呼吸器是我們所能祭出的最後法寶。

這時蘿拉走了進來，冷靜地開始以手動方式操作呼吸器，讓我的病人吸進純氧，丹尼爾則把呼吸器的電源接回去，重新校準。

嘉絲汀唱起一首跟搭噴射機有關的歌兒來取笑我。

「別擔心，蒂姮，他沒事兒的。」妮可見我一臉挫敗，便安慰我。

蘿拉進來告訴丹尼爾，她剛剛接了一通電話，別家醫院正在替一個病情嚴重的病患尋找ＩＣＵ床位。

丹尼爾追問細節，言簡意賅。「什麼病人？」

「四十一歲女性，產後兩天，曾經懷孕十三次──」

「她腦袋裡裝的是石頭嗎？」丹尼爾大吼。

「等會兒再發火吧。」蘿拉舉起手來制止他繼續咆哮。「有出血情形，意識昏迷，分娩過程中已經失血兩千 cc。目前有插管──」

「讓她進來，」他厲聲道：「馬上去辦。」

「汪汪汪，汪汪！」蘿拉回道。

他們兩個就在那兒吼來吼去，自以為是魁梧的洛威拿犬，其實大家都曉得他們不過是兩隻小獵犬。

沒過多久我就發現，丹尼爾這人根本沒什麼好怕的。即使他可能令人望而生畏、要求嚴格，而且在有關乳酸中毒的微循環與生化反應之氧氣與血紅素分子的錯綜複雜關係上，他是世界級的專家，但實際上他十分平易近人，樂於傾囊相授。他往往會過度專注在手上的工作，因而對ＩＣＵ日常管理上的芝麻小事顯得漠不關心。晨間巡房時，他往往靠在病人房裡的長桌邊上，全神貫注盯著手裡的寫字板，計算數學方程式與科學公式。有一回，兩個住院醫師針對敗血症病患抗生素用藥選擇問題，有一番冗長的討論。到底應該使用預防厭氧微生物的抗生素好呢，還是使用另一種制菌作用更廣效的抗生素，以預防可能發生的院內感染性肺炎呢？應該等細菌培養結果出來，還是先選一種抗生素用藥，碰碰運氣？

「惠辛格醫師，你有什麼看法？」梁醫師問道。

「什麼東西？」丹尼爾一臉茫然看著她。「我剛剛沒在聽。」

有一天，嘉絲汀逮到丹尼爾在翻她墊在病歷底下的《柯夢波丹》雜誌。

「你是不是正在看第八十七頁的〈火辣房中術〉呀？」她當著整個醫療小組成員的面質問丹尼爾。「那裡面寫的我全都試過了唷，我男友最喜歡的是第三十二招。」

過了一會兒，嘉絲汀去吃午餐時，我注意到丹尼爾走回病房，打開那本雜誌。他滿臉通紅，不時把雜誌放下，然後四下掃視，以為神不知鬼不覺。

火辣房中術第三十二招：這招保證能把你的男人撩撥得飢渴難耐——輕輕把他的睪丸往下拉，同時吸吮他的命根子。

「這位不幸的男士，給一片菲力牛排嗆到了。」某天早晨團體巡房時，梁醫師檢視著病歷說道。她是資深研究醫師，再過一年就完成加護病房專科醫師的專科化訓練了。梁醫師曾私下向我透露，她很希望院方能任用她為主治醫師，但她認為自己出線的機會很渺茫。當時她有孕在身；因為仍是懷孕初期，還能稍加遮掩，可是要不了多久，她就無法積極參與院方要求的研究計畫了。

我們都很喜歡和梁醫師共事，她柔和的嗓音與親切的言談，即使是嗆噎之聲聽起來也不失優雅。她把一頭烏黑長髮往後梳成馬尾。她告訴我，雖然她喜歡打扮，可是她在院裡總是穿著綠色刷手服——有些病患家屬把她誤認為護士——以博取其他醫師對她的信賴。看著她的模樣、聽著她說話，會讓人陶醉入迷，因為她面容聰慧、口才流利。有一次我看到一大家子吵吵鬧鬧的病患家屬，試圖平復父親辭世所造成的強列衝擊；潔西卡的美麗，使他們暫時忘卻了悲痛之情，這份優美本身似乎就提供了安慰。家屬似乎想著，如果這樣一個如同天使一般、聰明伶俐、仁慈和藹的人，都救不了他們的至親摯愛，也許這就是上帝的意旨。

有一回，我聽見潔西卡向家屬報告壞消息。在這種棘手的情況下，即使是她有時不免也會吞吞吐吐的。

「儘管我們盡了最大的努力——我希望你們明白，我們用盡一切的方法，不僅醫生如此，護士也一樣，」她看了我一眼：「但很遺憾的是，令堂的治療結果並不樂觀。」

「你是說，我媽已經不行了？她『人事不醒』了嗎？」

「很不幸，令堂的大限已到。」

就像我家冰箱裡那盒牛奶一樣。

不過，這種說法總勝過蘿拉精簡的用語吧：DAD（Dead as a Doornail）——跟門板上敲到底的釘子一樣——還好她從來沒有在家屬或病患聽力所及的範圍裡用過這個詞兒。

那時我已經開始陪同醫師出席病患家屬會議，醫師會在這種場合報告壞消息。病患家屬常常是弓著身子、全身緊繃，而我力求自己保持與醫師相同的姿勢——背脊挺直，平穩鎮定。我的護士服口袋一定會準備一小盒面紙，以便隨時派上用場。雖然我也想提供一些有幫助的意見，但我往往想不出半句話好講，所以只得保持沈默，留神傾聽。

在那個空間狹小、空氣不流通、沒有窗戶、牆壁漆成灰色、叫做靜慰室的房間，就算口才再好、知識經驗再豐富、醫術再高明的醫師，最後也只能以千篇一律的說詞作結。醫師先是詳盡解釋生理學與病理學過程，提出一些晦澀難解的醫學名詞，仔細敘述錯綜複雜的法律相關問題，再以高深的哲學專題演講描述病人的情況。最後，醫師總會端出陳年老詞兒結束這場報告：比方說，病人「尚未脫離險境」，或者「可能撐不下去了」；我們「已經竭盡所能」，但病人的狀況「急轉直下」，或者「只能順其自然」。

最不常使用，同時也是最直截了當、最讓人難受的老詞兒，就是：「我們已經無能為力了。」

家屬仔細地聆聽，試圖跟上醫師頭頭是道的論述。他們偶爾會問幾個問題，或是輕聲啜泣。然而，我明白家屬只想知道，這一番解釋到底是什麼意思？病人能不能熬過這一關？擊敗病魔的勝算有多大？

會議過後，我陪同家屬返回病房，回頭研究醫師在靜慰室裡提到的細節。家屬和護士討論這些事會覺得比較自在，也勇於提出不敢向醫師啓齒的問題。

護士應當具備的技巧與自信使我印象深刻，然而令我驚訝的是，護士偶爾還得為醫師掩護失誤。

「要多注意一下那個醫師，」蘿拉指著一個新來的外科住院醫師，跟我咬耳朵。「她寫的醫囑，每一行你都要仔細檢查。昨天她指示要給病人做癲能停（Dilantin）㊟的靜脈注射，負載劑量寫的是九百毫克。你能想像嗎？她真是恐怖。」

幸好我知道一般的負載劑量是三百毫克，萬一我不知情，直接按著醫師的指示，給了病人那麼高的劑量——那是將近一公克的癲能停耶——病人的下場就是心跳停止，一命嗚呼。

譯注：治療癲癇、心律不整的抗痙攣藥物。

「腺苷酸（adenosine），」我對某個外國籍的內科住院醫師說道，當時我的病人突然發生急性心房心律不整的狀況。「我去拿來，也會幫你抽進針筒裡，但是你要自己給病人注射。」

「什麼？」他從醫師服口袋裡抽出活頁裝訂的ICU手冊，手忙腳亂地翻閱起來。

「你得診斷基礎心律，」我解釋道。「腺苷酸會減緩心跳的速度，這樣才可以辨別病人到底是心室上的——」

我在加護病房區四處張望，想找法蘭西絲或蘿拉過來替他從頭到尾解說一遍，可是她們都不在。顯然外籍醫師的英文不夠靈光，也還沒搞懂ICU裡在做些什麼。不過最要命的是，他正想辦法搞清楚基礎醫學的問題。

「醫院可沒付給我們夠看的薪水來做這些事兒呀。」樂於扮演無名英雄的蘿拉說道。

大衛・布里斯托醫師，一身剪裁得體的深色西裝，一口濃重的英國腔，言談充滿艱澀用語，低沈單調地敘述著抽象的假設性討論，沒完沒了，並且總是用他那枝細長的萬寶龍鋼筆與我們所有人保持距離。晨間巡房的時候，他站在病房外面，隔著那枝銀色鋼筆跟我們講話。他拿鋼筆在病患觀察記錄表上的數字指指點點。

有一回蘿拉把他的筆藏起來，布里斯托醫師說：「我是不直接接觸病人的。」少了那枝筆，他感到不知所措。

「那麼窗戶呢？你擦不擦窗戶呢？」嘉絲汀問道。不過，要引他發笑還真難。

布里斯托醫師喜歡針對每個病人的狀況牽扯某些道德論點，不時高談闊論起哲學家康德(Immanuel Kant) 的義務論架構，並針對康德的「道德使命」與穆勒 (John Stuart Mill) 主張為最多人求取最大利益的功利論述之間的抗衡發表高見㊟。每個病人都是他滔滔雄辯的起點；從醫藥資源的分配，到續命措施的停止，還有他最愛發表高見的主題：「病人自主權」這個神聖概念的崇高地位。

有一天早上，他問我胸腔外科醫師是否已經來看過我的病人，我的回答不夠明快，結果捱了他一頓罵。

「他們有沒有告訴病人預後的判斷？」布里斯托醫師問。

「這個，呃，我想，呃……有，他們有過來……他們有過來看看病人，不過……」我支吾其詞。「他們並沒有真的深入說明……」

問題是我的病人當時正坐在一旁，而且神智清醒。我認為她並不曉得自己的癌細胞已經迅速擴散到肺部，可是我們該用這種方式讓她明白自己的病情嗎？

「好了吧你，蒂妲，有話就說！這裡沒有什麼祕密好隱瞞的。我們凡事開誠布公，而且尊重病患有權了解與病情相關的所有資訊。早安，勞森太太，」他站在走廊上向我的病人朗

譯注：康德 (Immanuel Kant, 1724-1804)，德國哲學家，其哲思主張一直受到近代與當代西方學界重視。穆勒 (John Stuart Mill, 1806—1873)，英國經濟學家及哲學家，曾對康德等哲人提出的道德使命論不表贊同。

聲問好。「胸腔外科醫師有沒有跟您提過，您的癌細胞是否有擴散的情形呢？」

病人一開始是否已經被告知罹患癌症、甚至癌細胞擴散的事呢？紀錄上沒有提。她是個羸弱的婦人。當醫療小組巡房時，深情照顧她的丈夫走了出去。我很確定的是，假如有人要告訴她這個消息，她會希望丈夫陪在身邊。幸運的是，她沒聽見布里斯托醫師說了什麼。她只是對他揮揮手，沒有答腔。

「我不是要瞞著病人，」我辯解道：「只是，我不曉得她已經知道了多少。在這種情況下告訴她壞消息，似乎不是最體貼的方式。」

「胡說，蒂妲！」他嘲弄道：「你這是父權主義式的專制作風。你的病人有權知道每一件事情的真相。她有權掌握我們手上所有與她的病情有關的資訊。」

「那是指所有她能消化的資訊。」我回嘴，心想我的動機稱得上帶有母性色彩，而非父權氣息。

「意思就是每一件事情。」布里斯托醫師反擊。

「可是她的情緒很脆弱，有時候這種消息可能會造成病情復發。她可能會因此意志消沉。或許此刻的她無法承受真相，特別是突然冒出來的真相。」

「我們又有什麼資格替她判斷她能夠承受什麼樣的消息呢？」

稍晚，布里斯托返回勞森太太的病房，打算親自說明她體內的癌細胞已經擴散、而且無法動手術，但是病人已經入睡。

「她為什麼又接回呼吸器了呢？」他問我。「我認為我們要讓她脫離呼吸器。」

「她很疲倦，說是今天不想接受任何戒斷治療了，要求我們幫她把呼吸器接回去。依她的預後情形來說，我認為讓她脫離呼吸器並不是第一優先的事項。」我解釋道。

「病人從什麼時候開始可以自己做醫療決策了？」他的語氣尚稱和善，至少不會當場吵醒病人，可是他完全沒意識到自己在道德立場上的矛盾之處。

「你當時怎麼不抓緊機會反問他？」嘉絲汀叉著腰問我。

「我等到他離開以後才想到這一點。」我無奈地回答。

「在這類情況下正需要道德勇氣，」蘿絲瑪莉告訴過我很多次了。「我們在這裡的工作，就是去做對病人而言正確的事。你要把它當作基本原則。」

三不五時，蘿絲瑪莉會請我去她辦公室裡坐坐，了解我的工作狀況，給我打打氣。她的辦公隔間是寧靜的避難所，播放著柔和的古典音樂。便利貼紙片、「待辦」清單隨處可見，還有裱框的十字繡格言——都是些訴諸情感的詞句，諸如「平靜祈禱」與「深切需要之事物」，只是她沒空把這些十字繡掛起來。東一堆西一疊的護理期刊、備忘便條、行政策略與程序手冊，四散在書桌上。

「最近怎麼樣？」她帶著一臉祥和的笑容問我。

何不對她說實話呢？實際狀況她可是心知肚明呀。

「蘿絲瑪莉，我還是覺得壓力很大。」我深呼吸一口氣。「我老覺得自己還有好多東西要學，覺得自己知道的還不夠多。面對病患家屬，我有時候就是不曉得該說些什麼。我真的很想把這一年做完，可是我現在不確定自己能不能撐過去。」

「對於提出這種問題的護士，我是從來不操心的哦，蒂妲。答案一應俱全的護士，反而會讓我擔心。我跟你說一件也許能讓你安心的事兒吧。你記不記得，以前我們這兒最資深的護士之一海麗葉的哥哥住進我們加護病房，準備接受肝臟移植手術，她特別拜託我指派你和其他幾個護士去照顧她哥哥呢。」

我明白這對我而言是最大的讚美。也許我終究成為一名稱職的加護病房護士了。

說到這裡，蘿絲瑪莉的呼叫器響起。她急忙跑出去照看狀況之前，仍不忘提醒我，輪到我擔任值班護理小組長的那一天就快來臨了。

「加護病房裡每一個護士，都期盼能擔負這項責任。」蘿絲瑪莉說。我從她的語調中聽得出來，在這一點上沒有商量的餘地。「你必須掌握病床上發生的各種狀況，病床以外的大小事兒也一樣。」

「我想我恐怕無法承擔這項重責大任。」

「時候一到，你就會做好準備了。」

好吧，好吧，我暗忖道，只是此刻我不去想這件事情。

蘿絲瑪莉離開後，我在那裡又坐了好一會兒。桌上有一篇她正在讀的期刊論文，標題是：

〈吃苦耐勞：ＩＣＵ護士不可或缺的特質〉。

我幾乎要哭了起來，可是我仍然讓自己的情緒平復下來，回到ＩＣＵ，聽見蘿拉正在護理站高談闊論，分析各種專科醫師的人格特質。

「難道你們從來沒有注意到，一般來說，心臟科醫師比較害羞而且音感良好？他們身材細瘦，腳板又長又窄，而且是非常保守的情人。」

「你又是怎麼知道的？」妮可問。

蘿拉沒理她。「麻醉醫師是粗魯駑鈍的守財奴，幹這行只為了錢。他們做的都是雕蟲小技，卻可以賺大錢。病人很喜歡麻醉醫師，因為麻醉醫師會讓他們睡個好覺，或者驅走他們身上的疼痛。麻醉醫師往往都是色胚，狂飆紅色跑車，通常也嗑藥，因為他們很容易弄到麻醉劑。腸胃科醫師只不過是外表成熟的小孩子，對解剖青蛙依然興致勃勃，成天窩在蟲子與泥團中打混。只要是黏呼呼滑溜溜的玩意兒他們都喜歡。外科醫師是修理工人和技師。他們唯一在乎的是那些器官，只在乎自己能不能把器官修好。如果沒辦法，他們就走人。病人可能會心臟病發，但是腦外科醫師可管不了這麼多。懂我的意思吧？至於精神科醫師嘛——」為了增加戲劇效果，她說到這兒頓了一下，還轉了轉眼珠子。

「這還需要我多費唇舌嗎？你們都知道我要說什麼吧。內分泌科醫師才是唯一的好人，因為他們認真與病人交談，也專心聽病人說話。這就是他們診斷病情的方式。神經科醫師很拘泥小節，尤其愛擺學究派頭！他們對數字與統計資料重視的程度，遠超過病人本身和他們的病痛。他們比較關心的是診斷，而非治療。一旦確認蜘蛛網下腔出現了某種罕見、致命的星狀細胞癌，他們便為之心醉神迷，結果這些笨蛋很可能忽略了，大腦裡生了這種可怕腫瘤的病人已是無藥可救。神經科醫師是見樹不見林的類型。事實上，他們根本是只看得見樹葉、看不見樹木。沒錯，標準的樹葉男，」蘿拉為她的精闢見解畫上句點：「眼裡只有樹葉。」

「你會不會太以偏概全？多多少少吧？」妮可問。

「不。我知道我自己在說什麼。」

「你何不做個研究？」我貌似嚴肅地提議道，想讓蘿拉從激憤的情緒中轉移注意力。「你可以給各科醫師做人格測驗，再和你的假設作對照。」

她走開了去，可是我聽到她繼續說起另一套自己發明的理論。她說，人們各自在不同的階段攀上人生的高峰。假若你是個差勁、糟糕的成年人，嬰兒時期的你說不定是個萬人迷寶寶。也許你人生的高峰期就出現在那個階段。有些人在青少年時期很優秀，到了二十多歲的時候卻走下坡。

或許，我的人生高峰期尚未來臨吧？

我在這裡工作就快滿一年了——我與ICU為期一年的工作合約，只差兩個月就屆滿到期——我終於覺得自己是個稱職的護士了。當然啦，我還想更上一層樓。我希望自己像蘿拉一樣，擁有她的洞察力與純熟技巧；我期許自己沈著助人如崔西、仁慈公正如妮可、悲天憫人如法蘭西絲、大膽直言如嘉絲汀。嘉絲汀真是讓我們捧腹大笑的高手！這到底是因為她總是以滑稽有趣的角度看待一切事物，或是因為滑稽有趣的事物總是在她身旁發生？

「你瞧瞧那邊！」嘉絲汀說道。我們站在蘿絲瑪莉的辦公室外頭，朝著嘉絲汀手指的方向看過去，只見清潔工葛蘭妲正走出病房，手裡拿著七彩雞毛撢子，高舉過胸揮舞著，就像高舉指揮杖的樂隊隊長，指揮著看不見的樂隊演奏的旋律。

「咚—咚—鏘，咚—咚—鏘！」嘉絲汀為她打氣：「前進吧，女孩！」

這天我沒班，大清早一通電話把我從沈睡之中吵醒。

「蒂妲，今天你能不能進來加班，幫幫我們的忙？」打電話來的人是欣希雅，夜班的值班護理組長。「剛剛有兩個人打電話來請病假——沒錯，其中一個就是妮爾，我早該料到的——人手真的不夠。」

能多攢點兒錢也不錯，可是我才剛值完好幾天夜班，人很疲倦。我沉吟了一會兒。幫得上忙是好事，表示我有合作精神。但是另一方面，其實我並不樂意加班，而且我的好搭檔們都不在身邊，沒有安全感。欣希雅馬上要知道我的答覆，於是我止住腦袋裡嘰哩呱啦的想法，決定隨口講什麼都好。讓我的潛意識替我作主吧。

「好，我會過去，」我聽見自己這麼說道。

開車到醫院途中，我聽著當地電台播報新聞：一宗黑幫謀殺案，一名兒童遭到綁架，一場住宅區大火，目前確定至少已有兩人死亡。接下來的這一天裡，很可能有許多傷痛與悲劇場面等著我，所以我轉換頻道聽聽音樂——一首「藍色牛仔競技會」合唱團（Blue Rodeo）演唱的輕快歌曲。

我到達ＩＣＵ，眼前仍是常見的忙碌景象。那個時候我已經認識ＩＣＵ裡所有的護士了，因為大家都有機會交接班。我很快融入了聚在護理站的人群，他們嘰嘰喳喳的對話，此時聽起來讓人寬心又熟悉。這不但是我們每日例行工作的一部份，也像是社交聚會。

「蒂妲，那是你今天的病人。」欣希雅指向一間病房。房門外站著一個警察，注視著夜班護士拖著緩慢的步子從他眼前走過，準備下班，由朝氣蓬勃的日班護士接棒。

「昨晚西區發生一場可怕的大火，燒了一整夜，你聽說了沒？」欣希雅問我。「唉，屋主太太是少數生還者之一——也就是你的病人。她被及時救出來，丈夫也保住一命，可是他們的小寶寶喪命了。你的病人已經待過高壓氧治療艙做減壓治療，剛剛才被送出來。她的情況還不錯。你今天應該會一切順利的。」

「你好。」我對警察打聲招呼，走進病房。

一股異味迎面襲來，那是我在ＩＣＵ不曾聞過的，跟這裡的感覺不甚相稱。那是狂烈、原始的煙味，是屬於戶外的自然氣息；與化學藥品和抗菌劑，或是遭到感染的人體及體液散發的氣味相較，著實大不相同。那是海灘上的篝火縈繞不去的餘味；烈焰封熄了，餘火逐漸消失，但灰燼仍悶燒著；蠢蠢欲燃，險象未除。那也是屬於無憂無慮、快樂時光——熊熊營火——的氣息，然而此時此地似乎有著不祥的意味。

「病人的狀況持續好轉，她的丈夫也倖免於難——他連高壓氧艙都不必去呢——可是，病人的雙親、妹妹，還有八個月大的嬰兒，全都葬身火海。」欣希雅告訴我。「他們的屋子裡沒有裝煙霧偵檢器……總之，到目前為止，只有屋主夫婦和屋主的兩個兄長僥倖生還。其他人的遺體都停放在太平間裡，等著接受正式驗屍。」

「我以前沒有照顧過吸入濃煙的病人，」我說。「高壓氧治療艙裡面是什麼樣子？」

「它看起來像潛水艇，基本原理也跟潛水艇一樣。病人會被送進去待上幾個小時。艙內的大氣壓力調得很高，好讓更多血紅素與氧分子結合在一起。幾小時後，再把艙內的氣壓調低，慢慢給病人減壓，然後再把病人送出來，才不會得潛水伕症。」

「那麼門外的警察又是怎麼回事兒？」我問。我注意到警察不時朝房裡窺視，看看有什麼好戲。

「他守在這裡，是為了確保沒有人竄改任何東西。他跟我解釋過了，這叫證據的連貫性。」

欣希雅離開後，我繼續做病情評估。我看到一具纖瘦、靜止不動的身軀，被黃色床罩覆蓋著。和加護病房裡所有病人一樣，她身上也接了心臟監視器。呼吸器將氧氣注入她的肺，各式各樣的塑膠、鉻鋼、線路等其他附著物品，在她身體的上方與四周交錯。綠色線條代表她的心跳，在黑色的螢幕上前進。我注意到她的心律有點兒快，但還算平穩規律。到目前為止，情況還不壞。

我撥開各式導管，穿過層層儀器與漿硬的被單，接觸到她的身體和手掌。對著插管的病人說話，偶爾還是讓我覺得很尷尬，不過，碰觸病人就來得簡單些也直接多了。然而，這回情況不同，因為我的病人微微張開了眼睛，以點頭的動作回應我。

戴瑞·普萊斯來到病房探視，他是從愛爾蘭來訪的主治醫師，也是重症照護的專科醫師。他把手伸進被單下握住病人的手，朝她彎身，語氣柔和地對著她的耳畔說話；他的絲質領帶緩緩滑過她的胸膛。「我親愛的，你接下來不會有事了。你會慢慢好起來的。我們希望很快就能幫你拿掉呼吸器。有一個很好的護士正在照顧你喔。」他對我眨眨眼睛。

他說話的語調像是在柔聲唱歌，只見他以十分親切又優雅的口吻，對一個緊閉雙眼而且幾乎無法答話的病人說話，這番景象令我相當感動。

這名新進醫師的示範鼓舞了我，於是我對她說道：「伊莎貝拉，你現在人在醫院裡，在加護病房。不久前府上發生火災，不過你沒事的。我是照顧你的護士。你明白我在說些什麼嗎？」她捏捏我的手表示回應。

早晨的時光緩緩流逝，我看得出伊莎貝拉的病況每個小時都有顯著的進展。她睜開眼睛，開始環顧四周。她慢慢能夠自行呼吸了，我便開始替她移除呼吸器。我給她洗了個溫水澡，把她臉上、手上、身上燻黑的污垢擦洗乾淨。我把我做的每一件事都解釋給她聽，一邊監控她的肺、心臟、胃，還有她的精神狀態。

「伊莎貝拉，你表現得非常好呢。」我不停地對她說。

這是真的，我看得出來她的狀況逐漸好轉。突然之間我了解到，病人之所以漸有起色，部分原因在於我對她的照護。

一整個早上，我不斷跟伊莎貝拉說話，使她有了一個提醒她往前邁進的聲音。我沒有提起她喪命的嬰孩；她沒問起，我也認為還不是告訴她的時候。她長得很漂亮，看起來比她的實際年齡三十一歲還要年輕許多。她長長的黑髮梳成一股粗辮子，我盡可能讓她的頭髮保持乾淨整齊。有位病人家屬來到病房門口，把一只塑膠製的聖母像和一枚金色十字架塞進我手裡，要求我放在病人枕邊，我照辦了。

蘿絲瑪莉過來告訴我，伊莎貝拉的丈夫吸入大量濃煙，現在恢復的情況很不錯，要來探望妻子。

「我來替你照顧一下吧，你何不走一趟等候室，去把他帶過來？」蘿絲瑪莉說道。

等候室裡滿是來探病的人，不過我很快就認出伊莎貝拉的家屬。佛南度•阿瓦雷茲是個瘦小的男人，全身都是黑撲撲的灰燼，像個才剛從戰場回來、飽受砲轟驚嚇的士兵。姑姑阿姨，叔伯舅舅，還有堂表兄弟姊妹，全都陪著他跟我一塊兒走向ＩＣＵ，在火災發生後頭一回去探視伊莎貝拉。

「伊莎貝拉的情況很不錯，」走向病房的路上，我一再向佛南度保證。「她慢慢清醒過來，已經開始活動四肢了。她的血壓非常穩定，我們很快就會讓她離開呼吸器。她不會有事的。」

一進了病房，佛南度慢慢靠近病床，一點一點地面對妻子。只見他躊躇猶豫地從旁瞥視，唯有如此，他的心才能領會眼前所見。他看著病床，然後看向地板，接著視線又回到病床上。

我照著以前看過法蘭西絲和妮可的作法，用手臂環著他的背，引導他靠近一些。

「現在她還沒有辦法跟你說話。她還沒有完全清醒，而且嘴裡含著呼吸管——這管子通往她的肺部。不過她確實活著。」

我無從得知，這番說明對他而言是否包含過多訊息，或者，也可能是訊息不夠充分。

佛南度走近床前，強迫自己直視妻子。他的視線筆直投射在伊莎貝拉的臉上好一會兒，接著冷不防往後一跳，似乎飽受驚嚇。

「耶穌！我的天哪！這，這……不，不！為什麼？」他用葡萄牙文哭叫著，一屁股倒在地上。其他家屬趕緊上前。

「可是她一直在好轉啊！」我說。「她會康復的。你瞧，她張開眼睛了呢。快瞧！快看呀。伊莎貝拉，瞧瞧誰來了。是佛南度呢。」

其他家族成員看了病人一眼，竟也跌跌撞撞往後退去。

一個堂兄走上前來，上氣不接下氣地對我解釋：「這不是伊莎貝拉呀！這是伊莎貝拉的妹妹艾娃。如果躺在這兒的是艾娃……那表示……樓下的那具屍體……噢，我的天哪。可憐的佛南度……」他掩面痛哭。

那表示，太平間裡那具焦黑屍體，才是伊莎貝拉。

佛南度的喪子之慟頓時加倍——如果數學定律可以用於計算情感的話。當他開始嚎啕痛哭，他的巨痛也隨之蔓延，充斥整間病房。他在地板上痛苦地扭著身子。所有家人都圍在他身邊，試圖拉扯他的胳臂和腿，想讓他站起來——就連門口警察也進來幫忙了——但是他百般抗拒眾人的援手；他並不想給人拉起來站好。他想賴在原地，追隨死去的妻子。我體會到陪伴在滿懷悲痛的人身旁會有什麼影響。我在一瞬間也想和他一起放聲痛哭。

病房辦事員很快走了進來。病人的名牌手環得更換，醫療保險號碼和電腦裡的資料也得跟著修正。辦事員必須立刻通知住院室，這個病人的身分資料有誤。

我坐不住，站不穩。我沒辦法把病歷上的記錄做成摘要，也沒辦法把記錄表上記載的點滴輸入量與體液排出量計算清楚。我甚至沒辦法在自己心裡發現一絲一毫的興奮之情——那種挽救一條年輕生命後所產生的滿足感。我感覺到自己的神智逐漸停止運作，一直到我不再有任何感覺為止。我感覺自己關上了心門，以求自保。我承受不了這麼多。

蘿絲瑪莉對我說：「蒂妲，去休息室喘口氣吧。給自己一點時間，讓自己平靜下來。還是說，你想提早離開？」

我真是一敗塗地。

提早離開，蘿絲瑪莉是這麼說的。她的意思到底是今天提早離開，還是今年提早離開呢？徹底離開ＩＣＵ嗎？

過了一會兒，蘿絲瑪莉又回來察看我的情況，然後叫一輛計程車把我送回家去，找了另一個護士代替我。

6 心靈姊妹

我休假幾個星期沒去上班，卻成天無精打采地悶在家裡，腦子裡想到的無非是工作上的事情。我該如何讓自己堅強到足以勝任這份職業，把職場上的悲傷適度與我的內心隔離，同時仍在情感上與我的病人以及他們的苦痛相連呢？光是稱職還不夠；我希望能兼具效率與同理心，同時保有慈悲與才幹。然而，除了這些顧慮之外，我想念我的工作——還有我的朋友。

「你工作的時候很開心的。」有一天晚餐時，艾文發表意見。這句話並沒有批評的意思，然而我卻忍不住往這方面去想。我激動地放下餐具，打算對假想中的責難予以還擊。

「要是沒能偶爾開幾個玩笑，誰還有辦法做這種工作？那根本無傷大雅，而且我們絕不會在病人面前嘻嘻哈哈。放聲大笑是我們的因應機制。」

「你不需要替它冠上任何別緻的名號呀。你們當然可以享受愉快的工作時光。開開心心工作，完全沒有任何不當之處啊。」面對我義憤填膺的反應，他輕笑出聲。「我只不過是在發表觀察結果而已嘛。」

他很清楚自己在說些什麼。在我眼中，他算是享樂專家，我也明白自己在這方面還有待學習。當我正值成長階段時，壓根兒沒想過玩樂這回事。開心享樂是一種忌諱。家裡有個體弱多病的母親，總是躺臥在長沙發上，為自己的人生際遇感到傷心絕望。在這種情況下過於輕鬆愉快，顯得多麼不懂事啊。當母親心情不好的時候，我怎麼能找樂子呢？

讓我充分領略享樂之道的人是艾文，不過，教我如何付諸實踐的卻是ＩＣＵ裡的護士。我正想著這些事情的時候，電話鈴響了。嘉絲汀打來的。

「嗨，蒂妲！既然你孤伶伶地一個人閉關，讓我來告訴你一些最新消息吧。我們醫院有了一個新的吉祥物呢。她是個大塊頭女人，每天坐著輪椅守在醫院大門口，對著每一個經過的人大聲嚷嚷。我發誓，她真的是世界上最醜的女人。她的腿裹著濕答答的繃帶，一隻手握住點滴架像在撐傘似地，另一隻手夾著菸呑雲吐霧。她叫人去草坪上撿菸屁股，然後把收集來的菸屁股塞成一枚，當成免費的香菸！然後她一整天喋喋不休，說自己以前在演藝圈有多麼風光，可是醫生開刀拿掉她的肋骨又給她電擊之後，害她現在再也不能鏟雪了。她大聲嚷嚷直說自己被利用，被當成白老鼠、代罪羔羊、替礦工發出預警訊號的金絲雀——全都是因為那顆扔在廣島的炸彈。你聽懂了嗎？直到夕陽西下，殘障巴士才把她接走——可憐的司機得忍受這個怪女人！」

我忍不住笑出來，一邊壓低聲音。大笑好像不太恰當。

「嘉絲汀，謝謝你提供的消息。我等不及要見見這個女人。」我說。

「小蒂，那你什麼時候回來上班呀？」

「讓我來跟她講。」我聽見蘿拉說道，可以想見她從嘉絲汀手裡搶過話筒的畫面。「快給我滾回來吧，你這個『敏感的傢伙』。我們需要你呀。你知不知道現在人力有多吃緊？我們有兩人工作量加倍還有一人請病假——沒錯，其中之一就是妮爾·梅森——我今天一整個早上都在打電話拜託別人進來加班。你還真有團隊精神啊！」

下一個是法蘭西絲。「你好嗎，蒂蒂？噢，我們很想念你呢。快回來啊。你應該不會辭職吧，對不對？這個星期我們要一塊兒出去喝兩杯，替嘉絲汀過生日。你要不要一起來？最近工作上的趣事還不少呢。我們做了好多次移植手術——肺臟、肝臟都有，甚至還有以前沒做過的手術——把腎臟、胰臟、肝臟與腸道聯合移植到一個年輕男孩的身上，復原情況非常好。他得了某種少見的原發性凝血病變，剛被送進來的時候病得可重了，整個腹腔和骨盆腔都是血凝塊，阻塞了他的——」

「時間到了，你這個長舌婦，」我聽到蘿拉的聲音，她似乎想盡辦法要把話筒搶走。

「『女魔頭』不肯讓我多講幾句。你快回來吧！」法蘭西絲奮力對著話筒大喊時，妮可搶到機會告訴我，她最近正在跟某個新來的傢伙約會——一個叫奧力佛的腎臟科住院醫師，最近剛輪調到ＩＣＵ，還滿受歡迎的——而且妮可跟他在一起很開心。「搞不好他就是我的真命天子呢。」她說。

然後，崔西接過話筒，悄聲告訴我——她還沒準備好要告訴大家——說她有喜了。她才懷孕幾週而已。她和丈夫已經努力很久，兩人為此欣喜若狂。

隔天早上，我打電話給蘿絲瑪莉，告訴她我準備好要回去上班了。

經過那次搞錯燒傷病患的身分，還有更早之前照顧那個錫克教徒和他的家人，我的悲傷情緒難以擺脫。我請了兩個星期的假；我需要平復心情。在那段時間裡，我領悟到一個矛盾的事實，那就是我熱愛從事重症照護的護理工作，除此之外，哪兒的工作我都不想去做。過去我是那麼地努力，以求精通各種護理技巧；我現在可不能放棄啊。我怎麼能去想別的路子呢？事實上，我甚至不時替其他工作內容不如我精彩的人，覺得有那麼一點點遺憾呢。

在我回去上班之前的那個晚上，我們這一掛各自帶著男友與老公，到小義大利區的一家撞球館碰面，替嘉絲汀過三十一歲生日。她當眾宣布，自己即將利用工作餘暇攻讀學位，接著又說，她與交往幾個月的男友已經訂婚了。我們一同為這兩件大事舉杯慶祝。

我注意到大家都用一個新的外號稱呼嘉絲汀。

「因為前幾天上班的時候發生了一件事，」妮可說：「快告訴蒂妲吧。」

嘉絲汀是用不著旁人敲邊鼓的。

「有個實驗室裡的技術士打電話來告訴我，我病人的鉀離子濃度是三‧一毫莫耳。這傢伙說的話沒幾個字聽得清楚的，就像這樣——『結國——肥常——演重——』。我對他說，好，三・一，我知道了，再見。接下來他竟然問我的姓名。他有什麼權力問我名字啊？我問他，你為什麼需要知道我的名字呢？對方說是因為醫院裡正在推行一項醫事確認的新政策。那好吧，於是我說：『我的名字叫做皮皮。長統襪皮皮㊟。』一分鐘以後，他的上司打電話來問我的真實姓名。他說，這是職責所在，是很嚴肅的事情，他沒時間陪我玩遊戲。我只回了一句『皮皮』——就把電話掛上了。」

「她很敢吧！」妮可說。

「於是那傢伙又打電話過來，我說，好吧，我剛剛是開玩笑。我的本名叫做摩蒂夏。摩蒂夏・阿達㊟。誰知他竟然相信了！」

「我們為這件事笑了一個晚上。」崔西說。

這個名字就此跟了嘉絲汀。她的外號變成「摩蒂」。

隔天晚上還有下文呢。

說到惡作劇，嘉絲汀從來就不是善罷干休的人，有一必有二。她在冰箱裡東翻西找，那

譯注：「長統襪皮皮」（Pippi Longstocking）是世界知名的瑞典兒童文學家 Astrid Lindgren（1907-2002）所創造出的童書主角。皮皮是個紅髮孤女，個性獨立，不守常規。嘉絲汀以這個名字搪塞對方的舉動，很能反映她淘氣的個性。

譯注：摩蒂夏・阿達（Morticia Adams）是美國電影《阿達一族》（*The Adams Family*）中阿達家族的女主人。報上這個名字，也是嘉絲汀的促狹之舉。

冰箱一向胡亂塞滿保鮮盒，大都是擺了很久的食品和被遺忘的午餐袋。她找到一只保溫盒，裡面裝著某種黏黏的物質，然後啪地貼上一張好大的黃色標籤，寫上「具感染性醫療廢棄物：小心處理」的字樣，把它送到微生物學實驗室，還附上一張要求鑑定成分的申請單。

我們在外頭玩到很晚，喝了好幾杯——我只喝了一杯西瓜涼酒，為此得忍受眾人的取笑——不過我們得在午夜前離開，因為隔天一大早要上班。

從我的腦袋剛沾到枕頭，到清晨六點鬧鐘鈴響為止，似乎只有一溜煙的時間。我跳下床趕緊出門。

到了午餐時間，我感覺自己彷彿已經在醫院裡待了好長一段時間。其實，是娜芙琳提醒我午餐時間到了。娜芙琳在醫院的洗衣房上班，並在院裡四處兜售印度烤麥餅。她把頭伸進懸在病床上方的簾子裡，問我要香辣雞肉或素食口味的烤麥餅——她只剩這兩種口味。

我聽見蘿拉在電話上跟什麼人爭吵。

「你是說，醫囑都寫在電腦裡了？……上面寫著我要在十三點整把病人帶下去照超音波？了解……也許會照辦啦，醫師的指示我一定照辦，但要我聽電腦的命令行事？門兒都沒有！」

法蘭西絲給困在靜慰室裡已經超過一小時了；她在跟一群心煩意亂的病患家屬開會，主持會議的是那個愛爾蘭醫師戴瑞・普萊斯。他似乎想讓這場會議永無止境地進行下去。

崔西與妮可來找我一起去吃午餐。而嘉絲汀正在翻冰箱找什麼東西。

「誰偷了我的健怡百事可樂？」她對著冰箱深處大喊，一邊在冰箱裡東翻西找。「我正想要喝呢。」

我之前不曉得那瓶可樂是有主人的，它放在那兒已經好幾個星期了。我看起來一定充滿罪惡感，因為嘉絲汀盯著我看。

她用手指著我。「是你嗎？」她比畫出一飲而盡的動作。

我點點頭。「我口很渴嘛。喏，你去買一瓶好了，」我扔給她一枚硬幣。「算我請客啦。」我殷勤地補上一句。

「口渴？你說你口渴？我才不管你的嘴是不是乾得像撒哈拉沙漠一樣哩。別偷我的東西，」她不滿地埋怨道。

「你嚇唬不了我的啦，」我笑道，其他護士也跟著笑了。

稍晚，蘿絲瑪莉來找當天與我並肩工作的嘉絲汀。蘿絲瑪莉一臉困惑，拿出一份實驗室報告單交給嘉絲汀。「這有沒有可能是要給你的呢？」她問。

那份報告的收件人是「內外科加護病房正職護士，摩蒂夏‧阿達」。

微生物檢驗報告

保溫盒內容物鑑定結果：義大利餃子。

收假回去上班的第一天，我負責照護的病人是一名三十二歲的印第安原住民女性，來自曼尼托林島（Manitoulin）㊟附近的某個保護區，她吞食了塗料稀釋劑和防凍劑。這名女子有嗑藥和酗酒紀錄，但她這回到底是狂歡玩藥鬧翻了天或是企圖自殺，則不得而知。然而，經過這番折騰使她陷入肝昏迷，以致體內的凝血機制運作嚴重受阻，口腔與直腸血流不止；另由於肝臟受損，導致內出血。目前病人不省人事，偶爾會醒過來說一些讓人聽不懂的話語。這一天一分一秒緩緩過去，我們得把一根粗徑的管子插進她的胃裡以遏止出血情形，同時另插一根導管進入她的肺部以防止呼吸道吸入異物。我明白，唯有一枚新的肝臟，才救得了她的命，可是這種東西並非垂手可得。

「希望她會被列入肝臟移植手術的候補名單裡。」我在巡房的時候說道。

「當然會啊。她是名單中的頭號病人，」布里斯托醫師說。「你有什麼理由認為她不該列入名單？」

我不知如何回答，幸好他轉而要整個小組一起思考這個問題。

「我想知道病患是否曾經承諾會好好照顧自己的身體，是否願意接受戒酒戒藥的治療，才不會使移植的肝臟再度受損。」一個護士說道。

譯注：曼尼托林島（Manitoulin Island），位於加拿大省安大略省休倫湖北部，是世界上面積最大的淡水島。

「像肝臟這種珍貴又稀少的東西，不該隨便任人取用。」另一個護士也表示了意見。

「難道她沒有權利選擇自己想要的生活嗎？」布里斯托醫師問道。「萬一她不是完全理智的人呢？你們認為，接受器官移植會帶來道德上的責任嗎？」

有些人頷首同意。

「萬一這個不幸的女人有精神疾病，沒辦法維持這種良善的意圖呢？以健康的生活方式過日子，可以受到立法規範嗎？就算法律規範得了，這麼做合理嗎？萬一她的家庭環境、社會條件、人格個性……諸如此類，使她容易做出可能危害新移植的肝臟的行爲呢？我再舉個例子。你會把死刑犯放在肝臟移植名單上嗎？我們的判斷標準是否應該侷限於醫療上的需求，或是患者的生活方式也要列入綜合考量？在你們驟下判斷之前，我要你們好好想一想這些事。一旦我們以自己在情感上的反應做出醫學方面的決策，我們便會做出非常危險的……」

就在這時候，嘉絲汀——現在大家都喊她摩蒂——往我們這兒一派從容地走過來，手裡捧著一個好大的金屬盆子，裡面裝滿了黑黑灰灰的水，不時從盆子兩側濺出來。

「我這兒有個貨真價實的道德兩難處境，」她說。「這是我的病人使用過的洗澡水，有誰願意為了一百萬元，喝下滿滿一杯髒兮兮的洗澡水呀？」

光是想到那個畫面，我們就嚇得鳥獸散，退回各自的病人房裡去了。

巡房時間結束。

「只要是有關在叢林裡求生存的大小事兒，芙洛拉全都一清二楚。」坐在病床畔的年輕女人，得意洋洋地說道。她穿著一件髒污的格紋夾克，頂著一頭亂髮。

「萬一她有緊急狀況，要聯絡誰呢？」我問。

我必須把病歷資料塡寫完畢，可是我曉得緊急狀況已經來了。這不就是了嘛。

「應該是我吧。芙洛拉是我的好姊妹，我是她的好姊妹。我們是那種心靈姊妹。我的一切她都知道。她的一切我都知道，雖然我們已經沒住一塊兒了。」她脫下夾克，摺一摺，放在她好姊妹的床尾。「芙洛拉住保護區，在工廠上班，不過我們不需要交談。如果她人在這兒，她就在我身邊，如果她人不在這兒，那她還是在我身邊。不論我人在何處，她都在我身邊，永遠都是這樣的。我說她是我的心靈姊妹。總之，她的情況怎麼樣了？」

「她……」我看著眼前這個年輕女人，盡全力忽略她蓬頭垢面的外表與屬於都市陋巷的污穢氣息——想必她就是住在那樣的地帶吧。我低頭看向芙洛拉，她的手腳在病床上伸展開來，身上流著血，意識不清，接著我又看向芙洛拉的心靈姊妹。「她病得很重。」

「她會好起來的，對吧？她不是會有一個新的肝臟嗎？醫生是這麼說的呀。就是做什麼『種植』器官之類的？」

「我們也希望如此，」我說。「只希望她能撐到有肝臟捐贈者出現的時候。」

「我猜她啥都還不能吃，對吧？」

「對，還不可以吃東西。」

這個心靈姊妹之一搖搖頭，從齒間吐出一聲嘆息。

法蘭西絲有一天打電話到家裡給我。

「我跟你說，我想去探望一下妮爾・梅森。她告訴我她不來上班，可是她已經請了好幾個星期的病假，我很擔心她。」

這幾年來，妮爾的出勤狀況一直是如此：上個幾天班，然後打電話來請病假——而且非得等到最後一刻才請假，常常害得我們手忙腳亂。有一年，妮爾請病假的日數甚至多過正常到班的日數。不過，她總是有各式各樣充滿想像力的請假理由。

「你們記得嗎，有一次妮爾打電話來請病假，是因為她覺得自己感染了伊波拉病毒？」有一次我們在自助餐廳閒聊的時候，妮可想起這件事來。

「記得呀。問題是，雖然那陣子我們加護病房裡的確收了一個疑似感染伊波拉病毒的患者，但是妮爾根本沒有接觸到他呀。她一定是得了慮病症。」

「還有一回她打電話來，說自己得了『中國菜症候群』，是怎麼回事兒？」妮可說。

「那是什麼鬼東西？」嘉絲汀問。

「你們曉得味精會引發一種不太舒服的心悸吧？」

「另外有一次，妮爾打電話來說自己沒辦法上班，因為她最要好的朋友快死了，得幫忙籌辦喪禮，挑選音樂，一大堆事情得忙，這又怎麼說？你們記不記得，還有一回她打電話來請假，因為她的母親被診斷出長了腦瘤，結果摩蒂劈頭就問，你現在說的這個母親，是不是兩年前去世的那一個，是不是去年出了重大車禍的那一個？」另一個人回想道。

「還有呢，有一回她打電話來，說她沒辦法上班，因為她的耳朵裡一直聽見鈴聲作響。」蘿拉說。「那天輪到我當護理小組長，一聽她這麼說，我就回她，太好了，你當然可以來上班。加護病房裡的鈴聲與笛聲，一天到晚響個不停哪！」

我們很了解妮爾的個性，一如我們對多數其他同仁也很了解，不過她並不屬於我們這一圈的人。妮爾不屬於任何一個小團體。也因此她形單影隻，比我們任何人所知道的還要孤獨。法蘭西絲和我通過電話之後，獨自去探望妮爾。隔天吃飯時，她說起探望的經過。

「整間屋子空蕩蕩的，幾乎沒有什麼家具。妮爾坐在低矮的窗檯上，一語不發地看著我。那不是我們認識的妮爾。她好沈默，什麼話都不說。」

「搞不好是因為有你這個長舌婦在，她才插不上話的吧，」我聽見蘿拉低聲咕噥道。

法蘭西絲繼續說道：「她如此沈默，實在很不尋常。我試著要引她開口說話，但她就是不回答我。沒有刺激的冒險經歷，沒有天花亂墜的故事。什麼都沒有。」法蘭西絲十分感傷。「不過她說，她很快就會回來上班了。」

「我很愛聽她講鋼琴家顧爾德腦部大量出血、由她照護的事，」我說。「我能想像那幅畫面。妮爾告訴我，她用枕頭托著鋼琴家的手臂和手掌，鋼琴家便開始彈奏〈月光奏鳴曲〉之類的曲子。」

妮爾經常聊到她生命中的某一段時光，彼時她住在雷灣市，是五個孤兒的萬能曲棍球媽媽㊟，還有她小時候騎駱駝上學的情景。那頭駱駝是某個巡迴表演的馬戲班子送給他們家的。我們全都記得她說過駱駝有一天掙脫了圍欄、在鎮上橫衝直撞的經過。牠闖進一個由當地教會的婦人們舉辦的草莓聯誼會場，結果鮮奶油、水果蛋糕、新鮮草莓飛得到處都是。

我們全都有過親身經驗，與妮爾一起當班的時候，她會在午餐時間外出，去購物中心溜達溜達。如果她回來晚了，一定會準備好一套說詞。

「鞋店裡有個人心跳停止，我得替他做心肺復甦術。」或者「我被困在電梯裡的時候，忽然之間電梯纜索鬆了，開始墜落。我一直跳上跳下的，心想我應該有百分之五十的機會可以在電梯墜地之際停在半空中——結果確實是這樣！我運氣真好。」

有時候，如果工作不很忙，我會滿懷罪惡感地慫恿妮爾重述她那些情節刺激的假期奇遇記——她每回度假必定會遇上驚人的冒險歷程，而且總在千鈞一髮之際順利逃脫，就跟印地安納・瓊斯一樣。有一次她在南美洲加拉巴哥群島上某個偏僻的海灘上散步時，被一群野狗攻擊。為了逃命，她一躍而入往深水處游去，沒想到野狗也跟著跳下水，不停咆哮。勇敢的妮爾一定神，挖出野狗的眼睛，將牠們弄瞎了以後，把牠們全都淹死了。

譯注・意指全心全意照顧曲棍球少年選手生活起居的婦女，包括接送、料理三餐、護理、陪同訓練等。

奇怪的是，妮爾只要一到了工作崗位，便是相當稱職的護士。她見識廣博，有一種聰敏沉著的風采，以及純熟的護理技巧。病人都很喜歡妮爾，每每指定要給她照護；他們送她各式各樣的禮物，包括金錢、花束、美酒，還想請她去做私人護士，提供天文數字的酬勞。

我們很感謝法蘭西絲跑了一趟去探望妮爾。對於身體上的疾病——心臟病突發、呼吸衰竭、肝臟病變——我們都能處之泰然而且經驗豐富，可是精神方面的問題呢？沒有人明白！如果加護病房裡有病人出現任何意志消沈或焦慮不安的徵兆，我們會請精神科會診。精神科的人會來加護病房和病人談一談，視情況指示混合用藥，像是「煩寧」（Valium）配「百憂解」（Prozac）、「好度」（Haldol）配「耐樂平」。

「我討厭護理工作。我等不及要離開這個可怕的地獄了。」

聽見蘿拉對著護理站裡一個身材高挑、髮型完美的女人這麼說，讓我嚇了一大跳。這位女士來訪查ＩＣＵ，為她正在研究的護理人員職業壽命專題收集資料。後來我才曉得這位女士是本院副院長之一，她趁這個機會出來視察，想對「第一線工作人員」問候一番。

「我討厭這個工作。」蘿拉又補上一句，彷彿剛剛那句話意思還不夠明白似的。

女士看起來有一絲退縮，不過仍然保持鎮定。「有什麼特別讓你擔心的問題嗎？」她問，不過蘿拉聳聳肩轉身走開。

「我得回去照顧病人了。」蘿拉不太禮貌地咕噥道。

「你說那些話有什麼用？」稍晚我遇上蘿拉時忍不住問道。「你要麼就用建設性的態度明確說出你的不滿，要麼就別幹這種發牢騷的事兒。你這樣會連累到全部的人。如果你不願意為解決問題出一點力，那麼你就是──」

「別跟我扯什麼大道理！我倒想看看那個花枝招展的女人穿上刷手服的模樣──她還說她以前也是護士呢──何不動手做點兒事，幫幫我們的忙？那些冷酷無情的逼退或裁員行動的幕後推手，少不了她一份吧。裁員對象特別是針對我們這種落伍、無知、空有執照的護士，幕後黑手想雇用廚師和清潔工來取代我們。想要實施新式護理理論的人就是她，然而她對護士實際的工作內容一無所知。我一點也不信任她。等到政策再度轉向、政府認為護士數量過多的時候，我們所有人就會統統被她出賣。」

最近在工會開會時踴躍發言的摩蒂，從來就不會放過任何一個精彩辯論的場合，這時她也加入戰局。

「蒂妲，蘿拉說的沒錯。醫院員工裡，超過百分之九十五是護士，而且，每天二十四小時守在病人床邊的人也是我們。我們冒著生命危險在第一線工作，把自己暴露在充滿傳染病的環境之中──肝炎、結核病、愛滋病，還有如今不少患者感染的這些個新型超級病菌和抗藥細菌。更甭提充滿危險的工作環境、暴露在放射線中，和工作檯上外洩的有毒化學治療物──我手上有一片指甲就被那種玩意兒給溶了。黴菌從天花板上的通風口吹到我們身上，管線裡還有不動桿菌存在呢。相信我，各位女士──還有各位先生，」她朝布魯諾與查爾斯點點頭，他們兩個也湊了過來，「普通病房的情況更糟糕。你們料想不到他們的工作量和工作環境有多可怕。有蘿絲瑪莉這種護理長在，我們ICU這兒的條件已經算不錯了——不會有誰比她更好——可是我跟你們打包票，總有一天上頭也會把她解雇的。」

「你明白我的意思了嗎，蒂姐？」蘿拉覺得自己的看法得到了證實。「你實在是天真得可以。所以囉，跟這個新上任的護理主管表達意見，又有什麼意義？我們又有什麼動機留在這裡呢——這麼多麻煩事兒、不受尊重、工作環境壓力大，還得與醫師、惡言相向的病患、怒氣沖沖的家屬來回過招？噢，沒錯，輪值護理小組長每小時可以多賺一毛五。就快輪到你了！你最好準備隨時上陣。你會發現，多賺的這一塊八毛錢，只夠用來多喝一杯咖啡，讓你撐下去繼續工作。」

「動機是什麼？」我結巴起來。「動機是什麼？當初讓你們踏入護理這一行的原因是什麼？」

「我做這一行，是因為我想讓自己覺得，哪天我生病的時候，也會有人在身旁照顧我。」蘿拉說。

「你又怎麼知道——」

「我們以後全都會生病的。面對現實吧，蒂姐。我只希望，哪天我真的生病了，會有一個優秀的護士來照顧我。或許這就是我當護士的原因。說我迷信也好，太過樂觀也好，一廂情願也好，如果我盡到我的本分，以後別人也會克盡其責。」

「我可不想再聽你扯這些了。」我對蘿拉說道。「我不要聽你成天發牢騷，除非你可以提出一些有建設性的計畫去改善現狀。你問動機是什麼？我來告訴你吧——因為這份工作既有趣又有挑戰性、可以幫助眾人，而且每天都有機會為眾人的生命帶來影響。我們能夠舒緩病痛、安慰焦急的家屬、評估傷勢並通曉治療所需採取的行動。我不相信這些事情都無法滿足你的動機，因為，要說我們ICU的護士在這些項目誰的表現最好，其中之一就是你了。總之，我才不信你那一套說詞。假如你真有那麼痛恨護理工作，你就不可能成為如此優秀的護士。還有，假如你真的像你自己所說的那般討厭護理工作，請問你有轉行的計畫嗎？你把履歷表修改好了沒，或者已經開始進修了嗎？」

「烈酒和廉價成藥，就是我逃避的方式……還有巧克力也是。」蘿拉說。

「很好，就這樣保持下去吧。你會永遠待在這裡的。」

我就是不相信蘿拉的說法。我站在一旁，觀察她用自己的雙手溫暖病人冰冷的雙手。我觀察她以沉穩的臂彎領著哭泣的家屬走出靜慰室，我觀察她小心調整注入血壓不穩的病人體內的「力復非他」，她真是優秀出色。我會願意讓她替我做開心手術。不過，她的憤懣是我想要從她心中除去的毒物——為了她好，也因為我怕很多護士會受到影響。

「告訴我，你總是繞遠路到自助餐廳，到底是為什麼？」我問她。

「又來了你，」她嘆口氣說道。「我需要活動活動筋骨，行了吧？」

「你老說我是最敏感的……我看不見得。」

「我以前從來沒有為病人掉過眼淚，從來沒有，」她說：「而且以後也不會。」

妮可很想結婚，生一屋子的小孩。她想生一男一女，再養一隻沙皮狗。她跟男友感情穩定，不過要談未來還言之過早。妮可和一般人的想法一樣，打算開始進修，攻讀學位，即使只能利用工作之餘的時間。然而，另一個世界把她往完全不同的方向拉去——她可是零差點的高爾夫球好手，一度夢想在職業巡迴賽中大顯身手。她曾經中斷工作與高爾夫球訓練一年，好照顧病危的母親。我們知道她仍在償還學生貸款，無法付擔進修的學費。不過，即使經過一年的長休，她可是寶刀未老。惠辛格醫師和布里斯托醫師向妮可下戰帖賽球，結果她把兩人打得落花流水，令我們樂不可支。

布里斯托醫師很不好意思地報告比賽結果：「妮姬在第一洞的時候打出雙柏忌，接下來十七洞全部平標準桿。」

終於看到這位醫師充滿人味的一面了，真是一大樂事。

「她的球技真讓人吃驚，」他又說道，語氣充滿敬畏。「我們甚至不必費事兒加總成績！」

嘉絲汀宣稱想朝政壇或戲劇表演領域發展，並以護理工作為副業。然而，她一直努力不懈攻讀學位，致力追求高等教育。她酷愛成為眾人目光的焦點，並在當地劇場找到粉墨登場的機會。她說，劇場是認識男人的好地方，反正這方面她很在行。除了這些活動之外，嘉絲汀也在醫院的工會擔任護士代表，克盡職責，花了不少時間參加會議，處理各種抱怨，因為她一開始就承認，自己的專長並非照顧病人。

法蘭西絲聲稱自己過得很快樂。我過去從來沒聽過有人這麼說，感覺很不可思議。

「我很喜歡當護士。」她簡單明瞭地說。聽起來更古怪了。

「你有沒有想過回學校去念碩士？」蘿絲瑪莉問我。她自己正在修夜間部的碩士課程。

「我還沒準備好要重返校園，」我說。「在照護病人這方面，我還有好多需要學習的地方。我想繼續做我現在做的事情。」

那是在我短暫離開工作崗位後第一天上班的傍晚。我坐在蘿絲瑪莉凌亂的辦公室裡。她的電腦正輕柔地播放著生氣勃勃的《鱒魚五重奏》，我嗅到她身上散發出一股微微的香草味，那是「美體小舖」的香草香水，使她聞起來就跟甜餅乾一樣。她想知道我的工作情況，也想了解，再過一個月後我和院方的一年合約屆滿，我是否有繼續留任的打算？她接著解釋自己無意對我施壓，但還是得知道我的答案，因為全職護士再度變成稀有職位了。

「這個趨勢一再重演，」她說。「護士的需求量一直都沒變，但是當政者不見得都願意編預算養護士。現在我們面臨的壓力，是要把正職人員轉成兼職和臨時性質，再根據需求從人力仲介公司引進派遣護士。」從她緊繃的表情，我看得出她並不喜歡這些改變。她解釋了行政部門的立場。「這是節省成本的作法，如此一來院方就不必發津貼給護士，也不必對工作的穩定與否提供任何保證。說到底，我們是在想辦法避免裁員。」她笑了笑。「至於你的工作表現呢，蒂妲，非常令人滿意，」她說。「你的照護工作做得很穩當。」

我的心往下沈。我希望自己的表現可以更好。

「你很能幹，可是也很脆弱。我很擔心你。說不定院裡有其他部門——」

「不，蘿絲瑪莉，我想留在這裡。我要克服我的情緒問題。」

「我明白，」她說著頓了一會兒，思考要怎麼回答。「其實是這樣的。病人的某些情緒，譬如焦慮，是會傳染的。讓病人的情緒歸他們自己。假如你分擔了病人與家屬的情緒——恐懼、焦慮、憤怒、絕望，諸如此類的——就會減弱你幫助他們的能力。在護理文獻上，這種情形稱為『情緒感染』，跟傳染病沒兩樣。情緒感染是很難免疫的；要散播很簡單，要治療很困難。有些護士刻意用情感上的隔離與漠不關心的態度，保護自己不受感染，但往往導致筋疲力竭與精神耗損。反過來說，過度與病人感同身受，可能會使護士在工作時失去專業水準。我建議的方法是『預防』。把自己照顧好，你才有辦法照顧別人。適當飲食，鍛鍊身體，做瑜珈或練習冥想，只要能促進身心健康都好。要讓自己的精神狀態得到休息，像你之前就很聰明地休假去了。要確定工作領域之外仍有可靠的方法支持心理健康，去培養一些嗜好——比方說，我很喜歡烹調美食，也喜歡跟老公一起養狗。在你的工作與私生活之間尋找平衡。重要的是，你要確保自己有健全的生命，特別是你的工作正是照顧他人的生命，更該注意。期許自己為他人服務的人，都面臨同樣的挑戰。」

「有時候在沒班的空檔，我想到很多跟病人有關的事情，會想知道他們的病況如何。有些病人真的會令我心情低落，」我悶悶不樂地說。「有些時候我們要應付的情況實在很——」

「絕望？」

我點點頭。

「如果你把死亡視為失敗，如果你把死亡視為最糟糕的結局，那麼的確是很令人絕望。很多醫師把病患的死亡視為個人的失敗，而護士卻有機會在這類情況下做出可貴的貢獻。我們可以發揮全副職能去救治病人，可是在此之後我們得放開手，認清自己的極限。而且，不是每一個病人都無法活著離開，但人的天性就是會去思索悲慘的個案。儘管如此，我仍相信永遠有值得盼望的事情，就算是不可能完全復原的情況下也一樣。這些都是護理工作領域的核心所在，我也曾聽你自己這麼說過。這都是你在學校、在同事身上學到的東西。我得說，你選了一群桀驁不馴的人為友，不過我對她們每一個人都充滿敬意。如果你把重心放在護理工作的核心事務上——安慰、尊嚴、身心滋養、促進安康——你會發現自己有能力緩和些許傷痛，而且永遠懷抱希望。」

我離開蘿絲瑪莉的辦公室後，心裡咀嚼著她的那一番話，也想起當天早上我與崔西之間的一段對話。崔西告訴我，上個星期她照顧的肝臟移植病人，恢復情形非常好。手術過後不到二十四小時，新的肝臟開始運作，病人便從加護病房轉到普通病房，有說有笑，與家人一同慶祝新生。崔西之所以跟我提起這個病人，是因為當天早上他的情況突然惡化，馬上進開刀房，然後被送到ＩＣＵ。病人驚魂未定，體內仍在出血，病房裡擠滿了人。

「裡面熱鬧得跟動物園似的，」崔西說著，人就站在病房門外往裡瞧。

「你為什麼沒有主動要求擔任他的護士呢？這樣你就可以繼續照顧他了呀。你跟病人和家屬都很熟了。」

「我跟他們太親近了，」她承認。「前幾天我在電梯裡遇到他們，他們相當興奮地告訴我病人在普通病房的恢復狀況有多好。即使如此，我想今天還是由別人去照顧他比較妥當。」

對你自己來說這樣也比較妥當吧，就在當下我領悟到這一點。

為了恰如其分做好這個工作，我得把某種東西壓抑住。我必須學著在內心世界創造、培植一個蘿絲瑪莉所說的寧靜避風港。否則，我如何能在敞開心胸的同時，承受一次又一次的心碎？然而，如果我把心門整個關上了，我又會變成怎麼樣的護士呢？

在ＩＣＵ工作人員之中，另一個友善的面孔是文森‧齊蓋提神父。他穿著色彩鮮豔的休閒服，又沒配戴教士專用的硬領，一開始我並不曉得他是神職人員。他有一個貪圖美食醇酒的男人才有的圓滾肚子，後來他招認自己確實是個老饕。他常來我們這兒串門子，對護士、病患和家屬講笑話，搬出他在非洲傳教時、在飽受戰火蹂躪的波士尼亞遊歷時發生的精彩故事，逗大家開心。

「當年你去奈及利亞的時候，有沒有把老婆孩子帶在身邊？」有一次我這麼問他。

「噢，親愛的，當然沒有嘍。我是神職人員，我與教會結為連理。」他故作正經，眼神閃爍。「很多神父已經不戴硬領了。反正我們比較新潮的神職人員是不戴的啦。不過我們仍然遵循梵諦岡教廷的教義，沒有改變。喂，你別忘了，我可是羅馬天主教的院牧呢。」

「噢，」我格格笑道。「喂，你也別忘了，我可是猶太護士唷！」

「我想也是嘛。親愛的。」

「你會接受一個猶太人的告解嗎？」

「如果是你的話，親愛的，隨時歡迎！不過，你當然沒有什麼事情需要告解吧！」

「你可能會大吃一驚哦。」我丟下這句話就走了。

我常常幫他注意病人的姓名，看看哪些病人是羅馬天主教徒，可能會需要他提供宗教服務——告解或領聖餐禮、病人傅油聖事㊟或臨終聖禮。有時情況危急，我會問家屬是否要請神父過來。

「情況有那麼糟了嗎？」家屬問。「他已經病得那麼重了嗎？」聽起來就像電影台詞。

譯注：天主教七大聖事之一，是由司鐸或主教為病重的教徒施行，儀式內容包括在病人的額頭與雙手塗抹聖油，塗油時要同時誦念禮儀經文。使用的油則先經過主教祝福。

「你介紹那麼多教徒給我，應該付你佣金。」齊蓋提神父打趣道。

「那我不就發了，」我打趣道。「不過，人人都可能使用你提供的宗教服務，不光是天主教徒而已。」

「實際情況恐怕會令你很意外哦！」他說。「好啦，親愛的，只要你需要找我聊聊任何讓你煩心的事情，請到我辦公室來，或者廣播找我也可以。」

我常常向他訴說困擾我的事情，也與他分享很多蠢事，一同痛快大笑。比方說，如果他想知道那個病人已經轉出ＩＣＵ了，他會問「上去了嗎？」，同時朝天國的方向一瞥。

「往上嗎？」如果看到他在等電梯，我會這麼問他。

「但願如此，我會在上頭見到你的！」㊟

我們也用嚴肅的角度討論過很多事情，例如前以色列總理拉賓（Yitzchak Rabin）的遇刺事件，醫療保健預算遭刪減，自助餐廳每日例湯的選擇，還有我們對甜食的共同喜好。

「我很清楚自己應該少吃一點兒，多多游泳。我的關節逐漸老化了。問題是，我們都明白這些道理，但就是不去實踐，天主啊，請寬恕我們。」

有一回，我半夜打電話給他，請他為某個病人施行臨終聖禮。

「親愛的，我馬上過去。」

譯注：前一句作者問神父"going up?"，這句話是雙關語，也有「要上天堂了嗎？」的意思。

不到十五分鐘，他出現了。

「他的意識還清醒嗎？他還能夠聽見我的聲音嗎？」齊蓋提神父問道，同時執起病人的手，彎身靠近病人的臉。

「他的意識並不清楚，不過很可能聽得見。我們沒有辦法確定這一點，反正我們一直都會跟病人說話，以免錯過機會。你永遠不會知道他們聽進去了什麼。」

「這個嘛，親愛的，我會為他的靈魂祈禱，陪他的家人坐一會兒，但是我不能為一個意識不清的人施行病人傅油聖事或臨終聖禮。要有清楚的神智，才能接受天主的賜福。沒有病人的參與，聖事是無法完成的。」

我在想，我是否應該降低讓病人舒適睏倦的嗎啡劑量，好讓他能在比較清醒的情況下參與這些儀式。身體和靈魂的需要，哪一項得優先考量呢？

「可是，祈禱不就是一種慰藉嗎？」我為了神父如此頑固、不肯做能讓家屬寬慰的事而氣惱。為什麼祈禱是有條件的呢？於是我追問道：「神父，我不懂。人在臨終之際，難道不想要有人為他禱告嗎？更何況，說不定他聽得見你的聲音啊。為什麼你不肯碰碰運氣呢？」

「很抱歉，親愛的。如果這個不幸的男士沒辦法實際領受聖事，那麼聖事是不可施行的。我可以用聖水為他向天主祈禱賜福。這是我所能做的。教宗的諭令高於一切。」他把小指伸進隨身攜帶的銀器裡，然後在病人的額頭上畫了十字。他闔上雙眼，不論他嘴裡念著什麼禱詞，我都跟著一塊兒念。

「你是怎麼面對在醫院裡目睹的所有悲慘不幸的事，特別是在ＩＣＵ看到的？」那回與蘿絲瑪莉談話過後沒多久，我向神父問道。

「死亡與病痛都是生命的一部分，」他平靜地說。「我不會為此吃驚，也不會悲傷難過。我照著天主施加在我們身上的方式接受就是了。有時候我會很好奇，倘若現代醫學與科技根絕了所有疾病，又會是什麼光景。到那個時候，我們又該如何體認到在『人必有一死』的情況下才學得到的謙卑、信仰、希望、感恩、憐憫的教訓呢？」齊蓋提神父朝著翟肯太太的病房點了點頭。「對了，我想此刻該把她交到你們手上了，」他一本正經地說道。

「沒錯。我會照顧她的。」我微笑道。

「說到這個，」蘿絲瑪莉拍拍我的肩膀說道：「蒂妲，你能不能幫我們照顧翟肯太太？布魯諾是她的護士，可是有個狀況得由你幫我們解決。我會留在這裡，代替你照顧你的病人。」

翟肯太太的家屬是正統猶太教徒，不想讓男護士照顧他們的母親。

「布魯諾是很優秀的護士，」我對家屬說道，把手輕輕放在布魯諾的肩上。他看起來有點兒垂頭喪氣。「布魯諾是十足的紳士，會顧及令堂的端莊名聲。不僅如此，他還是個品格高尚的大好人。」

「難道沒有女護士可以代替他照顧我們的母親嗎？」一個身穿黑色西裝、頭戴黑色帽子的男子問道。他的視線始終盯著門邊牆上的鐘，而我就站在門邊。我這才想起來，即使只是與女性有眼神的接觸，也是猶太教義所禁止的。

「從現在起，我們會儘量記住您的要求。」我說。

有個男人坐在病房一角，身子激烈地前後搖晃，朗聲誦讀希伯來文聖詩。

「能否順便請問一下，」我忍不住好奇地問道：「你們祈禱的內容是什麼？」我往下瞄了一眼翟肯太太的病歷：阿茲海默症，卵巢癌，腎衰竭，冠狀動脈疾病。七十四歲，住私人療養院。

「我們祈禱，主也許會決定讓她多活一些日子。」那個代表大家發言的男人答道。

「原來如此。」我說。

我們很重視每個月一次的聚會，固定成員就是我們這一掛，所謂的「蘿拉組」。大夥兒外出共進午餐或晚餐，看場電影或小酌兩杯。不管我們去哪裡，總是講好不拿工作當話題。

「可是，我們還能對誰談起工作上的事兒呢？有時候我就是得說一說，讓自己的心情平靜下來。」我大呼小叫。「我對艾文或任何其他朋友都開不了口。他們說過，聽我聊工作上的種種，會讓他們心情沮喪。他們覺得不舒服，所以我從來不提。」

「去看心理醫師好了。」蘿拉說。

「我也是，沒有說話的對象。」妮可說。

或許崔西最爲明智。她一直沒吭聲，專心聽我們說話，自己的事情則祕而不宣。我真羨慕她有這種自制力。

「我告訴別人自己做些什麼，可是沒人相信我。你們能想像別人**確實**明白我們實際上的工作內容嗎？」摩蒂問。「我是說，真實的情況哦？不會有人相信的。喂，蒂妲，今晚你就別喝太烈的玩意兒啦。上回喝了那杯遜斃了的糖水果汁，我看你到現在還醉醺醺的。」

「甚至沒有人說得出我們的某些工作內容，」蘿拉說著聳了聳肩。「沒有人親眼看過我們時常目睹的事。克拉蓋特太太的肺臟摘除之後，你們有沒有看到她的胸腔？真讓人傻眼！我得把整隻前臂伸進去，才有辦法包紮傷口，而且他們甚至沒有給她開止痛劑，因為止痛劑會讓她的血壓下降。我在包紮的時候，簡直覺得自己是希特勒軍隊的一員。」

「夠了！」我們群起叛變。

「人生不是只有工作而已！」妮可說。

「我同意，」正在啜飲薑汁汽水的崔西說道。她還沒準備好要向大家報告她的最新動態。法蘭西絲也想換個話題。「我們聊些別的事兒吧。楓葉隊的季後賽戰績如何？妮可呀，你覺得老虎・伍茲（Tiger Woods）會在名人賽稱王嗎？還有，現在中東那兒正在打仗呢。波士尼亞、愛爾蘭、辛巴威也都有戰爭。聊這些話題怎麼樣？」

當然好。

「我在想，我的病人後來到底有沒有作肝臟移植啊，」我小聲咕噥著。我的腦海浮現那個印第安女人，那對心靈姊妹。

「蒂妲！」

7 最珍貴的禮物

耶誕夜的前一天，醫院大廳響起喜悅的音符！

這事兒是由我負責搞定的。

童年時期令我厭惡的鋼琴課，到頭來還是值得的：我向院方建議：有鑑於近來院內員工與病人士氣低落（裁員和緊縮預算的傳言甚囂塵上），不妨利用節日的氣氛提振精神。還有什麼比得上歡愉的佳節樂聲呢？不過，有人提到，多倫多是帶有多元文化色彩的城市，必須審慎處理所有族群的需求。如果只慶祝耶誕節，其他族群會有被忽視的感覺。何不囊括所有族群的聲音呢？我提議。請非裔團體演唱廣栽文化節（Kwanzaa）㊟的旋律，找猶太會堂的兒童唱詩班來表演，諸如此類。院方表示他們會研究研究。

譯注：廣栽文化節（Kwanzaa），或譯「寬札文化節」，自每年十二月二十六日至一月一日。廣栽文化節係一九六〇年代由非裔學者於美國加州發起，俾使非裔族群莫望先祖文化與價值，並藉此彰顯基督教文化以外的文化色彩。

在此同時，我設法說服行政部門至少今年先試辦。少了耶誕歌曲，耶誕節就不像耶誕節了嘛！我打開琴蓋，揭開早晨的序幕。

普天同慶！

第一句就是極高音，我不曉得該怎麼往下降一個調子。幸好，有個女高音級的清潔人員早上七點半就來上班了，幫我把旋律唱了出來。

我全心全意地繼續彈奏：

宇宙萬物歡唱！

大廳看起來的確有一股節慶氣氛，只是表現方式有些拘謹。陳舊黯淡的紅色綠色亮面垂飾，三三兩兩點綴其間。一年到頭立在那兒、狀甚淒涼的人造耶誕樹，上頭掛著的小燈飾也在這個星期接上了電源。「**祝各位佳節愉快**」的橫幅標語，懸掛在大廳入口處。

我坐在鋼琴前面，這架鋼琴擺在大廳正門服務台旁邊，正好在一塊牌子下方；牌子上以代表院方的綠黑二色寫著「**妥善照顧您，是本院的優先考量**」。

雖然是大清早，醫院裡已經熙熙攘攘。手推車送來一只超大茶壺，裡面裝著熱蘋果汁，供民眾取用。放射科的幾個祕書，廚房的工作人員，還有一個專職的病理學家，都圍到鋼琴旁邊。負責發放制服的女士（院裡上上下下都曉得，她不但脾氣很壞，還常常發給大家掉了扣子的衣服），此刻心情絕對是興高采烈。她跟我一塊唱起歌來。

在耶誕節的第十二天

我的眞愛送給我……

我的心被歡欣的氣氛漲得滿滿的——我好喜歡耶誕歌曲！我的手指不顧一切地在琴鍵上飛舞。幾個該升半音或降半音的地方我彈錯了，但我沒有停下來。要是沒有樂譜，我連簡單的兒歌也彈不好；有了樂譜，什麼曲子都難不倒我。

彈完〈紅鼻馴鹿魯道夫〉之後，我得暫停一下，擦擦眼淚、擤擤鼻子。我真是個多愁善感的傻瓜！唱到其他馴鹿嘲笑魯道夫、不肯讓他一塊兒玩遊戲的部分時，還真令我抱不平。

布里斯托醫師匆匆走過揮了揮手，卻沒有停下腳步。「我是不唱歌的。」他用打招呼的口吻說道。

上午過了一半，我休息片刻，上樓去ＩＣＵ轉轉，看看我的好同事們。現在的加護病房看起來很棒。蘿拉與妮可負責布置，以迪士尼童話故事為主題。她們把每一個主治醫師和幾位資深住院醫師的照片，分別貼在七個小矮人的臉上。蘿絲瑪莉則是白雪公主。

「我可不同意用耶穌降生的場景。」蘿拉用戲謔的口吻提出警告，兩隻食指交叉比畫著。「耶誕節並未尊重所有的族群。蒂妲，你彈奏耶誕歌曲的點子竟然得逞了，真讓我驚訝呢。耶誕節就快要不合法了。所有慶典節日都得收斂一點，才容納得下猶太人的獻殿節（Chanukah)。」她向我鞠了個躬。「還有廣栽文化節。謝謝你們，艾西雅和貝琳達，」她邊說邊向我們這兒的兩個牙買加護士點頭致意。「還有印度教的燈節（Diwali）和伊斯蘭教的齋月（Ramadan）呢，我們是不是全得禮數周到，替院裡的教徒慶祝他們的節日呢？」

摩蒂哼了一聲表示附和，還點了點頭，一對迷你槲寄生樣式的耳環晃動不已。「我很納悶，為什麼我們小時候從來沒人提過廣栽文化節這回事兒。我認為這是『玩具反斗城』捏造出來的節日。有一股陰謀，正衝著耶誕節而來呢。」

艾西雅和貝琳達一臉困惑。沒有人會把蘿拉的話當真，她只是憤世嫉俗；摩蒂也不可能特別冒犯到誰，因為她罵起人來誰也不放過。

耶誕樹上的紅、白、金色小燈一閃一閃，我們坐在護理站欣賞蘿拉與妮可辛苦布置的成果。妮可正等著接一個病人進來，這個病人老遠從百餘公里外聖雅各鎮附近的農莊前來就醫。她在ＩＣＵ只需待幾個鐘頭，做一些肺部與心臟功能的特別檢測，這些檢測只有在ＩＣＵ方能安全進行。布里斯托醫師在當天早上的護理交班時，已經預告了這個病人要來的事。

愛麗絲‧海德布列其特是個二十五歲女性，沒有醫療病史。她的不適症狀已經持續好幾個星期了，一直沒有接受治療——身體活動稍加用力便呼吸急促，有時甚至靜止不動也會發作。這種症狀是「原發性質」，意思是原因不明；稍稍活動一下也會使她覺得虛弱或頭暈目眩。她甚至好幾次在家昏厥過去。

「他們是門諾派教徒。」妮可說，她已經看過稍早送來的病歷。「農場上什麼活兒她都不能做，也沒辦法照顧三個小孩，全都還沒滿四歲呢。」

「打聽看看他們會不會帶餡餅過來，」摩蒂說：「或者拼花被。」

「他們會把馬兒和馬車停在哪裡啊？寄放牲口有特價哦，難道你不知道嗎？」蘿拉故意裝出討海人家的腔調，揶揄法蘭西絲，因為法蘭西絲一向以通曉鄉村習俗而自豪。

蘿絲瑪莉把我列入候補名單，萬一有新的病人進來時可以支援，使我得空去彈奏耶誕歌曲，也可以在加護病房區到處晃晃，當其他同事的幫手。

妮可把海德布列其特太太安置在走廊底的病房，一方面是我們猜想她也許不想受到打擾，另一個原因則是那間病房距離娛樂室最遠——這會兒娛樂室裡正以最大音量播放電影《鬼靈精》，小孩子們看得可開心呢，他們的父母則去探望生病的親屬。

「那是我最喜歡的電影，」妮可說，她是我所認識最不像「鬼靈精」的人之一。

「休息一下吧，妮妮，去跟小朋友一起看電影，」我說：「我來幫你安頓那個病人。」

我走進病房自我介紹，躺在床上的海德布列其特太太抬眼給了我一個大大的笑容。她的臉又圓又大，堅毅的臉龐毫無血色。不久前她費力爬上病床，此刻正氣喘吁吁。她蒼白的皮膚，跟餡餅的色澤和質地一模一樣——而且是沒烤過的生餡餅。金屬框的眼鏡讓她的眼睛看起來更大，顯得飽受驚嚇，事實上可能就是如此。丈夫陪在她旁邊，握著她的手。

她已經把深色連身長洋裝、黑色帽子和貼身內衣披掛在病床邊的椅子上，我注意到衣服上有手工針腳，扣子是用碎木片做的。

她把被單拉高到下巴，我看得出被單底下的身軀是赤裸的，彷彿是一種全然的順從。也許她以為大城市裡的醫院會要求她這麼做。

病房裡瀰漫著融合在他們身上的土壤氣息，這氣味我雖然不習慣，卻不至於令人不快。那是習慣過勞動生活的身軀才有的自然氣味，一種我們多半會洗掉的氣味。

我在她臉上放好氧氣面罩，讓她的呼吸和緩一些，並幫她穿上醫院的藍色病人服。我記錄她的生命徵象，開始在她手臂上做靜脈注射，然後坐下來對他們夫婦倆說明肺高壓症複雜的檢測內容——布里斯托醫師懷疑她罹患的是這種病。我向她保證，檢查全程都會有護士陪著。這些檢測並不會引起疼痛，不過肯定會讓人感到不適。檢測過程中會有幾次用藥時間，我們會嚴密觀察不同藥品產生的副作用。

她仔細聆聽我說的話，但更加留意丈夫充滿戒備之心的視線，彷彿我的話得先經過她丈夫的過濾，她才會聽進去。

我暫時走開，把我的記錄寫進病歷。我一離開他們身邊，夫婦倆立刻忘卻我及醫院的存在。丈夫轉向妻子，壓低了聲音，用他們才聽得懂的德語方言交談。接著丈夫彎身靠近妻子，拉開被單。他把她的藍色病人服往上拉，把他紅潤、龜裂的唇，印上她淺粉色的唇。他用又大又粗的農夫手掌，捧著她細瘦的乳房——那雙手充分顯示他過著刻苦的勞動生活。

我注視了他們好一會兒。我想就這樣一直看下去，不想打斷這個親密的時刻，然而布里斯托醫師已經來了，打算開始作檢查。我拉扯簾子發出窸窸窣窣的聲音，讓他們曉得我們已經做好準備。一聽到聲響，丈夫隨即站起身來，拉好被單，走出病房。

我們給海德布列其特太太施打微量鎮靜劑後，把導管插入她頸部的右內頸靜脈，再進入她的上腔靜脈、右心房、右心室。接著，我們讓一枚很小的氣球漂浮至她的肺動脈。小氣球是用來測量心臟房室的壓力，同時我也給她施用好幾種不同的強效藥——純氧、一種乙型交感神經接受體阻斷劑、硝化甘油、「尼菲迪平」(nifedipine)㊟、一氧化氮——接著又施用在這種情況下尚未證實有效的幾種實驗新藥。我們希望知道這些藥物之中是否有任何一種能夠緩和她的症狀。如果通通無效，那就只剩下唯一的選擇：肺臟移植手術。

一整天下來，耶誕歌曲激勵人心的歌詞和愉悅的曲調一直縈繞在我腦海中，不管我是不是坐在鋼琴前面。

天使歌唱在高天，美妙歌聲遍原野。

每一首我以鋼琴彈奏或者唱給自己聽的歌，都是當下我最喜愛的歌曲。

妮可和我一起跟著醫師檢視海德布列其特太太的測量數據與變化趨勢，試著在施用的藥物

譯注：「尼菲迪平」(nifedipine)，一種鈣離子阻斷劑。

與病人的反應之間找出有利研判病情的關聯性。

我們把海德布列其特先生請回病房，一見布里斯托醫師交給他一只呼叫器，我們便明白醫師做出了什麼結論。布里斯托醫師解釋，他們必須隨身帶著呼叫器，並且待在距離多倫多一小時車程以內的地方。假如一有捐贈的肺臟，就可以馬上連絡到。院方會安排社工人員向他們說明細節。

海德布列其特先生看了看呼叫器，搖搖頭。

我料想，這可能就是正統猶太教徒對豬排的反應：不是厭惡，而是興趣缺缺。總之，他聳聳肩膀解釋，農莊裡沒有裝電話。

布里斯托醫師試著讓他們了解能夠隨時聯絡上的重要性，每天二十四小時都必須找得到人。只有肺臟移植手術才救得了海德布列其特太太。

嚴冬方冷，長夜已深，
歡欣，歡欣，歡欣，歡欣，
天國君王今日降生。

我又回到鋼琴前面，為午餐時間的人群演奏歌曲。

主賜衆人平安歡樂，

無事煩憂……

安逸喜悅的佳音。

我的耶誕歌曲曲目逐漸進入高潮：〈耶誕鈴聲〉(*Jingle Bells*)。這首歌想要唱得過癮，速度得飛起來才行！我幾乎穩不住節拍。旋律流洩出來的速度幾乎超越手指彈奏的速度。

「真好玩，」惠辛格醫師說，他走了過來想倒一杯蘋果汁喝。「蒂妲，這麼多人之中，就你在這兒彈奏耶誕歌曲。你呢，呃，是在慶祝獻殿節吧，還有一大堆節慶。你還真是崇尚普世合一呢。」

「我要是不崇尚普世合一，就一無是處了，」我說。(通常我可以一邊彈琴一邊和別人聊天，但是一碰到〈耶誕鈴聲〉，我就必須全神貫注。)

「祝你耶誕——呃——佳節愉快嘍，」他把手上裝滿蘋果汁的紙杯放在鋼琴上。「他們應該在這玩意兒裡頭摻點兒烈酒。味道很糟糕。」

接著是喚醒眾人的〈噢，聖善夜〉(*O Holy Night*)。

有誰聽到那句「屈膝恭敬崇拜」的歌詞會不受到感動呢？我想到了基督徒或其他任何宗教教徒的虔誠奉獻。我敬佩他們依循信念過日子的方式，特別是道德信條。飲食衣著的規矩對我而言似乎沒那麼重要。可是有時候，嚮往歸屬於某個教堂、寺廟、清真寺或猶太會堂的感覺的確在我心中油然而生，我想體驗一群會眾所展現的祈禱與信仰。

我幼時隨父親參加過的猶太會堂儀式，是一種智力活動。祈禱文內容是有關古時已廢除的法律以及對於正義的追求。那些禱詞並未對我的靈魂傳遞訊息，不若那句「屈膝恭敬崇拜」的勸誡！

我想起之前那個錫克教徒家庭曾在病房裡祈禱，當時我聽出他們重複誦讀一個句子。我問病人的父親那句話是什麼意思。

他告訴我：「神是唯一。神是唯一。」

當時我立刻想到，這跟猶太教〈恭聽篇〉信條的核心禱詞是完全一樣的。〈恭聽篇〉禱詞中說：「聽啊，以色列，主是我們的神、主是唯一。」說真的，兩者有什麼不同呢？類似之處豈不多過相異之處？相異之處不也主要出現在表象上，或牽涉到服飾、習俗與飲食嗎？

我順利地往下彈奏：

噢，給我們無花果布丁，
還有一杯好酒。

去啊，到山頂去傳揚。
上山傳揚，傳揚各地。

有人在我肩上拍了一下。是蘿絲瑪莉。

「我們需要你回ＩＣＵ了，蒂妲。有新來的病人派給你。」

我回到ＩＣＵ的時候，一架推床給推了進來。我看到一個年輕男子的軀體，一路跟在推床後面的人，應該就是他的父母；他們身上的靴子和外套都還覆蓋著雪花，圍巾被風掀開。他們看起來就像任何一對心情慌亂的父母，正面臨人生最可怕的夢魘。

「沒有自發性動作，沒有自然睜眼反應，沒有嘔吐或咳嗽反射，對深度疼痛沒有反應。」一路陪著病人從北灣市飛過來的醫師，正向站在病人床尾的布里斯托醫師做口頭報告。我也靠過去仔細聆聽。「十八歲的青少年，在球場突然倒了下去……有可能是腦部動脈瘤。沒有異常病史。血壓、心律都穩定，但沒有自發性的呼吸。完全沒反應。」

就連緊急醫療救護人員──他們一向以在任何情況下皆臨危不亂而自豪──此時似乎也慌了手腳。

當天一大清早，我喝著蘋果汁、在大廳彈奏耶誕歌曲的時候，這個大男孩在遙遠的北灣市參加曲棍球地區錦標賽，他可是隊上的明星前鋒呢。第一節他攻下一分，後來又在對方只剩守門員防守的情況下再度射門，接著他腦部的某條血管破裂，隨即面部朝下倒臥在冰上。斷層掃瞄顯示，腦內大量出血，全腦缺氧。腦部正朝顱骨頂內的空間迅速腫脹。

「現在不能做點兒什麼嗎？」他母親在走廊上向布里斯托醫師問道。

「神經外科醫師已經給他檢查過了。他們原本希望可以插一條導管，減輕他的腦壓，可是他們判斷這麼做沒有好處。損傷面積實在太大了。」

「他陷入昏迷了嗎？」他父親問道，顯然他寧可希望兒子是昏迷不醒，而不願朝著他已經開始懷疑的後果去想。

「我們給他做過徹底檢查之後，會有更詳細的結果。」布里斯托醫師拉起病床周圍的簾子，請病人家屬往門口移動。我陪家屬走到等候室之後，又回到病人旁邊，此刻醫師們正在為他做檢查。

這不是我頭一回照顧這種病人，所以對病況做出最後決定之前、醫護人員用來維持人體運作的方法，我是很熟悉的。我曉得會有一段情況不明朗的時間；一端是這條正在鬼門關前徘徊的性命，另一端是最有可能轟然拍板定案的兩個判定結果之一：永久植物人狀態或是不可逆轉的腦死。這個年輕曲棍球員的生命終局，大概就只有這兩個結果了。

我手裡忙著工作，心裡想到等候室裡的那對父母。他們可能正在設想最壞的狀況——此時他們的設想應該是正確無誤的——為了他們好，我希望這段檢查的時間不要拖得太長。對家屬而言，等待是一種折磨。不過，我也明白檢測工作必須周全徹底，以免做出過早或錯誤的腦死宣判。

或許，有這段等待的時間是好的。或許，這讓家屬有時間去理解這場震撼，向摯愛的人道別，好好考慮一些重大的決定。我毫不懷疑，如果醫師宣布這個年輕人腦死，會立刻和家屬商量器官捐贈的事宜。

我轉身面對病人。他有一副俊美、屬於年輕男人的身軀——青筋勁突的臂膀，肌理分明的腿和手臂，緊實平坦的小腹。其他護士也來欣賞他的體魄，給我精神上的支持。

「天哪，好個英俊性感的傢伙。瞧瞧那六塊小肌肉！」嘉絲汀說。

法蘭西絲走近床邊，端詳他帥氣的臉龐和健美的體格，然後悲傷地搖搖頭。「我上星期也接過一個腦死的病人。最後她捐出器官。你們想像得到嗎——她入院前才剛從美容院出來呢。髮型完美無缺。」

「我懂，」我說。「感覺很不真實，彷彿他在對我們惡作劇，隨時都會跳起來。我很想對他說，好啦，玩笑開夠了吧。」

崔西搖了搖頭。「他就像睡著了似的。他的氣色比其他病人都好很多，看起來就像活生生的人。我沒辦法相信。」她不願待在這裡。

「你還好吧，蒂蒂？」法蘭西絲又待了一會兒，看看我的狀況如何。她盯著我瞧了一會兒，馬上看出我沒事。「我得走了。唐谷快速道路發生了一場大車禍。還有，晴溪醫院的創傷中心要送一個病人過來，看來恐怕會是器官捐贈者。相信嗎？佳節時分總是會發生這種事。」

布里斯托醫師和梁醫師回到病房來，進行在這種迫切狀況下才會做的測試。

「奇斯，奇斯！」我們大聲呼喊病人的名字。「快張開眼睛！」

「奇斯！」布魯斯托醫師對著病人的耳朵大吼。

梁醫師握起拳頭，以指關節深深按壓少年的胸骨，不久以前為誘發反應而做的急救行動，已經在他的胸骨部位擦出紅印子。不論是按壓胸骨，以原子筆戳弄指甲床，大力揪著他的乳頭或按壓眉心，統統沒有引發任何畏懼、痛苦、退縮的反應。他對任何動作完全沒有反應。

用小槌子測試反射動作。沒有半點兒動靜。

潔西卡以槌子尾端沿著他赤裸的腳底摩擦。我們都注意到腳趾有向上彎曲的不正常現象。大夥兒面面相覷，領悟到一個無情的事實，心裡都曉得這個現象會導出什麼結論。

布里斯托醫師很仔細地觀察病人。每做完一項測試，他便咬緊牙關，朝住院醫師和我點點頭，進行下一項測試。

我撥開病人的眼皮，把手電筒對準眼球照射。瞳孔沒有收縮。

他的角膜沒有反應，沒有出現保護性的眨眼動作，梁醫師甚至以棉棒頂端輕觸他的眼球，也沒有反應。

我們左右轉動他的頭部，檢查眼球移動的情形，然而他的眼球靜止不動，像是瓷娃娃的玻璃眼珠。事實上，這個測試便以此命名。

「有洋娃娃眼現象。」梁醫師說。

每做一項測試，我的心境就改變一次。起初，我把他當成一個年輕人，接著變成一個曲棍球明星，然後是某人的兒子、某人的手足（我開始試圖把這些想法逐出腦海），到後來，他在我眼中成了一個躺在床上的病人，變成一具軀體，變成一個可能的器官捐贈者，變成此時此刻的狀態——一具屍體。

為了進行下一個測試項目，我拿來了兩個臉盆，一個裝著冰水，一個裝著溫水，還拿了一支大針筒。醫師要用針筒把水注入病人的外耳道。

「COWS，」我提醒自己。「冷（Cold），相反（Opposite）。溫（Warm），相同（Same）。」將冷水注入正常人的一隻耳朵，會造成眼球往相反方向轉動，也就是另一隻耳朵的方向。注入的是溫水時，正常人的眼球會往相同方向轉動，也就是注入溫水的同一隻耳朵的方向。以上這些正常反應並沒有出現在眼前這個病人身上。他的眼球沒有任何變化；不論注入的是冷水還是溫水，既不往測試耳的反側轉，也不往同側轉。他的眼球根本不會動。

最後，我們把他身上的呼吸器取下，等待自發性的呼吸動作出現——即使僅僅出現一次，也會排除腦死的診斷。

我們對這個病人的情況有著強烈的直覺，所有測試結果與我們的專業知識，皆導向一個明確可靠的診斷結果。不過，在此同時，我們仍在搜尋任何蛛絲馬跡，試圖證明我們的診斷是錯誤的。

我們等了又等。病人依然處於沒有接上呼吸器的狀態；他的胸膛文風不動。他的血氧飽和度開始下降，心律開始減緩，越來越慢。布里斯托醫師又等了好一會兒，然後看看錶。整整十分鐘裡，我們等著這個青少年的身軀出現任何呼吸的徵兆。胸膛有沒有任何起伏的動作？什麼都沒有。醫師又看了一次錶，然後輕聲地說，十二月二十四日，十四時三十分。

我們沒有一個人能確切地說，這是否就是真正的死亡時間。**此刻**是真正的死亡時間嗎？或者，今天早上那場曲棍球賽中，那個隱藏的氣泡在他腦部破裂的時刻，才是真正的死亡時間？**此刻**是真正的死亡時間嗎？或者，在我們終於關上呼吸器、停止輸送強效的靜脈注射藥物、任他的軀體在大腦停擺之後逐漸衰亡，才是真正的死亡時間呢？

雖然腦死如此可怕；好端端的一個人就這樣沒了，對生者帶來毀滅性的打擊，不過我相信，在這類情況下，家屬們寧願聽到腦死宣判，而不是另一個關係密切的診斷結果：永久植物人。不過，也有些人寧可聽到診斷結果是後者，而非腦死——我還沒有機會得知，究竟有沒有任何家屬為此後悔過。

直到宣布腦死之前，在那一套周全的神經測試進行期間，我們始終保持警覺，注意是否有任何生命跡象出現：一次些微的抽動，一次眨眼的動作，或者瞳孔對光源產生的一絲細微的收縮反應，一次些微的手指活動，試圖費力做一次呼吸，或者是一次原始的反射動作。這些跡象只要出現任何一項，就意味著腦部仍有些許活動。家屬常把這些跡象以最具希望的角度自行詮釋；他們讓自己相信這是一個過程的開始——儘管會是漫長艱鉅的過程——一步步朝著完全康復邁進。在ＩＣＵ裡，我只看過少數幾個起死回生的例子。然而，根據我的所見所知，這種病人轉到普通病房之後，沒過多久就會像胎兒一般縮成一團，臥病在床。往後的日子裡，他們任人從這一側翻向另一側，從脖子上的一個小孔微弱地呼吸（做了氣管切開術），用導管進食，且容易發生肺炎或其他感染症狀。

就奇斯的狀況而言，上述測試證實了我們先前的猜測：他死了。我們仍然讓血液與氧氣流入他的器官，好讓我們有時間把這一切向家屬說明清楚，也給他們時間做一些重要決定。我準備要把家屬帶進病房的時候，在心裡演練了一遍。病人的哥哥姊姊也來了。領他們進病房後，我稍稍往後退，讓家屬有悲傷和做決定的隱私空間。

「奇斯，奇斯，快起來！」我聽見他的家人大喊。

「練球的時間到了！」

「快來看，楓葉隊今年要打進季後賽了！」

他們嗚咽啜泣。

接著我們把這家人帶往靜慰室，布里斯托醫師向家屬說明狀況。

「我們已經為令郎的大腦功能做過徹底的測試。根據測試結果以及斷層掃瞄顯示，有大範圍的腦梗塞，我們因而得出不幸的結論，那就是，令郎已經腦死。非常遺憾。」

「腦死？你指的是什麼？」他父親掩面痛哭。

「腦死是指大腦功能出現全面性且無法逆轉的停擺，即使仍有心跳也一樣。」醫師複誦出熟記的教科書內容。

「他怎麼就這樣死了？」他父親哭喊道。「今天早上他還好好的，身體健康得不得了。他這輩子從來就沒生過一天病。」

「奇斯的大腦沒有作用了。他已經陷入不可逆的昏迷狀態。我深感遺憾。我們無能為力。」

「他是真的死了，還是只有腦死？」他父親又問。

如果只是專有名詞，我們就不必管它；如果死掉的只有大腦，我們會照顧他大腦以外的部分。

「他已經沒有生命跡象了。」醫師試著用其他的說法解釋。「他死了。他不是只有腦死而已。儀器和藥物讓他的血液繼續流動，維持氧氣循環。我們一直灌流他的器官，讓細胞存活。」

「可是維生儀器又怎麼說？難道沒有任何幫助嗎？」

「呼吸器是用來維持血氧濃度的，可是並不能延續他的生命。目前令郎只能說是生物學上的活物，這個生物屬於細胞階級，如此而已，」布里斯托醫師說。

「您以前看過哪個像這樣的病人有好轉的現象嗎？」

「沒有。」

「他這樣還能活多久？」他母親問道。

要理解的東西實在太多，對誰都是如此，更不要說是為人父母者了。不管怎樣，能與兒子多相處一會兒，就算兒子已經處於這步田地，必定也勝過……「那個」吧。好過另一個診斷結果。生命以外的另一個選擇。

「不會太久，」布里斯托醫師說。「幾個小時，或許一天吧。他的大腦已經不再運作，而且開始產生併發症。他的腦部無法控制體溫，逐漸出現體溫過低的現象。他的腎臟運作不良，製造大量的稀薄尿液。他的血壓非常不穩定，時高時低。對失去生命跡象的人體而言，這些都是常見的情形。以現在這種情形而言，他是沒辦法撐太久的。」

「可是他的心臟還在跳啊。只要給他一些時間，他就會恢復的吧？」他母親推論。「奇斯會醒過來的，我知道。大家都聽說過一些例子——」

「在腦幹受損的情況下，是不可能復原的，」布里斯托醫師說。「令郎的蜘蛛網膜下腔大量出血。他的腦部有一條血管破裂了。這很可能是一出生就存在的異常現象，只是無法察覺，也沒有出現任何症狀。」

「家庭醫師從來沒跟我們提過。」

「他不可能知道這個狀況。這是無法預防的。」

「那該怎麼辦？你要拔掉他身上的導管嗎？」

「一直到諸位做好準備之前，我們不會採取任何措施，但是有一件很重要的事情得請諸位考慮一下。你們有機會捐出奇斯的器官。他的心臟、肺臟、肝臟還有腎臟，全都可以用來幫助其他病情非常嚴重的人。」

他的母親哽咽著問了下一個問題。「萬一你取下了他的器官，而他的身體有一部分還是活著的話，怎麼辦？」

「沒有所謂一部分還活著這種事情，而且我們不會從活人身上摘取器官，」布里斯托醫師說。「那麼，如果你們願意捐出奇斯的器官，你們就得迅速做出決定，因為我們時間有限。摘取器官以前，我們必須維持器官的灌流，以持續其生命力……」

他以單調的口吻繼續說著，但家屬不忍心聽下去。

但願他能表現一點點情感就好了，我心想。在某些情況下，我覺得家屬在乎的是醫護人員有沒有那份心，對於病況詳情反倒是其次。布里斯托醫師說他很遺憾，那是他的肺腑之言，我明白他說的是真心話。布里斯托醫師並不是鐵石心腸的人，畢竟他自己也有孩子。他給我看過子女的照片，還有養在鄉間別墅的馬匹。或許，他只是不曉得該如何對家屬表達關心之意，而又不損及專業形象。他擅長的是展現一流醫師的本色。或許，流露情感會擾亂他的心神，讓他無法勝任這個日復一日不停歇的工作。或許，真情流露所付出的代價的確太大。或許，這對任何人而言都是強人所難。不過我相信，如果他能夠對家屬表現他的情感，甚至是分擔一絲絲的悲痛，不但可以幫助家屬度過難關，家屬也會永遠銘記在心。

我用悲傷的眼神看著奇斯的家人，試圖彌補布里斯托醫師那種不帶一絲個人感情的態度，並用雙臂環住他們的肩膀，不過這番舉動似乎還是不夠。我決定靜靜坐在那裡，默不作聲。我願意見證他們的傷痛，希望我的陪伴能提供些許的安慰。

過了幾分鐘，我對著這個令人窒息的房間開口說道：「或許家屬想要獨處一會兒，思考一下整個狀況？」

他們看著我，目瞪口呆，卻面露感激。

家屬答應捐出奇斯的器官後，來到奇斯的床前度過最後一點時間，向他道別。母親哭倒在兒子赤裸的胸膛上，父親則站在病床的另一側，握著兒子的手。他相當詫異地看著兒子的手。幾個鐘頭以前，那隻手還牢牢握著曲棍球棒，此刻卻是了無生氣。

我繼續手上的工作，同時決定不照平時的習慣對病人說話。要是我這麼做，對象又該是誰呢？這個舉動不會產生效果，且會令家屬困惑。畢竟他已經死了，雖然監視器上的律動還很正常，雖然他年輕的臉龐看起來十分平靜、氣色紅潤，雖然他的胸膛依舊起伏著。

我照顧他們寶貝兒子的遺體，守護他珍貴的器官。

不過短短幾個鐘頭的時間，他從一個年輕健康的少年，變成一個情況危急的病人，變成一具死屍，變成一個裝滿珍貴禮物的寶盒。在這副軀體裡等著的是戰利品，來自一樁太早來臨、悲慘不幸的死亡。可是，難道我們是海盜，正為了這些寶物著手掠奪、侵吞這副人體嗎？我們的急迫與效率，常常使我覺得我們把人當成達到目的的手段，然而為了讓人體器官能維持活體狀態以供移植，我們得快速行動。屍體內部的器官是無法存留太久的，即使泡在裝滿保存液的桶子裡也撐不了多久。我們該如何讓這個過程變得更可敬、更高貴，同時不失效率地做好我們的工作？對於我們正在做的事情，我確信其意義。這個少年的生命結束了；他是一具肉體，一口箱子，一個容器，一個珠寶盒，裡面裝著藍寶石肺臟、紅寶石心臟、祖母綠肝臟。對其他人而言，這些寶藏可能意味著一線生機：珍貴如黃金，如乳香，如沒藥㊟。

博士三人來自東方，
攜帶禮物獻新生王。
跟隨景星在前引領，跋涉河流山崗。
啊，奇妙明星放光芒，
閃爍燦爛眞輝煌，
一直照亮，引向西方，領我們就主眞光。㊟

奇斯的父母轉身走出病房，他們的背影離兒子的身軀愈來愈遠，把兒子的身軀留給我們，託付給我們照管，那是我見過最悲涼的景象。

「他們家的耶誕節肯定毀了。」站在門外的摩蒂說道。

平安夜，
聖善夜。
牧羊人觸目而慄。

譯注：沒藥（myrrh），一種製作香料的藥劑。
譯注：這段歌詞出自耶誕歌曲〈東方三博士〉。歌詞中說東方三博士以寶盒呈裝黃金、乳香、沒藥，前去伯利恆拜見剛出世的基督耶穌。

見鬼了，我也戰慄起來，不過沒時間戰慄了。還有好多事情得做呢。替遺體做好進開刀房的準備。X光，心臟超音波，支氣管鏡檢查——全是為了確定這些器官仍處於適合移植的良好狀態。接著處理腦死造成的併發症狀：他的膀胱排出大量的無色尿液，這是某種糖尿病所引起的，成因是腦部受損使得荷爾蒙分泌混亂。體溫驟然上升要替他降溫，體溫倏地下降時得暖和他的身子。隨著血壓每一次的起伏高低，「力復非他」的劑量便一會兒增一會兒減的。我想起蘿拉那句常掛在嘴上的諷刺妙語：力復非他（Levophed）嗎？力復「廢」他（Leave'em dead）吧！

他的大腦已經不管用了——我們，或者說我，是根據所受的訓練如此研判。我在他身上用藥，無非是維持良好的器官灌流。**快住手呀，這不是太詭異、太恐怖了嗎？**不會，我這麼回答自己。他已經死了，而他的家屬則把這份大禮送給了我們。他們的兒子身上的器官與組織，可以挽救其他人的生命。明白這一點就好，我告訴自己。一樁悲劇可以造就好事，難道不好嗎？這兩個聲音——至少有兩個——不斷在我心裡對話著。

大地所有鐘鈴將齊鳴齊放，
就在耶誕節的早晨。

手術房裡很快就擠滿了人。

「大家達成共識了沒？」幾個外科醫師問起每個器官的狀況。「都準備好要開始了嗎？」

想要肺臟的胸腔外科醫師抵達現場，手術服與手術鞋早已穿戴妥當，滿懷希望等著摘取器官。肝臟小組也來了，要我抽取更多血液做檢測。

收割行動很快就要開始了。然後是漫長的冬季恢復期，接著，但願新的生命能夠萌芽。

那個耶誕節晚上，也就是我們當班的時間差不多快結束、正準備下班時有了狀況，至今我一想起來仍會發抖。當我感到戰慄，我會伸出手碰觸我摯愛的人，確定對方平安無恙；我會在坐上駕駛座時突然停頓動作；我會出聲祈禱——雖然我平時沒有祈禱的習慣。

「世事早已注定，無論你做了什麼或者不做什麼……不管你能不能安全抵達目的地或是撐到下一次過生日，」這話是我老公說的，他是個快活的存在主義宿命論者。「一切早已決定，只是你仍必須為所應為。」

「誰將得活，誰將死亡？」猶太教的拉拜，每年在莊嚴肅穆的贖罪日禮拜中都會這麼說，接著必定再補上這一句：「然而，無論生死是否已經決定，都不能免除你們行義的責任。」

法蘭西絲一邊忙著安頓她的病人，跑來跑去張羅一切，一邊跟我說了她所得知的些許枝節，只希望能在交班之前盡量多做一些事。我自己的病人早已送進手術室進行器官摘除，此時我大可以提早幾分鐘下班，不過我留下來幫她的忙。

根據她告訴我的那一丁點兒訊息，根據我從急救人員那兒聽來的報告，根據我對這些狀況的了解，不難想像整個意外事件的詳情。

事發當時路面一定有一片黑冰(注)，而車上的駕駛無法察覺也無法避開——當時他正帶著家人要去和自己的父母共度佳節。二十七歲的瑪格・海恩茲坐在丈夫史帝夫旁邊，兩個孩子在後座。史帝夫忽地偏離車道，企圖閃避一輛正從對向車道瘋狂衝來的車子。

「那個人鐵定也是——」史帝夫語音未落，車輪抓不住路面，車子開始打滑。他猛踩煞車，車身打轉，翻滾進路邊的溝裡。一會兒之後，有人發現車子的喇叭響個不停，小孩不停哭泣，史帝夫坐在駕駛座上動也不動，眼神呆滯。瑪格的身體前傾，毫無聲息。

救護車隨即趕到現場，急救人員對傷者施行復甦術，並通知醫院。兩名幼兒處於驚嚇狀態，幸而是VSS——生命徵象穩定（Vital Signs Stable）。三十多歲的史帝夫多處骨折和挫傷，可能有腦震盪。瑪格懷有身孕，VSA——無生命徵象（Vital Signs Absent）。救護車火速駛往醫院，並通知省立創傷中心：有一名可能已經腦死的病患，可望成為器官捐贈者。

此時，年輕女子放在牛仔褲口袋裡的呼叫器響了，她正在院裡加班。此刻是耶誕夜，她卻得為全省的突發狀況隨時待命。不幸的是，根據統計，佳節的飲宴與狂歡活動，使意外事故發生的機率遠高於其他時節。她要負責把所有可用的肺臟、心臟、肝臟、腎臟分配給各個移植手術中心。今晚會是漫長的一夜，她感到相當疲倦，也很失望不能在耶誕節與家人團圓。

譯注：黑冰（Black ice），是指氣溫在攝氏零度上下變化時，水氣在柏油路面結成一層又薄又清澈的冰，駕駛人容易誤判為路面積水。夜裡經車燈照射，很可能令駕駛人以為路面乾燥而高速駛過，導致意外。

她希望每一樁不幸事件都能帶來些許的好事。她熱愛自己的工作啊。

ＩＣＵ的人手嚴重短缺。夜班的值班護理小組長是凱西。

「貝琳達，」她會即興發揮搞笑本領，對先前設法排到耶誕節輪休的護士說道：「我們來打斷府上的午夜彌撒和拆禮物的時刻嘍。別費事兒脫長襪了！把蛋酒倒進水槽，裝著生火雞的爐子也關掉吧——誰在乎沙門桿菌啊？——趕快回來ＩＣＵ幹活兒啦。我們現在人手少到不能再少，但器官可是損失不起的啊！」

我可以想像到，史帝夫的父母愁眉不展，等著兒子媳婦帶著孫兒孫女進門。夜將深，飯菜都快涼了。

「他們上哪兒去了？」我可以想見他們這麼說著。

「好啦，親愛的，別發愁了。他們還在路上吧。塞車一定很嚴重，要不然就是在什麼地方耽擱了。」

「這麼晚還沒到，他們一向不是這樣的。」祖母站在窗前張望。

我想像警車停靠在屋子前面，祖母雙腿一軟昏倒在地上。兩名警官之一可能是個年輕女性，年齡或許與瑪格相仿，會握著傷者祖父的手，坐在一邊陪伴他。她大概也希望當下自己正窩在家裡，與家人共享耶誕大餐，然而此刻她得值班工作。

「喲！」凱西說著，看了我一眼。「我們會需要更多猶太護士的。耶誕節的時候，猶太護士是永遠靠得住的。」

蘿絲瑪莉正準備回家，不過她還是繞進來告訴我們，如果人手嚴重不足，她會在必要的情況下回來幫忙。

醫師宣布瑪格腦死。躺在急診室、情況已經穩定下來的史帝夫得知妻子的死訊後，極為悲痛，不過他相信，即使瑪格並未在駕照所附的器官捐贈卡上簽名，她仍會願意捐出身上的器官。她失去了性命，可是也許其他人能獲得活命的機會。瑪格就是——**曾經**是，他糾正自己的用詞（在這種情況下，這條文法規則是多麼無情）——這樣的一個人。

待命中的外科醫師全被叫來了。眼科醫師會想要那對清澈、年輕的角膜。有的醫師會把腎臟連胰臟一塊兒摘走，外加幾公尺的腸子。胸腔外科醫師會取走肺臟，心臟血管外科醫師則取走心臟。誰都希望這些器官處於良好狀態，不過即使有缺陷存在，還是可能派上用場。可望接受這批器官捐贈的病人需求孔急，願意賭上任何風險。甚至是殘缺不全或狀況不太可靠的器官——瘀腫的肝臟或老菸槍的肺臟（某回做完移植手術後，護士們紛紛發誓，只要一靠近捐贈器官的病人，就聞得到病人身上傳來一陣陳腐的菸味）——也可能用於移植。

瑪格的肝臟因為車禍而嚴重破裂，不過其他器官皆處於極佳狀態，將分別植入最需要接受移植、同時體質也與捐贈者最相符的受贈者身上。然而，最迫切的問題有待解決——瑪格肚子裡二十四週大的胎兒該怎麼處置？胎兒還能不能活下去？如果有無法存活之虞，又該挽救母親或胎兒？誰的性命享有優先搶救的權利？是否應該讓母親的身體靠著續命儀器維持運作，直到胎兒能安全出世為止，即便這麼一拖會讓她珍貴的器官陷入險境？或者，一個小生命，充其量說是一個得碰運氣的小生命，該不該讓它終止，好讓其他的生命獲得延續下去的機會？我們做的這一切——遏制生命、又笨拙地彌補死亡——到底對不對？大膽玩弄生命，彷彿我們還真有這能耐？我們是不是做過頭了？或許這一切早已注定，但是我們並不會因此而免除為所應為的義務。

上帝與罪人再親近。

該回家了。天色已晚，艾文與我受邀去朋友家參加耶誕夜的慶祝活動。這天也要過獻殿節，所以我會帶著九燈燭台過去，點燃蠟燭，眾人一起吟唱讚美詩歌，共享葡萄乾布丁與馬鈴薯煎餅。

我在大廳徘徊了一會兒，因為鋼琴還放在那兒，琴蓋沒有闔上，我無法抗拒琴鍵散發的誘惑力。

攜帶禮物獻新生王，
跟隨景星在前引領，
跋涉河流山崗。

在所有的耶誕頌歌之中，這首最具猶太色彩。它就跟任何一首我知道的猶太歌謠一樣陰沈，就算是所謂比較愉快的歌曲也不過如此。曲調是小調，應和著我心中的愁緒。歡樂與悲傷，怎能同時並存於我的內心世界、並存於我周遭的世界？然而悲喜一直是並存的。

一直照亮，引向西方，
領我們就主眞光。

然而，我無法忍受這一天以如此悲傷的曲調告終。

當聽天使在吟講！
歸榮光於新生王！
世間各國當奮起，
參加天軍來歡喜。

我與幾個正要離開醫院的人一起唱著。我將雙手跨向下一個八度，用勁使出力道，讓我的心隨著歌詞與旋律飛舞。沒錯，就像歌詞中所言，我們要獻上榮光讚頌；讚頌我們健康的身體，讚頌我們的朋友、家人，當然還要——我大膽說出口，只不過是輕聲對著自己說——讚頌上帝。

8 說感恩太沈重

我正把一個病人轉送到普通病房，途中她要求我在公用電話旁邊暫停一會兒。她是個年邁的女人，飽受肺炎折磨已久，不過現在她的病情已經有所改善，很可能幾天之內就可以出院返家休養。她要我幫她投一枚兩毛五硬幣，她存著這枚硬幣好久了，就為了打電話；接著她要我照著一張折起來的小紙片上所寫的電話號碼撥號。那是當地一家殯儀館的電話號碼。她從我手裡接過話筒，開始安排購買墓地的事宜。她拿出信用卡，要我念出卡號，她再對著話筒複誦。

「不是，我還沒死呢，」她對著電話另一端的人說道：「不過也許沒剩幾天了。」

有一次，我們收了一個名叫湯姆•凱托（Tom Kettle）的病人，我在電腦上輸入他的名字時，他補上一句：「簡單點兒說，就是「茶壺」（T. Kettle）啦㊟。」

譯注：T. Kettle與tea kettle（茶壺）諧音。

我抬起頭，迎上了蘿拉的視線，接著看向法蘭西絲。這種芝麻綠豆小事本來並不足以令我們哄堂大笑，然而在那一刻似乎是個不錯的引子。

「茶壺先生！」稍晚在休息室裡，我們仍為了這個小笑話笑個沒完，我說著還停下來揩掉眼淚。「這讓我想起一件事兒來。你們還記得以前那個英國女病人嗎，我們替她拿掉導管之後，她說的第一句話是『親愛的，能不能讓我喝杯茶？』」

「沒錯，後來摩蒂真給她端來一壺茶，故意把茶壺的保溫罩頂在自己頭上。那個病人一看到摩蒂的模樣，笑到假牙都掉在病床上了！」妮可說。

當然啦，這樁滑稽事件的經過，再度逗得我們捧腹大笑。

會向我問起工作情形的人，總是問同一些問題。我是如何保持情緒上的平衡呢？我為何對重症護理情有獨鍾？難道不會讓我意志消沈嗎？我為何不選一個比較快樂的地方工作，不去那種康復痊癒的人比較多的地方呢？不論我的答案是什麼，他們似乎都不甚滿意。

我開始懷疑，那些人之所以問這些問題，是因為他們聽到我的工作之後，心中會產生不舒服的感覺與疑問。這令他們惴惴不安、噁心作嘔，在他們內心引發對於自身平安與人終將一死的思考。這使他們猜想，同樣可怕的事情是否真有可能發生在他們自己或親友身上。他們為此感到不安。

法蘭西絲告訴過我，她是用什麼方式應付旁人的這類疑問。

「我跟他們說，我熱愛護士這個工作，特別是在ＩＣＵ當護士。在這段時間裡，病人的性命託付給你照料，你真的可以幫到別人。有時候你會把人從死亡邊緣拉回來。我是不會去別的地方工作的。」

妮可說明了她的態度。「不管病人能不能熬過去，都不會讓我心情沮喪，因為躺在病床上的不是你自己的家人。就算你跟他們在情感上有深入的交流、對他們全心關懷，等到值班時間結束，一走了之就是。」只是她似乎又想到了什麼。「不過，如果生病的人是自己親近的人，那就另當別論了。」

我沒問蘿拉，但她聽到我們的對話，無論如何她就是要說。

「讓我心情低落的不是工作，而是醫師。所有的活兒都是我們在做，功勞卻都給醫師占去。我們才是真正知道病患狀況的人，可是家屬一衝進來就問，醫師在哪兒？醫師怎麼說？他們搞不清楚，真正幫助病人好轉的是護士啊。」

當別人問起我的工作，有時我會以柯瑞斯威爾一家人的故事作為回答。這家人頭一回進ＩＣＵ時是由我陪著的。我對他們說明每一件事情，幫助他們習慣讓人發慌的儀器，說明警示音的意義，鼓勵他們勇敢說出心裡所有的疑問，任何時刻只要他們想探望住進ＩＣＵ的父親，我都特別通融。最後，我向這家人保證，他們的父親沒有受到疼痛的折磨。

「後來病人怎麼樣了？他有沒有好起來？」我的朋友們問。當然，人人都希望能聽到美好的結局。

「呃，沒有。治療並不成功。他病得很重，還有好多種併發症。不過他走得很安詳。」

即使是身為護士的我們，有時候也會把注意力放在死亡與瀕臨死亡的過程，忽略了那些我們參與過的成功病歷。許多生命是我們救回來的，我們把病人治癒之後，送他們走上愉快的人生旅程。如果他們回來拜訪我們，更是美事一樁！只是我們從未對此有所期待。其實，看到已經出院的病人造訪ＩＣＵ，還令我們有那麼點兒驚訝呢。他們為什麼會想重返這個令人不寒而慄的地方呢？就算他們曾獲得最具慈悲情懷、最溫柔和善的照護，仍然有很多體驗是令人不愉快的：點滴、用藥、插管、呼吸器、各式噪音。他們一定會想忘掉我們，把所有經驗徹底逐出腦海吧？然而，三不五時會有某個病人走進ＩＣＵ大門，想與曾經照顧過他的護士握手致意。他們認為，向我們一一致謝是很必要的，還常常在護理站櫃臺上擺一盒甜甜圈或大型盆栽。我們會揮手送別他們，用盡一切方法，或防堵或解除，總之就是不讓他們產生任何受人恩惠的感覺。我們**的確**希望受人肯定，但我們要的不是感恩。我們要的是謝意，而不是蒙恩的心態；兩者之間有很大的不同。

那些治療成功的例子，是我們最初走入這一行的理由。可是，即使病人沒有康復，如果我們相信就某種角度而言自己是有用處的，我們便能問心無愧地做下去。長久以來我們一直相信，為了期待病情能在某種合理機率下好轉，忍受治療的痛苦是值得的，因此我們熱愛在ＩＣＵ的工作，全心全意投入。我們ＩＣＵ裡的護士，大多數都不會去其他地方工作。至於離開ＩＣＵ的護士，往往又會回鍋。我們偶爾會收到謝卡或感謝函。

我們願以由衷感激的心情，感謝諸位先前對一名女性的照料；她在我們所有人的心目中有著非常特殊的地位。雖然我們把她交給了上帝，但對於她在受諸位照護期間所接受的技巧熟練、充滿愛心的照護，仍令我們感念不已。謝謝各位。

我們的工作充滿壓力，但我認為，我們之中有不少人靠著壓力成長茁壯。壓力使我們精力充沛、心神振奮。我們渴望接下具有挑戰性的病例，渴望解決錯綜複雜的問題，妥善運用我們的知識與專長。從事這種迷人、具有挑戰性、鼓舞精神的工作，壓力是必須付出的代價。往往我在白天或夜裡忙碌的當兒，攔下某個負責照護病重或急遽惡化患者的護士，問起他/她當天過得如何，對方的回答大概會是：「今天過得很不錯呢。天哪，你瞧現在都幾點了。時間過得真快！」

這份工作讓我們覺得生氣勃勃，受人需要，而且充滿活力——噢，真的好有活力！

我記得有一次，我進妮可病人的房間幫她的忙。我曉得她忙得不可開交。急救車已經推進來了，停放在一旁，看來她認為車子很快就會派上用場。她甚至早已在病人的胸膛接上體外心律調節器以防萬一，因為她注意到監視器螢幕上的心跳曾偶爾出現不祥的狀況，有時這種狀況預示了致命性的心律不整。我幫妮可替病人抽血，察看化驗結果，準備好抗生素掛到點滴架上，同時妮可告訴我病人的最新狀況。

「血壓很平穩。」妮可對著監視器點點頭。她在點滴裡混入更多的多巴胺，這是可以拉高血壓的強效血管收縮劑。問題是，雖然她的病人很需要多巴胺，但多巴胺也會令他的心跳速度加快到危險的程度。妮可調降了高低血壓警示音的界限，使她能在狀況發生時更快得到警訊。

「先前他才抽搐發作過一次，心跳過速的情形陸陸續續好幾回了，伴隨多次心律不整。他病得很重，不過蒂妲，多謝你的幫忙，我現在沒問題了。」

我看著妮可。她的臉因爲興奮而泛紅。她手上同時做五件事，腦子同時設想另外五件事。她全神貫注，得心應手，控制得宜，置身混亂的場面之中仍然應付自如。一個好大的微笑掛在她臉上。

只要有能耐，護士是很喜歡解決問題的。

我聽到有人在講電話，打斷了我的思緒。

器官移植協調師正坐在護理站握著話筒。一杯冷掉的咖啡擱在她身旁的櫃檯上，靠在她腳邊的是一只超大型的紅色塑膠製野餐用冷藏箱，我知道那裡頭裝著某個剛嚥氣的人身上的器官。她傾身向前，繼續講電話。

「你多久可以把他送到醫院來？……對，有一對肺臟……比對結果很不錯……」她笑了，與電話另一端的人分享這份興奮之情。「這通電話他已經等好久了……一年多了，我知道……對，真的等到了！好，我不希望你太急躁，但我們確實希望你儘快趕過來……別忘了，等我們進了手術室，還是有可能對這對肺臟的狀況不盡滿意。有時候我們會因為某些原因無法完成移植手術。如果發生那種情況，我們會讓他回到等待移植的名單……我們在這兒等你過來。小心開車。」

她掛上電話時，我們對彼此笑了笑。我朝她按了按手裡的彈簧筆。之前她發了好多這種筆和鑰匙圈給ＩＣＵ裡的所有護士，筆身上面印著兩句標語：「**別把身上的器官帶去天堂。老天曉得我們這兒需要您的器官。**」

我們自然不會知道哪些器官移植到哪些受贈者身上，不過往往能推知一二。我們每個人都有過不止一次的經驗：先是照護腦死捐贈者，接著把他們的遺體送進開刀房進行器官摘除手術，然後下一次回來上班的時候，照護的就是器官的受贈者。起初覺得有些殘忍，但我慢慢習慣了，隨即產生一種至今未曾改變的感覺：難以置信的奇妙。我的感覺確如「敬畏」這個字眼的意義：我滿心敬畏。

我們想盡辦法讓瑪格的身體維持運作，直到腹中胎兒至少滿二十四週。設法救這個寶寶，是她丈夫的決定。母親是活不了，但如果盡可能延續母體的生命，新生兒也許有存活的機會。所有的護士都參與了照護瑪格的工作，其中有些人更是牽腸掛肚地擔心著。

有一些護士會在這間病房裡多待一會兒，播放有舒緩效果的音樂給胎兒聽，對胎兒說說話，還聚在藥品室裡一塊兒祈禱，代表寶寶祈求上帝。

我畏縮不前，和其他沒有宗教信仰或對宗教持懷疑態度的護士一樣，認為不應該對一個胎兒施行這種不相稱的救治行為。我們這些人的想法是，人力上與財務上的所有努力與資源，應該施加於生者身上。瑪格已經死了，她僅僅孕育著一個充其量只能說是脆弱無力的小生命。每過一天，她身上的器官就愈來愈弱，惡化與感染的機率也愈來愈大，以致愈來愈不適合移植給他人。幾天之後，這件事獲得了解決：由於瑪格的身體狀況變得極不穩定，醫師只得在胎兒二十四週大的情況下接生，並且切斷瑪格的維生系統。結果這一胎是死胎。

「首先我會念一篇讚美詩，」齊蓋提神父說道，他把這個洋娃娃大小的遺體，放在瑪格病房裡工作檯上鋪著的綠色無菌毛巾上。看起來像是剛從小孩子嘴裡吐出來的娃娃形狀草莓軟糖，仍然濕潤發亮。「然後我們再為這個寶寶的靈魂祈禱。」

「您能不能給母親或寶寶施行臨終聖禮呢？」其中一個信仰天主教的護士問道。

「我們是不為死者塗抹聖油的，」齊蓋提神父語氣堅定地提醒她，同時看了她一眼，那眼神表示她對此事應該更清楚。他的確盡其所能讓那些護士稍感安慰。

瑪格的肺仍然堪用，但不幸的是海德布列其特太太沒能來得及接受移植。這個農婦罹患肺高壓症；她的病況急速惡化，而且身體狀況極不穩定，無法進行移植手術。於是她待在家中接受照護，最終在家裡嚥下最後一口氣。

我雖然不是很確定，不過我猜瑪格的肺臟捐給了幾天後由我照顧的病人。十八歲的傑瑞米罹患纖維囊腫。他這輩子活到現在，沒有哪一天可以輕鬆地呼吸。為了補足體內缺乏的酵素，他每天得吞下兩百多顆膠囊。

「我明白肺臟移植手術治不好他的病，」他母親說道：「但是對於手術能給他的任何幫助，我們都會非常感謝。他這麼年輕，天天都在掙扎著活命。」

顯然她自己也一樣，陪著兒子掙扎至今。

傑瑞米恢復情況良好。術後不過幾小時，他便甦醒過來，呼吸器也拔掉了。當天晚間，他的生命徵象穩定，於是我們替他拿掉呼吸導管。這大概是他這輩子頭一回不必吃力地呼吸，他驚訝不已，充滿詫異之情，我看了不禁感動流淚。

傑瑞米環顧四周，只是呼吸著。吸氣，吐氣，我們就這麼在一旁看著。

「好安靜啊，」他母親在我懷裡哭著說道。「我以前無時無刻都聽到他在咳嗽。真不敢相信！」

「媽，現在我得有個鬧鐘了。」傑瑞米說著露齒一笑。

「他以前從來不需要鬧鐘，」母親解釋道：「每天早上他都是給自己的咳嗽聲吵醒的。」

希薇等待肺臟移植將近兩年了。她也患有纖維囊腫；之前她的狀況不若傑瑞米嚴重，現在病情卻加劇了。她才十七歲，肺葉有好多小洞，是由黏液栓塞與不斷復發的感染所造成。

崔西負責照顧她，我過來幫忙，兩人分立於病床兩側，看著希薇一喘一喘地呼吸。我們給她戴上氧氣罩，供應純氧，即使每一次呼吸都是一次掙扎，她仍使出僅剩的些微氣力，用嘴形示意。

「媽咪，幫幫我……我沒辦法呼吸。」

母親握住女兒的手。「拜託你們，快想想辦法。」她對著站在一旁的我們懇求協助。我們束手無策。不能給她施打半點兒鎮靜劑，因為鎮靜劑很可能會使得她呼吸次數不足、導致血氧量不足。這個情形將迫使她必須做氣管插管，並得仰賴呼吸器。這一切會使病況倒退，而希薇也將從等候移植名單中除名。

這真是令人傷感的處境，令人目不忍睹。我們退出病房，在房外留意病人的狀況。

「裡頭怎麼了？」走廊對面的蘿拉問道。

「希薇需要打鎮靜劑和插管，」崔西解釋：「可是如果我們這麼做，她就沒有辦法作移植手術了。」

「如果她接受插管，勢必遲早要離開ICU。」一名內科住院醫師正巧路過。「他們一定會降低她在等候移植名單上的優先次序，甚至將她除名，雖然目前她是安大略省第一優先的等候移植患者。」

「我想，少量的鎮靜劑她應該還捱得住，」崔西說。「我認為她應付得了。鎮靜劑會減緩她的焦慮，也能幫助她呼吸。」我看著崔西仔細思考的模樣。她正在計算希薇的身高體重，判斷哪一種藥、多少劑量會產生最好的效果。她把希薇正在使用的其他藥物全都想過一遍，考慮希薇的呼吸速度、血壓、心跳、情緒會因為這些藥物產生的不同效果與交互作用。她回想先前數度照護希薇的情形，憶起希薇對鎮靜劑、止痛劑、抗焦慮藥物的反應。她逐漸拼湊出事情的全貌，加入自己的直覺與善意，想出一套行動計畫。

一名住院醫師走了過來，站在病房門口看了看希薇的狀況。「如果你把她麻醉了，她就不能自行呼吸，我們也得給她插管，她便毫無接受移植的希望了。她的體型嬌小，就算是小兒鎮靜劑劑量，對她來說也可能太強了。我不會冒這個險。」

「可是，在裡頭陪著她的不是你，」崔西說。你沒有站在那兒目睹希薇眼中的恐懼，目睹她的掙扎和母親的無助，我心想。對醫師來說，這是一件小事，但對希薇和她母親而言是一件大事。就長遠來看，是有可能變成一件大事的。我從崔西的眼神看得出，她打算賭一賭。

「我這輩子一直在犯氣喘，」崔西說出我們誰也不知道的事。「我曉得人不能呼吸的時候有多恐怖。沒有什麼比這更可怕的了。我知道這是一條很危險的界線，可是我想，一點點嗎啡會緩和她的焦慮，讓她的呼吸道暢通。我不忍心看到她這個樣子。」

住院醫師搖搖頭。「我不同意。冒這個險不值得。」

「我要去廣播找布里斯托醫師，」崔西說。她很清楚自己這樣對住院醫師嗆聲、還越級上報會引起什麼樣的後果。更重要的是，此舉可能會危及希薇接受肺臟移植的機會。

「他不會同意的。」住院醫師大喊。

過了一會，崔西眼淚汪汪地回來。「他說：『做你必須做的事情吧。你很清楚我並不同意。』然後他啪地一聲就把電話掛了。無論如何，我都要給希薇用藥。」

崔西明白，假如這個計畫造成反效果，醫師是不會支持她的。但我們會做她的後盾。

崔西回到病房，與希薇母女商量。布魯諾也加入了，他給希薇按摩，直到鎮靜劑送來。我找出鑰匙，打開痲醉藥品櫥櫃，取出嗎啡。我想，我看到崔西在注射嗎啡時雙手顫抖著。

「只注射一滴滴劑量而已。」崔西向希薇的母親保證。

這一切——護士的話語、撫觸、善意，還有嗎啡——使希薇急促的呼吸緩和了些。那是只有護士才有辦法掌握的。你必須置身現場，對這個脆弱微妙的平衡做出判斷。崔西有很敏銳的直覺，很強的分析能力。她見多識廣，可是她甚至不曉得自己有這項優點，甚至不明白自己是怎麼得到這麼多知識的。

希薇的母親順了順女兒的頭髮。「親愛的，你看起來好多了，你什麼事都不要煩惱。弟弟已經回家去照顧貓咪。我會打電話給爸爸，說你的情況好些了。現在，不要多說話。只管休息就好。」

隔天早上，法蘭西絲與我踏進電梯時，希薇的母親正好走出電梯。

「我要出去抽根菸，馬上就回來，因為希薇要進手術房。昨晚他們替她找到肺臟了！」

我們不自覺地回應這個母親的笑容，同時試著隱藏我們內心的擔憂。我們無法像她那樣欣喜若狂。我們明白，就希薇的狀況而言，就算她能活著離開手術檯，往後的康復不但耗時、困難而且很有可能再度惡化。進開刀房的前一天她的病情一度加重；可以想見這次手術會有極大的風險。

要感謝的不僅是諸位發揮的專精技術，還有諸位的慷慨相助與慈愛心腸。

絕大多數的護士都能接受器官移植的觀念。最主要的原因是，我們相信自己所做的是有益的事。我們知道，有許多人每天守在電話邊，祈禱能接到那通或許能救他們一命的電話。我們了解，悲傷哀痛的情緒或是某些道德及宗教信念可能會使家屬不同意捐出病患的器官；我們尊重他們的決定。然而，有時候會出現另一種狀況：患者早已簽署駕照上的器官捐贈卡，家屬卻在病患死亡後推翻這項決定。這種情形往往令我們失望不已，甚至感覺死者受到冒犯，因為他們的遺願未能實現。

「我們一旦死了，身體就不屬於自己了——任何跟身體有關的事物皆是如此。」布里斯托醫師解釋。「就這一點而言，法律規定得很清楚，」他補充道。

可是，有一次就發生了不清不楚的狀況，使我們大家都感到困惑。我至今仍不時為此納悶。那天晚上我學到了一個新詞彙。

「我安排你去照顧那個死亡飛車族（donorcycle）㊟。」日班的值班護理小組長凱西說。

譯注：donorcycle，是由 donor（捐贈者）與 motorcycle 組合而成的字，也作 donor cycle 或 donor-cycle。馬力超強、車速飛快的摩托車，不時造成年輕騎士重傷甚至腦死，因而成為理想的器官捐贈者。急診室醫護人員私下把 motorcycle 稱為 donorcycle，motorcyclist 稱為 donorcyclist。

「誰？」

「一個不怕死的機車騎士。他在摩托車俱樂部做替身。反正，他已經腦死了，可望成為器官捐贈者，但是眼前有個麻煩。」她微笑了一下又說：「我想，你夠機智，有辦法處理好，所以我才安排你過去。」

布里斯托醫師與院裡的律師早已到了病房。我試著注意聽他們的對話，但摩蒂的聲音一直蓋過他們的談話聲。

「這簡直就跟《人民法庭》（*The People's Court*）的案例一樣嘛。」摩蒂提到下午的電視節目。「**各位即將目睹的案件皆是眞有其事。參與的人員並非演員。他們都是訴訟當事人，兩造的官司正在加州最高法院待審。**」

「噓，」我說。「我想聽清楚發生了什麼事。」

「罹難者生前的確在駕照的器官捐贈卡上簽了名，可是他關係最近的親屬，也就是他的合法未婚妻聲明，如果我們不取出他的精子讓她懷上遺腹子，她就要推翻他生前願意捐贈器官的決定。」律師說道。

「以傳統方法取精是辦不到的，」布里斯托醫師向律師說明：「儘管技術方面有所進步。」兩個人交換了孩子氣的一笑。「這個病人已經腦死，若要取出他的精子，唯一可能的辦法就是動刀了。不管怎麼樣，更重要的是，最近親屬同意捐出病人的器官嗎？」

「同意，但條件是她要得到……另一項條件。也就是說，她要拿到手。我們已經對她解釋過，在這種情況下取精是不被允許的。死者必須在生前表達過明確意圖，在身故之後讓自己的精子用於這一類的目的。」

那玩意兒還有什麼其他的用途嗎，我心裡納悶。

「他是我的未婚夫啊，」站在床邊那個心煩意亂的漂亮女人說道。「我們連婚期都訂好了，就在情人節！」

「這下你了解到這件事必須立即提出來討論的理由了吧，」布里斯托醫師對律師說道。

「假如他還有可能成為器官捐贈者，這就是理由了。」

「如果我拿不到他的精子，我什麼也不會同意的。」她說。

「『落跑老爸』有了最新定義嘍。」摩蒂說。

「噓——」我要她別作聲。

布里斯托醫師提出一個還算有創意的建議。

「能不能先取精，然後鎖在一個低溫儲藏的設備裡呢？這樣一來代理人以及法院，就有時間做出深思熟慮的決定了。」

「我要他的孩子！」那名女子開始嚎啕大哭，然後傾身倒向病床上那具高大健壯、渾身刺青的身軀，伏在他的胸膛嗚咽流淚。「他希望我替他生孩子。」她改口說道。

布里斯托醫師開口了。「如果說拉烏爾希望死後能當爸爸，這實在很有問題，或者頂多是不太明確的事吧。」他緩慢而謹慎地說道。

「這還能叫做『當爸爸』嗎！」摩蒂低聲說道，只是音量不夠低。

「無論如何，我們永遠也不會知道死者在這種情況下會有什麼願望了。你以前有沒有跟他討論過生小孩的事情？」

「當然有。我們討論過很多次了。」

「你們以前有沒有討論過，如果他死了的話也要生小孩嗎？」

「當然沒有，」她惱怒地哭喊。「他從來沒想過自己快死了！他為什麼要那麼想？他才二十五歲，連遺囑都沒有擬。」

律師把布里斯托醫師和我拉到房間的另一端，摩蒂自動跟了過來。

「必須先判斷她的動機是什麼。她是真的渴望生他的孩子，還是說，有沒有可能基於金錢方面的動機，比如繼承遺產之類的？萬一往後這一年，她有了新的情人，那份，呃，樣本，又該怎麼處置呢？」

「你也想太遠了吧！我可不打算查探她的精神狀態或是她的戀愛生活，」布里斯托嚷著。「我懷疑她現在腦子到底清不清楚，有沒有辦法討論重要事情。」

「她似乎連男友的死都還無法接受。」我提到這一點。

有個外科醫師經過，示意我到走廊上跟他說話。

「到底在等什麼？」他瞄了一下錶。「我們早就準備妥當，一個多小時以前就在等他進開刀房了。」

「目前遇到一點障礙……我的意思是，一點技術上的小麻煩。」我忍住笑意。

這個外科醫師相當疲倦，想知道能不能在今夜漫長的苦戰展開之前先小睡一會兒，或者今夜到底會不會展開一場苦戰。這一切我都明白，不過，有時候外科醫師那種渴望「收割」的態度，要說他們的舉止像農夫，不如說更像獵人。

我回到病房裡，醫師和律師已經離開。病人的女友上前緊緊攫住我的手臂。她銳利的眼神令我害怕。她會傷害我嗎？我該怎麼設法通知保全人員發生了「白色狀況」——病人有暴力行為？摩蒂人呢？

「我需要他的精子，」她說：「我要你幫我的忙。」

她要我想辦法幫她取精？

「這是不可能的，而且違法。」我模仿醫生和律師的語氣說道。她整個人身子一軟，又往病榻上的軀體倒去。

好一道難題呀：如果某件事情是不可能發生的，那麼，說這件事情違法，還有任何意義嗎？有一種外科手術辦得到，但是這種手術於法不容，那麼，說這件事情有實現的可能性，還有意義嗎？

「用那套老方法怎麼樣？有沒有用呢？」她問，臉上帶著一抹淡弱的微笑。

就在那個時候，摩蒂出現了，交給我一張她草草寫下的緊急報告。

「戀屍癖！」

「我懷疑腦死的病人是否有辦法射精，」在掃視了這份筆記、又瞪了摩蒂一眼要她閉嘴之後，我順勢敷衍道。「不過我也不能確定就是。」身為護士，不時會遇到一大堆護理教科書上沒教的問題。「可是你也聽到律師說了，拉烏爾生前的確同意捐出器官，但他可沒同意自己死後要當爸爸呀。」

我回頭加入布里斯托醫師與律師的對話，兩人在病房外頭繼續討論著。他們正談到電激取精術（我注意到這兩個男人提到這個詞的時候不自覺地畏縮了一下），在缺氧一段時間之後取得具有生育力的精子又有多大可能。這一定會是很有趣的個案研究，可以拿來公開發表，布里斯托醫師鐵定是這麼想的。

幾分鐘後，那個女人走出病房，喜形於色。「我得到我要的東西了，」她輕拍手提袋，還舔了舔嘴唇。「你們想拿走什麼都可以，請便。」

我們不可置信地面面相覷。她在唬人嗎？

當然，我們永遠也不會知道。

在絕大多數情況下，器官摘取的階段進行地很順利，鮮少引發悲苦或困惑的情緒，至少在護士身上是如此。病患一旦宣判腦死，我們的工作就很簡單明瞭，而且多半是技術性質；雖然工作的過程仍然充滿壓力，而且有時間限制。不過，等到要把這些珍貴的少量器官分配給受贈者時，就很難抑制我們內心的看法和批評了。有時候我們的反應相當劇烈。

「我真不敢相信會有這種事！」有一天早上，摩蒂參加晨間巡房時嚷道。「幾個月前我照顧過這個病人，當時我還得從鼻胃管餵他喝威士忌，以免他發生震顫譫妄㊟（delirium tremens）的狀況。我記得精神科醫師說過，這裡不是戒酒中心，我們必須在另一種環境之下才可以著手治療他的酗酒問題。現在，才不過短短幾個月，他就陷入肝昏迷，肝酵素高到破表，可是他承諾以後滴酒不沾，所以院方才把他排進等候移植的名單裡。結果他們立刻就替他找到一枚合適的肝臟了，猜猜是什麼人的？一樁酒駕意外的受害者——她是兩個孩子的媽媽，而意外就發生在新年元旦當天！誰能向我們保證他不會走回酗酒的老路子，不會毀掉這枚新植入的肝臟呢？」她需要知道答案。「難道找不到更值得受贈的病人嗎？」

一陣沈默之中，我們很感激摩蒂勇於提出這個存在於我們所有人心中的問題。

「你認為，治療酒精中毒的病患就應該有別於先天性肝病患者嗎？」布里斯托醫師反問她。「萬物皆平等，為什麼要有差別待遇？」

「萬物並不平等，你自己也很清楚，」摩蒂說：「實際上，供需之間存在著不均衡的狀態。器官的數量不夠，沒辦法讓每一個有需要的人都獲得捐贈。」

譯注：震顫譫妄（DTs, delirium tremens），亦稱酒狂。該症狀最常出現於接受戒斷治療的酒精中毒者身上，病人停酒後三至五天內會出現情緒不安、盜汗、心搏過速、電解質失衡等自主神經失調現象，導致意識混亂，甚至昏迷。震顫譫妄是內科急症，可能併發肺炎、腎臟及肝臟疾病，或引發心臟衰竭而導致死亡。病人譫妄發作時給予飲酒，只能稍加壓抑戒斷症狀。

「還有服藥過量又怎麼說？有時候我也對這種情況無法釋懷，」崔西承認。「我明白這些病人一定是心理上生了病，才會做出失去理智的事情，可是，萬一他們重蹈覆轍，毀了新植入的肝，又該怎麼辦？這實在是很浪費。」

「我們當然不可以去設計什麼疾病等級表，不該讓精神疾病或者酒精性肝硬化的地位較低、權益較小，卻讓先天性疾病享有優勢地位；比方說膽道閉鎖，或是病況比較輕微的；比如肝炎。我們在這裡不是為了指責是非或者發表批評的。我們在這裡的目的是對病人一視同仁，根據患者在醫療上的需求施以救治。為什麼獨獨對移植手術另眼看待？我們治療體重過重的糖尿病患者時，難道沒有受到良心的責備嗎？我們也替菸槍治療呼吸道疾病，不是嗎？」他的雙眼閃動著熱愛這些問題的光芒。

「就算我們真的把酗酒當作一種病，為什麼不該期望某人能夠自我控制呢？特別是在他們的行為正逐漸對健康造成破壞、對家人生活造成危害的情況下？」我問。「器官是如此珍貴稀有。做這種要求太過分了嗎？」

「如果把這一切的開銷分毫不差地計算清楚呢？」摩蒂問。「我們不能夠再坐視這種情況了。」

「大衛，你會願意給賓拉登做腎臟移植手術的。」蘿拉對布里斯托醫師說。

「你得先找到他的人才行，」摩蒂說。

「這個嘛，我們當然會把他排進等候移植的名單裡。這就是加拿大醫界的優點，」布里斯托醫師說道，聽到眾人紛紛提出問題，他覺得很滿意：雖然並沒有找出答案，他也沒有一絲煩擾的樣子。反正，大家都曉得這些問題是無解的。雖然我們老是熱烈爭辯，我們也都明白，這些永遠存在的問題從來就沒有解決的可能，我們只能懷著這些狀況引發的不安情緒繼續過日子。

「好，我來提出一個道德兩難處境給各位吧，」摩蒂說。「假設黛安娜王妃當時繫上了安全帶，車禍發生後，五臟六腑毫無損傷。給你們一分鐘想想，英國皇室會把她的器官捐出去嗎？我可以想見，某個無家可歸的老酒鬼，在倫敦地下鐵搖來晃去，一口口地喝掛他那枚皇家捐獻的肝臟！或者，由某個一窮二白、值得接受移植的平民獲贈黛妃的肺臟？往後他血管裡流著的貴族血統，可是免費贈送的呢！」

照顧心懷謝意的「好」病人，醫護人員不該為此覺得比較輕鬆或愉快，然而對大多數護士而言，感覺確實是如此。我們試著要超越這種成見，絕對不讓我們的照護工作受到影響，可是，某個在腹部手術後產生嚴重併發症、轉由我們照護的女病患寄來的卡片，的確令我們覺得自己備受重視。

雖然我康復的機率很小，但是醫護人員的照護與奉獻，還有上帝的手，救了我一命。我再度獲得了含飴弄孫、享受天倫之樂的機會。你們在我受醫治的過程中如此竭盡心力，所以本人要向各位致上十二萬分的謝意。我對自己躺在ICU期間的記憶有限，這也許是好事，但家裡每個人都一五一十告訴我，讓我知道所有醫師護士在我住院期間是多麼努力不懈、多麼慈悲爲懷，爲此我要謝謝你們。

獻上愛與感謝。

「比起耳朵被咬掉的巧克力兔子——就是去年某一家人在復活節時送來的，你們還記得嗎——我還比較喜歡這種卡片，」蘿拉說著哼了一聲。「聊表謝意！」

「還有那瓶酸掉的櫻桃白蘭地，你覺得怎麼樣？」我想起另一個「禮物」。

然後又來了一封信，使我們不好意思嫌東嫌西：

我曉得我在跟各位相處期間是很難伺候的，我想對那些可能在我情緒低潮時被我亂罵一通的人致歉。住在ICU眞的是我這一生裡最痛苦、最恐怖的經驗，至今我仍因這場磨難產生的夢魘而飽受折磨。話說回來，我還是要對你們每一個人表達謝意。你們救了我一命。

値日班的時候，不見得有餘裕可以閒話家常或討論令我們頭疼的病人，但是在漫長的夜班時段一塊兒上班的時候，我們就有時間天南地北地聊了。深夜時分，醫院裡冷颼颼的——或者是因為身體的動作遲緩了些而覺得冷。如果ICU裡的病人全都平靜無事，我們便坐在走廊的一隅，肩上披著法蘭絨毯子，彼此之間的距離不等，好讓我們可以留意各自負責的病人與儀器狀況，必要時可以馬上起身應變。我們把腳擱在小凳子上，那種凳子通常是讓護士站上去，在病患床邊施行心肺復甦術用的。

在我們所有人之中，摩蒂值夜班最痛苦，因為她白天睡得很不好。「我上夜班的時候，」她發出一聲富有戲劇效果的呻吟：「人很不舒服。晚班讓我的新陳代謝跟行動遲緩的人一樣慢，或者跟死了兩天的屍體沒兩樣。」

夜班對大多數護士而言是很難熬的，不過有些護士只願意上夜班。

「我不喜歡上日班，」潘蜜拉說：「我以前也上日班，但現在不了。我永遠不會回去上日班。」

「是因為孩子的關係嗎？」我問。

「嗎，才不是呢，」她說。「孩子還小，他們睡午覺的時候我也可以睡啊。我不能忍受的是日班的那套應付手腕，而且所有的醫師閒來盪去的。家屬也會製造不少亂子。夜班通常安靜多了，晚上讓你更能掌握手上的工作。」

「當你告訴別人你要去上夜班的時候，別人那種可憐你的眼神讓我很感冒，一副你真是太慘了的表情，特別是在週末的時候，大家都要出去玩，你卻得出門去上班。」崔西說著緩緩起身，準備去替她的病人記錄生命徵象，順便也替我的病人記錄一下。

我看起來一定是快睡著的樣子，因為崔西問我：「蒂蒂，你還好嗎？還撐得下去吧？」然後輕輕推了我一把。

「快撐不下去了。」我咕噥道。

崔西回來的時候，補上一句：「我不喜歡別人把夜班叫做墳場班，這種說法太損人了。這是我們賴以維生的工作啊。我們可是日以繼夜工作的專業人士呢。」

我坐正，讓自己清醒一些，加入眾人吐苦水的行列。「我很受不了在太陽升起的時候上床睡覺，太陽下山以後才出門工作。大白天就這樣過去了，你卻完全沒曬到太陽，因為一整個白天都在睡覺。這讓我覺得下半輩子都不會過得太好。」我光是想到這點就呵欠連連。「感覺很畸形，很不健康。」

我們不時擔心上夜班會影響身體健康。有人會帶來報章雜誌上的文章，報導某某研究結果指出，輪班制的工作可能會縮短好幾年的壽命，也更容易罹患憂鬱症、糖尿病和心臟病。

「照這樣下去，我還不到三十歲，就會跟一百歲的人一樣老了。」蘿拉說。

每一次值夜班，總在某個時刻，一波倦意會襲捲而來，威力非常強大，讓我覺得自己就要倒下去了。有的時候，我很羨慕——甚至有那麼一絲絲嫉妒——躺在床上的病人。這就是我覺得自己即將精力虛脫的時候，而我每回都可以精準地知道這個時刻會在何時來臨。我很怕自己撐不到下班。有那麼一會兒，我會失去自己可以撐下去的信心。這種情形通常發生在凌晨三、四點鐘之間，有時則在四點半左右。我的眼皮有時候會闔上又張開，好像在眨眼睛一樣。我得瞧瞧手錶，確定自己眼皮閉上的時間長度不比一眨眼的時間久。這種極短睡眠(micro sleep)發生了好幾次，竟也幫助我度過難關，得到可以依靠的禮物，那就是「再生力」

㊟。幸運的是，每回值夜班，「再生力現象」幾乎總在同一個時間點降臨。

偶爾，而且只有在ＩＣＵ裡很平靜、沒有危險狀況的情況下，我們才會在休息時間輪流彼此掩護，小睡一會兒。醫師當然也會這麼做，而且我們明白，如果能躺下來休息幾分鐘，我們的工作表現會更好、更安全。ＩＣＵ裡有一間儲藏室裡床墊堆得高高的，很合乎我們的需求，在緊急情況下，假如我們真的急需躺著瞇一下，那麼空著的病床也行。(從病人斷氣之後移往太平間，到那張病床可以用來小睡一會兒，兩者之間需要的最短「冷卻期」是多久，護士們對此意見不一。一張病床殘存的死亡氣息，到底需要多久的時間才會飄散殆盡，好讓護士覺得能安心蜷臥在乾淨的床單上呢？對我而言，只要躺著往生病患的推床已經推上走廊、出了加護病房大門，那就沒問題了。此時病床已鋪好白色床單，立刻恢復乾淨舒爽的模樣，迎接往後的命運。)

不過，有一天晚上，我經過一間上鎖的病房，注意到門上貼了張紙條。

「請勿打擾。護士正在睡覺。」

這未免太離譜了。

譯注：「再生力」(Second Wind)，另譯「再生氣」，是指運動生理狀態跳躍至身心適應和舒暢的狀態。例如慢跑過程中，起初二千公尺令人覺得十分辛苦，但若持續下去，跑者反而會感到愈來愈舒適順暢。

某晚我與布魯諾各自負責的病房正好相鄰。我倆很喜歡和彼此共事，常開玩笑以姊弟相稱。我們把病房裡的工作檯搬到走廊上，因為我們必須把病房裡的燈關掉，同時又需要走廊上的燈光做病歷記錄、聊天、共享一包微波爐爆玉米花。此時約莫是等待「再生力」到來的絕望時刻，同時祈禱「再生力」趕快出現——要睡著實在太容易了，瞌睡蟲近在咫尺——我一抬頭，看到五個穿著三件式西裝的男人走進ＩＣＵ厚重的雙層玻璃門，大步踏上走廊朝我們而來，整齊的隊形有軍隊陣勢。這種時候來探病？是哪個人病入膏肓了，讓訪客大半夜地跑這一趟呢？我看看布魯諾，他用嘴型向我示意。

「他們是道上的。」

布魯諾起身迎接這批人馬，領他們往病人所住的病房走去。「幾位先生，請走這邊，」他一派殷勤，像高級餐館的領班，帶著客人走向他們預定的桌位。我很好奇接下來會發生什麼狀況，因為那個病人是潘蜜拉負責的，她不會容許不速之客在一切運作順暢的時候冒出來。

「我該不該去警告她一聲呢，省得她把他們扔出病房？」布魯諾輕笑。「說不定出現反效果。他們可能會請她入幫——」

「她抗拒不了這等好事兒的！對，你最好警告她一聲。」我建議。

然而等到布魯諾穿過走廊、抵達潘蜜拉負責的病房外時，還是晚了一步。

「很抱歉，各位先生，探病時間早就過了。」我聽到她這麼說。「明天請早吧。我們的病人需要睡眠。下回請先在等候室裡用對講機詢問探病時間是否合適。」

我聽不見那幫人的回答，而布魯諾就站在門外，不在他們的視線範圍之內，同時對著潘蜜拉比畫出開槍的動作，可是潘蜜拉沒看懂。一瞬間，我在猜他會模仿一匹鮮血淋漓的馬倒在床上的樣子。

「你們是病人的家屬還是朋友？病歷上有各位的大名嗎？病人的資料只能告訴病人的家屬。咦，你們是家屬？噢……我明白了。」她必定是注意到布魯諾的暗號了。「既然如此，這裡有幾張椅子，請坐。各位要待多久都沒問題。」

要潘蜜拉乖乖聽話，得勞駕黑道出馬。

過了一兩個月之後，有個高大的年輕男子帶著一本畫冊，還有個穿著黑色自行車短褲的嬌小女郎，來到病房辦事員的辦公桌前。我聽到擴音器通知我到護理站會客。

「還記得我嗎？」年輕男子面露微笑。我認不出他是誰，但我知道我應該記得他才對。

「我是傑瑞米。」他說。

「傑瑞米！」

「沒錯，就是我！」他眉開眼笑，站得直挺挺的，展現我們合作無間的成果，也就是他健康的體魄。「你瞧，我可以呼吸呢！」他做了一次深呼吸給我看。「當然啦，希薇也來了。」他用手臂環著她的腰。

站在那兒的是兩個人，我卻異樣地感覺到，那裡其實有四個人。另外兩個人失去性命，帶來兩份超級禮物，因此眼前這兩個年輕人才能夠自在呼吸。這天他們是以肺病病友團體成員的身分來訪。同爲肺病病友的珍貴經驗，使他們的感情滋長茁壯。

傑瑞米重返繪畫藝術學校習藝，希薇則過著隨心所欲的生活。

「傑瑞米，你對自己住在ＩＣＵ的事情，還記得些什麼？」

「老實說，我試著要把那段記憶畫出來。我看著其他癱在床上、身上連接著儀器的病人，我心想，天哪，之前我也跟你們一樣，可是我康復了。不過我並沒有因此感到慶幸，因為我明白，這些病患之中有些人將來無法活著離開。」

「你還記得任何比較特殊的事情嗎？」我問。「你有沒有覺得很痛？我們有沒有讓你覺得舒服一些？」

「我完全不痛，可是會做惡夢，就是醫生護士變成納粹黨人，在我身上做實驗那一類的。我曉得那不是真的，可是腦袋會惡作劇。噢，我想起來了，我夢見有曲棍球球員來看我。」

「那是真的，傑瑞米。楓葉隊的桑丁和多米曾經來探望你。你當時大概還處於麻醉狀態，沒有意識到他們來過。」

「哇。現在我曉得他們真的來過，那我可要樂上一整天了。不，其實我對他們來看我的事情沒什麼印象——我想是我媽告訴我的——但是我記得你。」

「你怎麼會記得我呢？有好多護士都照顧過你呢。」

「我做完移植手術以後，一出了開刀房，就是你照顧我的，而且你好像知道當時我心裡在想什麼。感覺上你一直都在我的腦海中。你曉得我想馬上見到父母親，接著我的心頭大患就是那根該死的導管。一路走來，你都陪伴著我。你就是我的一部分，一直到我又恢復自我為止。」

「這可比『一口炸餡餅』好吃多了。」經過護理站的蘿拉從櫃臺上的盒子拿了一塊傑瑞米帶來的點心。

「我也這麼覺得。」

傑瑞米露齒一笑，我就這麼看著他自然呼吸。

在我接受你們體貼照料之際，多半處於不省人事的狀態，但是我清楚記得，在我四周的空間裡，有一個溫柔、可靠、令我感到安慰的聲音。

致上謝意。

9 在ICU當家

我們的護士長蘿絲瑪莉，有一項嚴格執行的政策。她堅持每個護士都要輪流負責管理ICU。我在ICU工作即將滿一年的時候，輪到我上場了。雖然我曾經百般抗拒這項任務，後來卻樂於接受它所帶來的挑戰。暫時離開病人床邊，有助於我了解醫院裡和整個醫療保健體系的重要議題。

「今天忙嗎?」我問日班的值班護理小組長凱西，這天晚上我就要接下生平第一次的值班護理小組長任務。

「說忙不忙，說不忙也不見得。情況還算穩定，可是我也累翻了。拉一張椅子過來吧，親愛的，我來跟你報告一下。首先，有一個可能會成為器官捐贈者的腦死病人。他叫史都華•布萊蕭，二十七歲男性，在馬術比賽中被馬摔下地踩成重傷，腦部大面積受損;目前有幾個醫師在替他做腦死測試。下一個是娜荻雅•寇羅丹科，二十五歲，患有精神性劇渴症。你還記得這是什麼病吧。」她盯著我看。我必定是露出了那種「系統錯誤」的茫然表情。

「就是水中毒。她是精神病患，說是撒旦要她一口氣喝下六公升的水。她想盡辦法攪亂體內的電解質，成績還不賴呢。她的鈉離子濃度只有一一五！我真想拿鹽罐往她嘴裡灑！下一個是德契桑斯基太太，她今天剛動過頸動脈手術取出鈣化物，不過現在出現幾種併發症，情況不妙。你得安排她轉出去做神經外科會診。隔壁房住的是喬・賓德先生，三十五歲，四百多磅的大塊頭，病史包括酗酒與靜脈毒癮，曾因糖尿病酮酸中毒與腹痛多次住院。他這回是從牢裡直接送過來的——入獄原因是對母親動粗。他也有急性腎衰竭，正在接受洗腎治療。他的腸子因堵塞而破裂，今天在開刀房裡待了八小時，做了結腸造口。彼得・霍蘭德，四十六歲，四天前接受主動脈瘤修補手術。我覺得他的情況不樂觀。他的數值很不錯，可是他的人看起來糟透了。哈！他的墓誌銘可以這樣寫：『這個人的數值很不錯。』莎拉・米契爾，三十三歲，過去健康狀況良好，不久前出現類似流行性感冒症狀，一週後發生急性肝衰竭，昏迷指數一直降低，肝酵素指數升高中，正在等待肝臟捐贈。哎，假如我們連這種原本健健康康的人都治不好，還能救得了誰呢？

「接下來是一個叫伊萊亞斯・盧索的希臘籍觀光客，五十二歲；他來加拿大是為了會情人，結果發生MI。到院時有SOB症狀，但是沒有CP，沒有N或V。到院時發現HIV、HIT皆為陽性，還有CMV。噢，要應付的還有PCP呢。當然他也沒有OHIP啦。㊟這可是免費奉送的服務哦！我們要替他埋單的！」

「他快把二十六個字母湊齊了。」我說。

「不知他是怎麼辦到的！總之，我們今天必須讓他隔離，免得感染ＭＲＳＡ㊟——你曉得，這是新型的重複感染之一，對絕大多數抗生素都有抗藥性——再加上他長了一種新的小菌——畸形隱球菌！咱們再來瞧瞧其他的旅客——我是說病人——的情況如何……」

凱西以前在加拿大航空做過空服員，彼時的她年輕苗條美麗——這是她自個兒說的，我則懷疑那脫口而出的「旅客」二字是否純粹是玩笑話。

「好，今晚『登機』的還有哪些人呢？杜恩・卡車先生——這是他的真實姓名，信不信由你——他得了壞死性筋膜炎。一開始是一隻腳趾的指甲長進肉裡發生感染。短短二十四小時之內，細菌往上向腿部擴散，直達陰囊和臀部。他在開刀房裡待了一整天，接受清創術治療。你真該瞧瞧的——那真是一堂完整的解剖課。我老公以前在毛皮工廠上班，這個病人的腿看起來就像剝了皮的動物，壞死的組織深可見骨。總之呢，他腿部敷藥的面積太大，要幫他換藥，得由兩個護士花一個多鐘頭才能搞定。他目前因為敗血症陷入昏迷，情況很不穩定。

作者注：ＭＩ（myocardial infarction），心肌梗塞。ＳＯＢ（shortness of breath），呼吸短促，也稱氣促。ＣＰ（chest pain），胸痛。Ｎ（nausea），噁心。Ｖ（vomiting），嘔吐。ＨＩＶ（human immunodeficiency virus），人類免疫不全病毒，即通稱的愛滋病毒。ＨＩＴ（heparin-induced thrombocytopenia），血小板減少症候群。ＣＭＶ（cytomegalovirus），巨細胞病毒。ＰＣＰ（Pneumocystis carinii pneumonia），肺囊蟲肺炎。ＯＨＩＰ（Ontario Health Insurance Plan），安大略省醫療保險。

作者注：ＭＲＳＡ（Methicillin-resistant Staphylococcus aureus），抗甲氧苯青黴素金黃色葡萄球菌。

接著還有一個是——」

這時，有個身材高大、架式十足的女人，視線穿透臉上那副又大又亮的珠母貝框眼鏡，垂眼瞪著我們。「我的丈夫勞倫斯博士，必須馬上讓醫師看看。」

凱西嘆了一口氣。「很緊急嗎，勞倫斯太太？」

「他在咳嗽。」

勞倫斯太太從這張臉看向另一張臉，試著判斷哪個人對她比較有用。猜對的機率是百分之五十：我剛到班，凱西正要下班。

「是的，很緊急。」她對凱西說。白天她看到的一直是這張臉，而不是陌生的我。

「在病床邊照顧他的護士就可以處理這個狀況了，」凱西說。「我才跟蒂姐做交班報告到一半呢。她是今晚的值班護理小組長。」

「我要找醫師談話。主治醫師。」

「你有沒有注意到，如果我們告訴家屬，醫師手上還有十九個病人得照顧、而且絕大多數的病況都比他們的至親摯愛還要嚴重，家屬根本聽不進去？」凱西低聲對我說。「家屬只在乎自己所愛的人，不過，在醫院這種地方，睜一隻眼閉一隻眼也未嘗不好。」

她轉身面對那名女人。「勞倫斯太太，相信我，如果發生的是緊急狀況，醫師會出現在這裡的，立刻出現。」

勞倫斯太太一臉不滿意，趾高氣昂地離開了。

「那些個博士和他們的家屬最難搞了，對吧？他們總是要求特殊待遇。今天的日班是由貝琳達照顧勞倫斯博士，結果勞倫斯太太為了一件芝麻小事，把貝琳達身上的一條帶子扯掉，害得貝琳達哭了起來。我直冒冷汗，不過我還是走進去罵了她一頓。我說，如果她敢再用這種口氣對護士說話，我就要叫警衛把她送出醫院大門！想想那種場面有多難看！總之，我剛才說到哪兒啦？——鍾瑋太太，七十九歲，全身上下所有的病都到達末期——腎臟病，冠狀動脈疾病，還有癡呆症。她完全不會講英文——說起來，她根本沒開口講過半句話，因為她處於昏迷狀態。大批家屬隨侍在側。我看得出來，今晚是要守上一整夜了。得有人去跟他們聊一聊，把真相告訴他們。」

「真相是什麼？」

「就是她快死了啊。你曉得，華人家庭對這種事很難看得開。白天的時候有龐梅在，她跟我解釋過這一點了。華人對祖先相當敬畏，唯恐祖先的靈魂從墳墓裡跳出來指責兒孫這麼快就打發他們赴黃泉。反正呢，鍾老太太到院時已有老年存活不良的併發症狀。她本來待在家裡，突然不吃不喝，於是家人把她送來醫院。導管接了，顯微鏡看了，掃瞄做了，穿刺做了，就連細菌培養也做了，還是檢查不出她到底有什麼毛病。她女兒灌了她幾口湯，老太太吐了出來，接著心跳衰竭，就從普通病房轉過來了。她來到加護病房做的頭一件事是拔掉身上的氣管導管和點滴管。我們只好把導管和點滴管全部接回去，然後綁住她的手臂。她的家人到底有沒有好好想過，老太太或許想對我們說些什麼？噢，現在要講最後一個病人，但可不是最不要緊的。你剛剛見過他太太了——我想應該叫前妻吧。這個病人就是勞倫斯先生——對不起，是勞倫斯博士。勞倫斯太太堅持我一定得在病人的名牌板上加上『博士』這個頭銜。天哪，這些人的名堂真多！」

「他得了什麼病？」

「慢性肺病。鬱血性心臟衰竭和攝護腺癌，不過狀況還不錯，反正現在還可以啦。血液氣體值偏酸，所以轉來加護病房觀察。他可是有案底的呢。」

「什麼？」

「他進出我們這兒好多次了。瞧瞧他那一大落病歷吧。不管怎樣，目前他的情況還不錯。如果你需要空出床位收治別的患者，那麼應該轉走的人就是勞倫斯博士——信不信由你，今晚這裡狀況最穩定的病人就是他了。可是我很確定，如果你真要把他轉出去，家屬一定會鬧得不可開交。祝你好運囉。你只要記住蘿絲瑪莉說過的話：『你到這裡不是來比人氣的。』

「噢，普通病房那邊有兩個『藍色狀況』的病人。一個是心臟曾經停止跳動——萬一他的心跳停下來，我還真不曉得該把他安頓在哪裡。我們這兒確實沒有空床和多餘的人手。另一個病人呼吸停止，應該歸我們照料，但是我們沒有半張空床，所以暫時安置在心血管加護病房。你要有心理準備哦，明天一早心血管外科主任可能會跑來這裡大吼大叫，因為他也需要那張空床安置心臟手術病人。哎，你也看得出來，這一天下來是夠忙的了，不過你運氣不錯，今晚應該會很平靜。啊，對了，你看看是誰到處留下這些宗教經文。」她指著貼在藥品室門上的一張紙條。

那等候耶和華的必從新得力。
他們必如鷹展翅上騰；
他們奔跑卻不困倦，
行走卻不疲乏。

——〈以賽亞書40：31〉

「大概是哪個信仰虔誠的護士吧，」凱西說。「好啦，祝你好運。明天早上見囉。嘟嘟，拜拜啦，寶貝。」

勞倫斯太太站在護理站櫃臺邊，視線往下盯著我，手指按著太陽穴。「麻煩你給我兩顆『泰樂諾』（Tylenol）。」

「是你的丈夫要吃的嗎？」

「不，是我要吃的。我頭很痛。而且我先生——他住六一八號房——是個博士。」

「很抱歉，我不能拿藥給你。附近有一家藥房——」

「我會付錢給你，趕快給我兩顆。」她生氣地說。

「我不能給。我不知道你的狀況，對你的病史也不清楚。」我說。

「我不喜歡那個護士，」我聽到她對另一個來探病的人這麼說：「她會壞了事兒的。」

與平日的工作相較，擔任值班護理小組長的最大不同點之一就是耳朵裡聽到的聲音是來自電話、呼叫器、傳真機，還有內線鈴聲，而非儀器發出的警示音、嗶嗶聲和鈴聲。從頭到尾，像在下一盤大型西洋棋局，移動著所有的棋子——你必須清楚哪顆棋子該往哪裡走——在此同時，你得算準接下來怎麼移動棋子，為各種偶發狀況和可能的局面做好心理準備。這場棋局要下得漂亮，全靠策略。直覺也很管用。今晚這裡有二十個病人，二十張病床，以及勉強應付得來的護士。

依原定的狀況，隔天排好的接班人力照說是足夠的，除非有人臨時請病假。就在我到班後幾分鐘，病房辦事員告訴我，妮爾．梅森剛剛打電話來，說是明天請病假不來上班。

「好個驚喜啊！」蘿拉說，她負責的病房就在護理站隔壁。她翻了翻眼珠子。「這回她用的是什麼藉口呀？壞血病嗎？黑死病嗎？她是不是告訴你她母親死了？如果有，你要記得問她，這回死掉的母親，是否就是去年死掉的同一個！」

「蘿拉——」我故意拉長語調提醒她，大家都知道妮爾的問題挺嚴重的。

我接班還不到一小時，院內的公共廣播系統響起：「藍色狀況，藍色狀況。」

「這叫做換班症候群，」蘿拉說。「某個做晚間巡房的護士發現病床上有具冰冷的屍體。」

我立刻準備清理那間剛剛空出來的病房；原先的主人被判定腦死，已經進開刀房準備捐贈器官。一切都得打點好，以防那名呼吸停止的病人要轉進ＩＣＵ來。

「麻煩你打電話，請病房裝備組派人來打掃這間病房。」我對病房辦事員說道。

「蘿拉已經替你聯絡了。」辦事員回道，繼續講私人電話。

「好，咱們上樓去吧，」今晚的值班住院醫師邁克說道。「或許會交到我們手上。」

那是我們唯一的空床。當然啦，所有的護士都不敢吭氣──本來那張床還可以用來打盹兒的。

醫師、護士、呼吸治療師齊聚一堂，七手八腳地想挽救那名呼吸停止的病人。有個護士高踞在病床上，狀甚敏捷地壓迫病人的胸腔，每一次用力擠壓，免不了聽見病人的肋骨嘎吱作響。偌大的塑膠導管插入病人的嘴裡；我注意到病人的胸膛起伏，那代表導管順利進入病人的肺部。病人的一隻胳臂從床邊垂下，護士在接上病人胳臂血管的點滴袋裡注入藥物；另一隻胳臂隨即被插進大號的靜脈留置針。有護士站在一旁負責做現場記錄。她已經填滿頁面空間，胡亂撕下一張紙巾繼續寫。

有個護士從那群人之中走了出來，向我報告。「黎里先生，一百零四歲，過去健康狀況良好，平日獨居在家。到院時罹患肺炎。他先是呼吸停止，接著心臟──」

「我沒聽錯吧？」

「我明白。」她微笑。「他看起來還算硬朗，不是嗎？才剛度過一百零四歲生日呢。」

邁克走了過來。「他們已經讓他穩定下來了，但顯然需要下樓住進ＩＣＵ。我們還有人力和空床嗎？」

「你曉得這個病人一百零四了吧？」我問。

「那是他的心跳速度嗎？」他瞄了瞄接在病床上的可攜式心臟監視器。

「不，是他的年齡。」

「哇，」他吹了聲口哨。「真是個健康的一百零四歲老人。」

「沒那麼健康了。你覺得把他送進ＩＣＵ是個聰明的主意嗎？」

「你有什麼建議？」

「這個嘛，撤掉所有的儀器，如果他露出痛苦的樣子，就給他一點嗎啡，然後一塊兒守在他身邊，握著他的手。依據常識，這個狀況是他生命告終的信號。他已經體面地活到這麼大把年紀了，你也曉得他進了ＩＣＵ之後我們會對他做些什麼。你真的認為我們能替他爭取到更多時間嗎？他又得付出什麼樣的代價？」

「可是他本來很硬朗的。還有辦法獨自生活呢。你覺得我們應該讓他犧牲掉，就因為他老了嗎？這叫年齡歧視。」

「我要問的是，我們該這麼做嗎？老先生先前有沒有任何指示呢？我們總不能這樣二話不說就收了他吧，不是嗎？別忘了，邁克，那是我們唯一的空床。接下來需要進ＩＣＵ的病人，都得去別家醫院。」

「我們就別在這兒扮演上帝了吧，」他說。「這些抉擇都是我們完全無法控制的。」

「但是，每一個抉擇都會影響到其他的選項，我們所做的每一個抉擇都會對人命造成影響啊。就算毫無選擇，也是一種選擇。」

這個節骨眼兒上自然不該討論一個陌生人的壽命長短，我們卻講到這上頭去。

邁克快速翻閱病歷，去找主治醫師討論病情。他回來的時候說道：「院方對老先生的意願一無所知。我們必須收這個病人。再說，我們已經開始盡力救他了，現在可不能喊停。」

「你要讓他進來？」

其他人已經離開病房，我可以靠近一些。老人的表情很痛苦，薄如紙而且滿是皺紋的皮膚抵著呼吸管，有如馬兒抗拒韁繩上鋒利的馬勒。「至少可以給他一點鎮靜劑吧？」我問。

「那會讓他血壓下降，況且他的血壓已經很低了。」

我自己測量了一下病人的血壓，幾乎聽不到心臟收縮的聲音，徘徊在八十邊緣。

「我們必須讓他進ＩＣＵ，」邁克說。「你有你的道理，但我們沒有選擇了。」

「他的家人呢？他的家人在哪兒？」我突然很不希望老人的尊嚴被ＩＣＵ剝奪。

「沒有家人。他活得比所有家人都要久。他的兒子死了，還有一個七十歲的女兒得了阿茲海默症，待在安養院。有一個姪女在英國，不過她已經多年沒見過老先生了。我和他的家庭醫師談過，家庭醫師說他們從沒討論過身後事。你以為這種話題會在他九十歲的時候就提起的，對不對？他還有個女朋友，然而不幸的是——」

「女朋友？」

「不無可能啊。男人的性能力可以一直持續到——」

「我的意思不是——」

「總而言之，他的女朋友幾個星期之前去世了。」

「噢。」我咬牙切齒吐出這個字，繼續出擊。「萬一他在加護病房裡心跳停止了，到時候我們又該怎麼辦？」

「你覺得怎麼對就怎麼辦，然後再告訴我。」

我恨透了那種姿態所包含的怯懦與狡詐。這一套我已經辯過不曉得多少次了。

「那麼，忙這一場只不過是為了保護你的——」護士遞給我一只塑膠袋時我住了嘴，袋子裡裝的是黎里先生的個人物品，邁克和我便把沈重的病床推向走廊。

每當我看到病人帶進醫院的個人物品，總是令我百感交集。當初把這些物品放進入院行李時，他們必定期待自己有一天還能用得上吧。對我而言，這些東西就像來自另一個國度的紀念品；物品的主人有可能回得去他的原鄉，也有可能回不去了。多年來，我看過的個人物品包括：粉紅色的毛皮拖鞋，仿製的美國賽車協會的賽車夾克，一盒保險套，地鐵代幣，一本厚三百頁、卻只塡了幾頁的字謎書，一條啃過幾口的巧克力棒，還有幾張捲起來的兒童蠟筆畫，上面寫著：「**外公，趕快好起來哦，愛你的梅根。**」

黎里先生的「特惠」超市購物袋裡，裝有下列物品：一個裝著假牙的塑膠盒，假牙在藍色的液體中碰來撞去；一副老花眼鏡；一串念珠；一件法蘭絨格紋睡袍；昨天的《環球郵報》；一張「**百歲生日快樂！**」的卡片，署名的是「**你的甜心**」。

「你不是說他一百零四歲了？」我們進入電梯時，邁克問道。

「我想『一百零四歲生日快樂』的卡片，銷售量很有限吧，」我冷冷地回答。

等我們把黎里先生送到加護病房，我派遣剛送走腦死器官捐贈者的妮可照顧老先生。我把收治經過告訴她之後，她臉上露出的沮喪表情，正是我的心情寫照。

「我曉得我們不該對這種情形表示意見，」她說：「可是這麼做是不對的。」她握住老人的手。「這麼冰冷，這麼瘦，好像要斷掉似的。」

我坐在護理站，邁克走了過來，瀏覽隔天的值班人員名單。

「我肚子好餓，」他說。「這裡有東西可以吃嗎？」

「食物櫃裡有一個鮪魚三明治。那是戴利太太的。」

「她可能會想吃吧？」

「今天下午去世的病人就是她。」

他用手梳了梳頭髮。「老天，我累斃了。我女朋友也是住院醫師，她說，我們這種工作是在用某種形式控制生育。」他說著趕緊在病人的病歷表上作記錄。「嘿，西弗士林（cefotaxime）的一般劑量是多少？一天四次、每次一克，還是一天三次？」

萬一我告訴他答案，但是說錯了怎麼辦？

「我不記得了，」我說。

「隨便啦。」他咕噥道，在病歷上草草寫著什麼。

「你決定選哪一科了嗎？」

「大概是放射科或病理學。不必太過頻繁接觸病人，可以過得體面些。想起來也挺好笑的，剛進來的時候一心想要多接觸病人，現在的想法卻完全不一樣了。」

我瞧了他一眼，他知道我對他的評價已經走下坡了。

「我知道這樣說很奇怪，你可能會納悶，這小子當初學醫，到底為的是什麼？我只是發現，最困難的部分是處理病人。除此之外，醫學的每一個環節我都喜歡。」

他指的是科學，是謎題，是疑難問題，是數學運算。是那些可以控制、測量、理解、校修的事物。

「我想也是，」我嘟囔道。「對了，邁克，那個肝衰竭的年輕女病人——她的澱粉酵素升高了。」

「我好累，累得沒辦法去想鑑別診斷的事了。」他把頭趴在桌上。

「她有可能得了胰臟炎。你覺得我們應該給她照超音波嗎？還是做一下血液檢查？」

「大概吧。」

現在時間二十三點整。如果沒有新的病人進來，也沒有別的護士請病假，那麼明天接班的人力是足夠的。我巡房的時候，不斷發現牆上、櫃檯上貼著小紙片，上面有手寫的字句。

倘若這人與那人有嫌隙，總要彼此包容、彼此饒恕。主怎樣饒恕了你們，你們也要怎樣饒恕人。

——〈歌羅西書3：13〉

留下這些字條的人到底是誰呢？嗳，反正也沒什麼大礙，不是嗎？

「**病**房助理人呢？」我問病房辦事員，她窩在護理站裡抱著電話，壓低聲音在跟男朋友講個沒完（蘿拉宣稱偷聽過兩人在電話上打嘴砲）。「麻煩你打電話給病房助理。我們需要人幫忙，替一個四百磅重的病人翻身。」

「她就在休息室裡打盹兒啊。」辦事員打手勢要我等一下，然後遮掩著話筒低聲說道：「嘿，崔佛，我等會兒再打給你。」

「助理在睡覺？她剛剛才到班的！」

「她昨天值大夜班，還沒恢復元氣。老天，那病人可真龐大。她要我告訴你，大約一小時以後叫醒她。」

「那你建議我用什麼方法叫醒她？扔炸藥嗎？」

病房辦事員咯咯發笑。「那女人啊，睡得可熟哩。」

「朗尼呢？」我不情願地問。朗尼是另一個病房助理，他的大光頭、馬汀大夫鞋，還有頸間那條髒污、磨損的紅色細繩，看來頗為駭人，特別是在夜裡。但是他孔武有力，胳臂強壯，如果沒有他的幫忙，負責照顧那名超重病患的護士愛蜜麗就沒辦法幫患者在床上變換姿勢、讓他舒服點兒了。

「大個子，你還好嗎？」我聽到愛蜜麗向她的病人賓德先生問道。

他的喉嚨裡插著導管沒辦法說話，但還是點頭回應。

「今晚我們要來沖個涼嘍，你說好嗎？」她說著把他蓬亂的頭髮往後順了順，對他露出微笑。「朗老大來了。我們先幫你翻身，然後我會替你好好刷刷背。沖涼的時候想不想跳個舞呢？來點兒音樂怎麼樣？」她找到一個重金屬搖滾樂電台，隨著猛烈的樂音彈指作響。

愛蜜麗的用詞和語調，聽起來多麼讓人寬心啊！

病人點點頭，眼睛張得大大的。他必定是被愛蜜麗的尊重之舉嚇到了吧。這個受盡暴力摧殘、吸食海洛英成癮、患有偏執狂的精神病患、無家可歸的男人，這一生可曾受過友善仁慈的對待呢？

喬琪娜是院裡的護理督導人員，她經過ＩＣＵ時告訴我，有人威脅院方要送炸彈來。

「老天，我們得疏散嗎？」我問。這會是我頭一回碰上「黑色狀況」呢！

「不不不，不要擔心，」她說：「只是要多多留意可疑的包裹。」

我看見摩蒂忽然忙著整理紙板，剪刀和繩子。

「喬琪娜，我沒時間到處找炸彈吶，」我告訴她。「而且，炸彈長什麼樣子啊？這種事情不是歸警衛管的嗎？」

喬琪娜笑出聲來。她是個上了年紀的婦人，家鄉在印度孟買，多年前獨自離鄉背井謀生，一步步爬到護理督導的位子（雖然我們常常納悶，她怎麼不把幾乎糾結在一起的黑色眉毛稍微修一修，讓它變成兩道弧形，分別停在兩隻眼睛上方？）

摩蒂翻了翻眼珠子。「我們忙著照顧病人。你要我們怎麼找炸彈啊？」

「我也不曉得呀，小姑娘。」她快活地搖了搖頭。

「唷，喬琪娜，你這不是自打嘴巴嘛，」摩蒂說。「如果你承認你自己不曉得怎麼找炸彈，你又怎能指望我們曉得呢？」

「是呀，說得沒錯，」她附和道。「自打嘴巴。的確如此。我打得還真準哪！」

「沒有其他事了吧，喬琪娜？」我問。

「謝謝你提醒我，小姑娘。有一家人一直打電話到醫院來。這家人的父親在你們的加護病房過世，可是他們找不到父親的眼鏡、假牙和皮夾。你有看到這些東西嗎？」

「我不能說有。要找皮夾我還可以理解，但是找他的眼鏡或假牙做什麼？你不是說他死了嗎？」

「是啊，親愛的，我明白，但是他們想讓眼鏡假牙和父親的遺體一起入土。」

「你們曉得我奶奶會怎麼說嗎？」蘿拉說：「生不帶來、死不帶去。」我們沒找到那些東西。喬琪娜正要離開的時候，摩蒂喊了她一聲。

「喬琪娜，我找到這個。我想這是你要的東西吧。」

她遞給喬琪娜一個剛做好的小紙盒。裡面有一張紙片，上面寫著：「**轟隆！砰！**」

「噢，你們這些小姑娘！真愛開玩笑！」

我把恐嚇炸彈的事情告訴住院醫師。「這點事不會浪費我的睡眠時間，」他急躁地說：「大概是因為我根本沒機會睡半秒鐘。」

「喏，我們得把瑪莉莎・德契桑斯基太太轉出去。」

「這是哪個病人——」

「她是蘿拉的病人。六十八歲，必須接受神經外科手術，這種手術只能在本『公司』的一家『分公司』進行。」我忍不住以厭惡的語氣說出這個詞兒。「她在本院作血管外科手術後產生併發症。現在她必須作神經外科手術，但是必須轉去分院才能做。」

「應該有人去告訴病人一聲，他們是不可以同時得兩種病的。」聽著我們對話的蘿拉發表意見。

「外科醫師準備好要替她動手術了，可是負責送她過去的救護人員還沒出現。」我說。

蘿拉有新的觀察報告要發表。「這證明我們戰後嬰兒世代已是青春不再了。我這個六十三歲病人，名字叫瑪莉莎，哪天這些老年病患的名字就會是蒂芬妮奶奶、傑森爺爺了。聽著，德契桑斯基太太病情惡化得很快。她得做腦部手術。」

「我已經和轉院小組聯絡過，他們說至少要一個鐘頭才到得了。」我對他們兩人說道。「他們已經上路了，但中途要去接另一個病人——有個十幾歲的孩子吸食快樂丸過量。我去打電話給調度員，告訴他們德契桑斯基太太病況相當緊急。」

我回到一百零四歲的黎里先生病房，妮可在裡面照顧他。

「我們能怎麼辦？」我和妮可彼此以眼神互相探詢。

「真悲哀，我們竟然這樣子對待社會上的老人家。」妮可搖了搖頭。「你瞧瞧，他的頭髮和指甲修得多麼整齊，玫瑰經念珠磨得發亮。」

我曉得她自己的念珠也一樣亮。她把念珠放在老先生手裡；這隻手上插著靜脈注射針，生理食鹽水注入泛青的血管。我站在那兒，看著食鹽水一滴滴落下，好像沙漏裡的沙。

「我只給了他兩毫克的嗎啡，因為他掙扎得很厲害。邁克要給他插動脈留置導管。」妮可聳聳肩，試著不去想這件事。她裝了一臉盆的肥皂水，用海綿替病人擦澡，一吋吋皮膚仔細地擦洗，在他身上蓋了好多條毛巾。我在一旁幫了她一會兒。

其他人似乎都沒什麼狀況。

潘蜜拉在她負責的病房外頭看雜誌。她照顧的病人失去知覺，相當平靜而穩定，不需要特別顧著。潘蜜拉先前打電話來指定要照顧這個病人。她說自己很疲倦，犯偏頭痛，還正逢流行性感冒與經前症候群。

「那女的是個懶鬼，一整夜根本沒離開過椅子，」蘿拉走到護理站對我說：「我要拿粉筆沿著她的病人四周畫線，隔天早上就可以證明她根本沒替他翻身。」

「聽著，」蘿拉擋住邁克的去路，繼續發飆：「你最好想點兒辦法走後門，或者打電話找大衛・布里斯托，反正怎樣都行，趕快把我的病人送去西區的分院。她的左半身幾乎不能動了。如果轉院人員一小時之內到不了這兒，就完全沒必要跑這一趟了。到那時她早就全身動彈不得，麻痹癱瘓。除非要我背她過去或者讓她搭計程車……」

「好好好，我知道你的意思了。」邁克說。

「我去打電話找布里斯托醫師。」我說。

「哇，你可真勇敢。」妮可也來到護理站，把手伸進今晚大家分食的那包酸酪洋蔥口味的洋芋片裡，袋子皺巴巴的。「他會叫你自己想辦法。」

「他有必要曉得現在的狀況。」

「你還真嗆啊，蒂妲。」法蘭西絲對我微笑說道，她站在她負責的病房裡旁觀這一切。

「你能相信我們把她從小狗一隻養到現在這麼大了嗎？」蘿拉說。

「是啊，而且你瞧瞧我們養出了一頭怪獸呢，」法蘭西絲驕傲地說。

「根本是條毒蛇嘛，」這話從蘿拉嘴裡吐出來，可是讚美之詞呢。

「柯琳的病人快死了，」蘿拉過來告訴我。今晚當家的彷彿是蘿拉，她對周遭發生的所有狀況一清二楚。「柯琳還是新手，所以我會去幫她一下。只要她的病人一死，你記得馬上打電話給病房裝備組，叫他們派人清理病房；假使有新的病人進來，你就有萬全準備了。」

「別聽女魔頭的，」法蘭西絲對我喊道。「你照自己的意思做就好。」

「你得把病床準備好，免得有病人需要用到，」蘿拉說。「今天晚上有人**拚死**要進來呢！」她指著那一百零一扇封得死緊的窗戶，還對著窗戶發出狼嚎一般的聲音。「瞧，今晚是滿月。」

「我曉得，」我一邊盤算一邊說道：「目前ICU是滿床。如果別科有心跳、呼吸停止或急診病人，我們就得把某個病人轉走——這個病人應該會是勞倫斯博士，因為他的狀況最穩定。我最好去提醒一下薇拉麗，叫她做好準備。」薇拉麗負責照顧勞倫斯博士。

「勞倫斯一家人恐怕會不太高興，」薇拉麗聽了提出警告：「特別是如果我們要在大半夜把他轉出去。」

「這個我知道。我只是要告訴你，萬一有其他病人要進來，比方說院內有患者心跳停止，或是急診室要送病人過來什麼的。我只是先知會你一聲。」

「如果勞倫斯博士今晚必須轉出加護病房，明早一定得找人在醫院門口攔住家屬，免得他們看到空床，在我們有機會解釋之前鬧得不可開交。」

薇拉麗的「嘮叨一覽表」上列了一長串事項，等著要和住院醫師討論一番。她把這些事項寫在一條外科手術膠帶上，貼在帶輪子的活動桌桌面，字體正如她在長篇浪漫神祕小說手稿中的筆跡一般娟秀。

1　整個肺部的不正常呼吸音過多。以前沒有發現。體溫升高到三十七．五。胸腔有爆裂音。請檢查X光片。兩側有浸潤現象。已做血液培養。請在醫囑中要求做胸部物理治療，並更換更廣效的抗革蘭氏陰性菌抗生素？

2　腸道已三天未蠕動。必須使用輕瀉劑。

3　病人需要皮下肝素注射，以預防深部靜脈栓塞。

又出現一張經文紙條了，這張貼在那名感染HIV的希臘籍病患房門上。

人若與男人苟合，像與女人一樣，他們二人行了可憎的事，總要把他們治死，罪要歸到他們身上。

——〈利未記20：13〉

這張字條是誰貼的呢？自然不是負責照料那名患者的護士蘇曼了。我環顧四周。有幾個篤信宗教的護士上夜班沒錯，但他們不會用這種方式把自己的信仰強加在他人身上吧？或許是某個身負拯救異教徒靈魂的使命者。這個人當然不會是齊蓋提神父。今天下午戴利太太去世的時候，神父很可能人就在ICU裡，或許他對此事略知一二。柯琳過來找我，我看得出來她剛哭過。

「今晚鐵定要耗上一整夜了，」她說。「實際上，我的病人已經死了，但家屬一直逼我維持她的生理機能運作。他們圍坐在病床邊，緊盯著監視器。我敢說，監視器上的綠色線條讓他們抱著希望，認為她會好起來。每次她的血壓一往下掉，他們就要我繼續增加強心劑的劑量，增加氧氣純度，但現在我已經把所有東西的劑量都調高到極限了。他們還帶了一個小孫女來，她嘴裡一直用中文唱著『耶穌愛我』。我的心都要碎了。」

我能感受到柯琳的心情，她受困其中無法脫身。我同情那名患者，她大概已經陷入深度昏迷，對周遭的一切毫無所覺。我體諒家屬的反應；我曉得他們很快就會被悲痛的情緒所吞沒。然而那天夜裡，身為ＩＣＵ的值班護理小組長，我心裡最在意的是，如果需要讓那張床空出來，我該怎麼做。

「我要去插動脈留置導管了，」邁克疲倦地說。

「給誰插導管？」我問。

「黎里先生啊。他非插管不可。」

「不見得吧，」我語帶懷疑。

「他的命說不定還救得回來啊。我必須搞清楚這人的左心室出了什麼毛病。到底純粹是呼吸方面的問題，或者摻雜了心臟方面的問題，比方說是鬱血性心臟衰竭？」

「人難道沒有死的權利嗎？」我問。「我的意思是，不做靜脈注射、自然死亡？」

「重點就在這裡。」邁克說。「如今我們的能力已經可以超越自然了。以前的人只能一死。

現在呢，我們可以替他們多爭取一些時間。在過去，死亡是一種痛苦的過程。到了今天，我們有很多種方法，讓這個過程比較不那麼痛苦。如果我們辦得到，為什麼不該這麼做呢？」

我想了一想。「噢，」我只答得上這個字。「我一直以為自然狀態才是最好的。」

「但是我們可以讓自然狀態變得更好啊。」

「你聽我一句，」我說道。「我們為什麼不靜觀其變呢？也許他會恢復意識，到時候他就可以告訴我們，他是否願意接受這一切治療。」

「就嚴格的法律層面而言，這種程序不需取得患者的事先同意就可執行。這在醫療層面是必要行為。如果我們不做這道程序，便是怠忽職守。」

「我們只是恰巧有能力做得到，並不代表我們一定得這麼做。」

「假如不給他機會，這樣是不對的。」

「這對你的治療會帶來什麼改變？還是說，這只是一次學術演練？」

一聽到我這麼問，他面露怯色。「明天早上，布里斯托會問起我是否做了插管還有——」

「別說了。」我像個交通警察似地舉起手，終止這場滔滔雄辯。

此刻若是有誰問起我的工作是否令我覺得悲哀，我會有新的答案。當我進行這場激辯時，我心想：「不，我並不悲哀，而是生氣。」

柯琳過來告訴我，她的病人去世了。沒有血壓，沒有脈搏，沒有心搏出量，沒有呼吸。「但是有個大問題，」她說：「老太太裝了體內心律調節器，不斷發出訊號，我不曉得怎麼把那個訊號切掉。家屬在監視器螢幕上看到光點，搞不清楚她其實已經死了。」

「邁克人呢？」他的值班室漆黑一片。「拜託你，蘿拉，叫他起來好嗎？對了，你曉不曉得到處留下這些字條的人是誰啊？」我從電腦螢幕邊上，用力撕下一截膠布：

自稱爲聰明，反成了愚拙。

——〈羅馬人書1：22〉

「某個宗教狂神經病吧，」蘿拉打著呵欠說道。「對了，救護人員剛才打電話來。他們說已經在路上，就要來接走我的病人了。我希望還來得及。你問邁克在哪兒嗎？他接到電話，下樓去急診室看一個病人了。打電話給心臟科加護病房吧。問問他們那邊的心臟科醫師能不能過來一趟，把心律調節器關掉。」她建議道。「嘿，順便叫他調整一下你自己的心跳速度。」

「你得讓心律調節器失去作用，」心臟科的醫師在電話的另一端，以咬字模糊、睡意濃重的聲音說道。「拿磁環靠近病人的前胸腔壁，一直到心律調節器停止發出訊號、監視器上的線條成為水平直線為止。」

「磁環是什麼東西啊？能不能麻煩你來一趟幫我們關掉？我從來沒弄過這個。」我怒視著話筒。

這是你的職責所在。我把你吵醒了。承認吧，承認你不想起床。就是這麼回事兒。

「我走不開，」他說。「有個病人心跳停止了。你去找磁環就對了，應該就在冰箱的門上。

把它貼在病人的胸前移動，往上往下移動，然後繞圈圈就對了。」

「往上，往下，繞圈圈，」我重複，腦子裡奏起幾聲迪斯可的節奏。我頭暈眼花，這地方開始讓我昏昏沈沈的。我看了一下手表：凌晨四點整。

老太太已經死了，但體內的心律調節器仍漫無目的地讓心臟持續跳動。試了好幾次以後，我終於在她胸口找到正確的位置，讓她的心跳停了下來。直到這一刻，家屬才相信她真的死了，引燃哀嚎痛哭的導火線。一家人緊緊牽起手來，並且朝著他們形容枯槁、年邁老朽的高堂老母上下搖動他們牽著的手。老太太在中國老家時是鄉間助產士，村裡的孩子都是她接生的。她曾在多倫多的上流家庭裡胼手胝足地辛苦工作，長年以移民勞工的身分刷洗地板，從來沒講過半句英文。

有個孫輩哭得呼天搶地，把金邊眼鏡推到額頭上，用手指壓著眼皮，止住流個不停的淚水。病房裡都是人，他們用中文反覆說著同樣的話語，跪在老婦人病床前的地上啜泣，整個彎下身去所有來送終的人都相當悲傷：那個十多歲的少女和她的叔叔，那個還在牙牙學語唱「耶穌愛你」的小娃娃和年長的堂兄，病人年事已高的夫婿和既聾且啞的姪兒。

悲痛、哀傷、憤怒、疲憊——我全部擔了下來。柯琳和我一一擁抱家屬，表達我們的同情之意。我看到他們眼中流露出不願相信的眼神。他們的震驚之情如此單純。他們彷彿從來沒料到，這個老婦人的生命也會有走到盡頭的一天。

我走進藥品室，煮了一壺濃濃的咖啡，給自己倒了一杯。在這種程度的疲倦之下，咖啡因只能發揮微弱的提神作用。法蘭西絲帶了一個自己烤的奶油蛋糕來，不過味道怪怪的——她可能把鹽當成了糖，或者把爽身粉當成了發粉——我經過垃圾桶的時候，把那口蛋糕吐了進去。凌晨五點整。我不曉得在哪兒讀過，這段時間又叫「靈異時刻」。太陽很快就要出來了。家裡舒服的床鋪正在呼喚著我。早晨這段時間，屋子裡會很安靜。再過不久，我就會待在家裡了。我要給自己倒一碗麥片加牛奶，把電話筒拿起來；我的小狗「藍波」會窩在我的腳邊，我躺上床鑽進鬆軟的鴨絨被……

電話響了。我盯著電話瞧。話筒上貼著一張字條：

所以你要把所看見的、和現在的事、並將來必成的事，都寫出來。

——〈啓示錄1：19〉

我抄起話筒。

邁克打來的。「蒂妲，是你嗎？我給急診室這個病人檢查過了。他必須送進ICU。這人今年二十歲，參加叢林派對的時候喝了防凍劑。現在情況怎麼樣？我們還有護士可以照顧他嗎？有沒有空床？」

我喝了一口咖啡，雙手握住杯子取暖。我低頭望進杯子裡，期待乳白色液體的深處顯現答案。

10 專業照護，待價而沽？

幾年之間，種種銳不可擋的改變接連登場。行政部門進行「再造」、建立新氣象，讓醫院得到這類機構該有的風貌。裁撤部門，減少床位，護士員額裁減都是新氣象的一部分。第一發震撼彈是在部門會議中發布的。我們敬愛的護理長蘿絲瑪莉被解雇了。她親自告訴我們這個消息。

「沒有誰可以捧鐵飯碗，」她說。「他們甚至告訴我，一心以為可以仰仗年資的人，到頭來會大吃一驚。他們還開玩笑說，帶午餐來上班，未免太樂觀了。」

我們目瞪口呆，只有摩蒂例外，她心平氣和解釋狀況。

「蘿絲瑪莉說的很對。正職護士也有被裁掉的可能。目前院方正在推行以低薪的非專業勞工來取代護士的計畫，以節省開支。他們以為自助餐廳的廚師也可以接受訓練，替病人做床上擦澡、測量生命徵象這類事情。他們說這是『去除技術專業性』(deskilling)。」

「聽起來好像是在講什麼油炸鍋。」崔西說。

「是長柄平底煎鍋啦（skillet）。」我說。

摩蒂進一步說明。「院方想把我們換掉，改用低薪的新進護士。他們以為少用一些護理師，就可以勉強撐過去。噢，這是保守黨政府推出的醫療改革計畫的一部分。非得等到病人像蒼蠅一樣一隻隻倒下去，他們才會明白護理工作的重要。你們沒聽到省長把護士跟製作呼拉圈的工人相提並論嗎？薪資凍結，還有新民主黨在『社會契約』中提出的無薪假制度到此為止，歡迎各位進入『常理革命』㊟時代。我們現在已經感受到了——接下來就是病人了。」

「我不懂，」頭一個從震驚情緒恢復過來的妮可說道。「醫院的業績又不是不好。病患嚴重度比以前還高。人人都知道人口老化是時勢所趨，護士的需求只會多不會少。ＩＣＵ永遠都是滿的，永遠有病人等著轉進來，我們也一直要求增加護士員額，現在我們做這麼多移植手術，更是需要人手啊。」

法蘭西絲點點頭。「記不記得上回我們沒有多餘的護士可以照顧器官受贈者，結果被迫把一對肺臟讓給別家醫院？」

「此時此刻，上頭只關心削減開支。猛砍亂燒。」摩蒂厭惡地搖搖頭。她的紅色捲髮似

譯注‧常理革命（Common Sense Revolution）是加拿大保守黨人、前安大略省省長哈理斯（Mark Harris）在一九九四年競選省長時所提出的振興方案，主要賣點是替安大略省製造七十二萬五千個工作機會；方案內容包括減收所得稅、削減醫療保健以外的政府開支、縮編政府規模、裁撤政府對職缺與投資所設置的門檻等，企圖在四年內平衡安大略省的財務赤字。

乎顯得更加火紅了。「醫院之間即將彼此合併，以達到服務流程效率提高、減少重複的情況。現在醫院成了國營企業，病人成了『客戶』。你們沒看過病人滿意度調查報告嗎？『服務品質很差。一整個晚上我沒看到半個護士。』或者，『床墊太軟，我的床單兩天沒換了。』當然，服務品質有很大的改進空間，可是你們知道嗎，下一步我們要面臨的狀況是，醫療制度將朝民營化前進，那是一種雙重標準，而且有錢人就醫用一套標準，窮人又是另一套標準。我們以後會跟美國一樣，如果要開刀割除膽囊，得拿房子向銀行抵押貸款才有錢動手術。做一次肺臟移植，會害得患者傾家蕩產。」摩蒂憤憤說道。

我們自然會替病人與健保制度憂心，但是我們自己的飯碗又怎麼辦？有個護士問道。

「等到上頭把我們一部分的人裁掉之後，」摩蒂說：「他們就會要求全體護士必須取得大學學歷。如果還想讓自己有口飯吃，我們大家最好都回學校念書。」

人人垂頭喪氣，心事重重，全都在消化這一番話，只有蘿拉例外。她沒有大學學歷，也無意回校園進修。她心裡明白自己對醫院而言有存在的價值，也不在意院方是否了解這一點。雖然我有大學學歷，我仍然悶悶不樂。我們的飯碗可能不保，可是我們全都明白自己有存在的必要。醫師每個月開會的時候，會檢討我們在ICU收治的患者，還有某些病人被轉出去的原因。原因一成不變：護士人手不足。除此之外，我們沒有證據可以證明護理照料會使病情有所差異。然而我們全都曉得差異確實存在。

我看著蘿絲瑪莉，她臉上的悲傷甚於擔憂。「可是，他們怎能把你裁掉？」我的聲音因為憤慨而變得尖銳。

我聽到周圍其他與會的護士紛紛開口，有低語怨懟也有高聲怒罵。

「他們不可以這樣裁掉你的，」摩蒂說。「你的工作績效沒有任何問題啊。你的表現毫無缺點。他們必須按照法律規定，提供你別的職務，另調院內其他單位之類的。」

「他們什麼也不虧欠我。」蘿絲瑪莉對大家露出疲倦的微笑。「這叫縮減人事。上頭說我的職務是多餘的。他們要找更有管理經驗的人，可以管理所有的加護病房。不過院方還是有給我別的位子啦。」她對我們全體說話的語氣，一如平時她對我們個別談話時的口吻，體己而親密。「是教育部門的辦公室差事兒。那裡沒有病人，沒有家屬，沒有護士，只有電腦和文書作業。在那個單位工作的人，幾乎好些年都沒有見過、接觸過半個病人。他們正想辦法計算每項護理手續需要的時間有多長，這樣一來就可以名正言順以時薪計算報酬了。比如床上擦澡，這道手續需要多少時間、多少人力呢？他們想知道，護士給予患者情緒上的支援，前後得花多少分鐘。他們猜想，五分或十分吧？諸如此類的。」

「清理大便可以得到幾點呢？」摩蒂問。「如果把這個也算進去的話，我們就發了！」

「這也是問題的一環，」蘿絲瑪莉的語氣充滿擔憂。「那些管理者很可能以為護士做的就是這種事情。所以他們才相信可以找非專業人士來取代你們。」

法蘭西絲火冒三丈。「測量生命徵象或給病人床上擦澡，可不像釘釘子那麼簡單。我們要跟病人說話，向他們解釋用藥內容，要仔細檢查病人皮膚的狀況。你要仔細拿捏，判斷病人是否需要更多止痛藥物。腦子裡還得事先規畫什麼時候要替他們的傷口換藥，換藥時需要哪些用品備援。」

「哎，反正呢，我婉拒了他們要給我的那個職務，」蘿絲瑪莉告訴我們。「我相信那一定是很重要的工作，但護士的**職責**與**知識**，永遠沒辦法完整呈現在各式年鑑大全或者電腦統計圖表之中。或許從中可以看得出某些**護理作爲**，但是看不到護理知識，而且絕對看不到**護理本質**。你怎麼能把某種護理工作的價值以時間或金錢為單位加以分割呢？上頭說，我們得更加精打細算；護士是一種商品，應該比照任何院內資源一樣有效運用。但是就定義而言，護理工作是一種難以計量的商品。人們對於護士照料的需求永遠不嫌多。護士的付出幾乎沒有限度，而病人的需求當然也沒有底限。總而言之，我就是沒辦法做那份差事兒。我會接受他們的遣散計畫離職。」

會議結束，我們把這個消息告訴其他替我們暫時代班的護士，回到各自負責的病人身邊。

「我們來寫請願書，或者寫封信給某個大頭吧，」那天稍晚一起吃午餐時，妮可提議道。「我們總得做點兒什麼保住蘿絲瑪莉。」

「沒有她，往後這裡就永遠不一樣了，」法蘭西絲說。

「各位，我跟大家一樣敬愛蘿絲瑪莉，」摩蒂狠狠咬了一口三明治，彷彿是要為眼前的一場硬仗備戰。「可是，她完全不是控制預算的能手。她已經遲鈍得跟恐龍一樣了。我要提醒各位，你們最好多多參與工會的活動，不然到頭來我們會吃大虧。」

「蘿絲瑪莉一向都會替我們撐腰。」法蘭西絲歎道。

「是啊，記得那回有個病人的兒子像個流氓似地威脅我們——『如果老媽死在這個爛地方，我手上有槍，而且我會要了你們這些護士的命。』」（蘿拉比出砍脖子的手勢，告訴大家那傢伙是來真的。）這件事引起一陣恐慌。流氓的母親一命嗚呼後，蘿絲瑪莉對這項威脅嚴陣以待，要求警衛在ICU裡守了好幾個星期，保護全體護士。

「你們記得嗎，住院醫師在ICU結束輪調的那一天，她會親手烤蛋糕送給他們？」法蘭西絲說，她已經決定在蘿絲瑪莉離職後接下這項傳統。「有誰會像蘿絲瑪莉一樣，參加每一個護士的結婚典禮和臨盆之前的派對；如果有人生病，還會送花慰問的呢？記不記得那年耶誕節，大家為了器官捐贈者和移植手術忙得一塌糊塗，她不但跑來醫院幫忙，還親自上陣照顧病人？」法蘭西絲回憶道。

「她有辦法安撫氣急敗壞的家屬。」我回想道。

「蘿絲瑪莉知道每一個病人、每一個家屬的名字，」崔西說。「她真的會走進等候室，陪著心情沮喪的家屬坐著，和他們說說話。」

「她會在家屬暴跳如雷之前，就先跟他們長談。」妮可補充道。「大家還記得吧，她把家屬帶進她的辦公室，讓家屬坐定了，然後開口問道：『真正讓你們擔心的是什麼？』」

「我喜歡她辦公室裡掛的那幅海報，上面寫著：『**探向枝椏，那裡才有果實。**』」我說。

這一切我們都記得。

有個負責護理行政事務的高層主管，來到ＩＣＵ安撫護士之間這波愈演愈烈的不滿情緒。蘿絲瑪莉被院方攆走的事，令我們相當難過；院方不像我們這樣懂得欣賞她的好，我們為此義憤填膺。這名行政主管表示，院方將另覓護理長人選，新任護理長會提升護士的專業氣質。她說，有些事情的確出現疏忽的跡象，例如服裝儀容。有些護士的衣著「不太適宜」（她真正想說的大概是「邋遢」這個字眼吧。算她夠圓滑，沒有脫口而出。）先前她造訪ＩＣＵ時也注意到，不少護士用藝人或名人的照片，覆蓋在院內識別證的照片上。

在她提起這件事的時候，我低頭看著自己身上寬鬆的綠色刷手服。我總是穿著大兩號的刷手服，這樣比較方便活動，但老實講，我看起來像穿著睡衣工作。我的護士服袖子上還有幾滴蕃茄醬漬。我掩住笑意，一邊把我的識別證翻個面，免得讓她發現伊麗莎白・泰勒年輕時的照片遮住了我的大頭照。（曾經有一個病人家屬不經意喊了我一聲「麗莎」，雙方為此笑了好一會兒。）有一次值夜班時，蘿拉剪下雜誌上的照片，然後分別貼在大夥兒的識別證上。蘿拉的是好萊塢女星蜜雪兒・菲佛——相貌神似程度驚人，我告訴她，兩人頂多只差個幾磅；妮可的是爵士樂手唐・伽利（Don Cherry）的愛犬「憂鬱」；崔西的是「皮卡丘」；法蘭西絲的是瑪丹娜；摩蒂的則是卡通「辛普森家庭」裡的「霸子」。

這名高層主管很清楚哪些議題必須優先考量：目前醫院背負了至少好幾百萬的赤字，亟需能夠將預算控制得當的經理人才。減少員工的病假時數。削減成本。服務流程要順暢，避免重複執行。以專業技能水準較低的低薪員工取代護士。職能組合水準要加以改變；目前成本過於高昂，將以不定時人員取代專業人力。如有必要，將針對護士進行裁員。

幾個星期之內，接替蘿絲瑪莉的人選已經敲定了。席妮・漢彌頓，瘦得像竹竿似的，體態優美有如雕像，巧妙的妝容和烏亮的秀髮，這就是我們的新任護理長。她大踏步走進ＩＣＵ，手裡提著薄薄的皮質公事包，手指甲修剪得優美整齊，指間閃著一只耀眼的鑽戒。搞不好她曾經到金融區那些大銀行應徵執行長的職位。她也可能當過女性雜誌的封面人物，專題報導標題寫著：**擁有一切：女強人透露絕招**。

在一場醫師與護士共同出席的會議上，她拉出會議開始前就架好的白板架，寫下她的ＩＣＵ使命宣言。她站在前面，給大家看一系列圖表，說明節約成本的手段，還有她以自己的企管碩士論文為基礎、針對加護病房所構思的長程規畫內容，目的在於落實重症照護的成本控制措施。接著她坐下來打開一個皮質資料夾，開始發表一篇預先擬妥講稿的演說。

「而今是醫療保健的挑戰時刻，」她依次看向我們每一個人。「不過，有挑戰就有機會。此刻要重新評估我們對醫療保健的看法。很遺憾的是，對本院許多同仁來說，裁員將是新的現實狀況……我們必須想辦法為顧客提供更好的服務……對財務狀況負起責任……增加醫院的收益……我們必須審慎明智地分配珍貴的醫療資源，有效運用我們的醫療服務。」

「我想我們要的是真正的護理領導統御精神，」護理高層主管再次造訪加護病房與我們談話時說道。「漢彌頓風度優雅又具備專業能力，在法人會議裡展現護理人員的分量。如果遇上了與護理事務有關的議題，她的力量不可小覷。」

我倒希望，醫院法人董事會在年度會議中，真的會不時出現與護理事務有關的議題。

「我們會折磨那個芭比娃娃的，直到她精神崩潰為止。」蘿拉鄭重宣告。我們正窩在休息室裡歇歇腿。「我會在她的公事包裡塞滿瀉藥丸子。等她開會的時候一打開公事包，藥丸就會飛得到處都是。我要用土黃色藥粉和緩瀉劑做成便便，放在盒子裡，然後扔在她桌上。我還會做一個席妮巫毒娃娃，大家可以拿十六號針筒插上去。」她摩拳擦掌。「只要她跟我們待一會兒，就會慘叫不已，落荒而逃。我們要成立叛亂組織，一直到蘿絲瑪莉回來為止。」

「你們在商量什麼陰謀呀？有什麼是我該知道的嗎？」摩蒂也加入了。

「有的，我們正在想辦法弄走席妮，讓蘿絲瑪莉回來，」妮可說。「就連布里斯托醫師也說沒有人比得上蘿絲瑪莉。他說，只要了解她就會喜歡她；因爲她人格優美，心地善良。」

「沒錯，她是一顆真正的寶石。」摩蒂說，還為這個可愛的玩笑話咯咯笑了起來。「不過，我認為丹尼爾·惠辛格對席妮很有興趣。『資歷完整，表現出色，』那次開完會後他是這麼說的，但我想他指的是她那雙腿。各位，聽我說，把這件事忘了吧。我跟任何人一樣敬愛蘿絲瑪莉，然而現在該是繼續往前走的時候了。你們想想，如果護理長本該扮演經理人的角色，而不是當大家的好朋友，那麼席妮也許會是適當的人選。不管怎麼說，給她一次機會吧。大家別擔心，工會不會讓她亂來的。」

蘿拉瞇起眼睛，說話的模樣就像電視影集《X檔案》裡的惡鬼。「邪惡的護理長掌權了，不過，魔鬼崇拜的跡象尚未有擴大的趨勢。」

我們為蘿絲瑪莉舉辦了惜別會。她在鄉間小鎮的小型社區醫院整形外科病房找到工作，要當那種老派作風的護理長；她與丈夫打算在那裡做到退休。她答應會與大家保持聯絡。

對席妮而言，讓ＩＣＵ看起來有吸引力是很重要的，她動手把這個地方妝點得整齊美觀。所有的病房辦事員都拿到全新的辦公用品，辦公桌上一律擺著綠色吸墨墊，還發給他們同色系的背心。病房也換了新窗簾；顏色是像胃藥片（Pepto-Bismol）一樣的粉紅色，每間病房還放了一張色彩相配的人造皮旋轉椅。

「等她裝潢完畢了，這地方看起來會跟維多利亞式的附早餐民宿一樣迷人，」蘿拉說：「是誰給她出的點子哪——瑪莎・史都華（Martha Stewart）嗎？更重要的是，她怎麼不把這兒的病房號碼重新整理一遍呢？我們這裡經過太多次的合併、改組、搬遷、分散，從病房號碼就可以看出這地方歷來變動的情況。為什麼六七〇號房是在六〇五號房隔壁，六一六號房隔壁卻是六二〇號房，而且這些房間為什麼都不在六樓？每當上頭提出某一項計畫，等到計畫真正開始實施的時候，又有另一個新的計畫在醞釀。我沒有一天不遇上某個搞不清楚方向的可憐人，困在這座迷宮的某個角落，手裡拿著一張破爛的紙，遍尋不著某個病房，某間辦公室，或者某個部門。」

席妮讓「護理週」的活動內容更豐富，而不只是推著推車四處為所有工作人員送咖啡和甜甜圈，或是提供診療器具免費清潔保養而已。她請人來演講，舉辦壓力管理、生涯諮詢的專題研討會，還發按摩禮券給全體護士。

不過她有幾件作為令我們頗為苦惱。首先，她拆散了多年來我們的輪班搭檔。「護士不是工廠生產線上的工人。你們是專業人士，可以決定自己要用什麼方式、什麼時間工作。只要工會同意，你們都有權安排自己的工作模式。」她說著朝摩蒂點頭示意。

她著手制訂彈性排班表，讓護士可以進修深造、安排各自的上班時間好方便照顧子女。

她做了另一件讓我們覺得很奇怪的事，就是在醫療器材上標示價格。預防褥瘡用的護膚霜，一條十二元。頭孢子素，一小罐八十八元。胸管抽吸瓶，一個二十三元。

「打開新的肺動脈導管之前，請三思，」她在意見交流簿裡寫道。「確定你了解使用它的理由，同時記得每個導管是七十五元！」

她要我們在消耗用品上力行節約，協助控制任何浪費院內資源的行為，杜絕揮霍無度的惡習。她追蹤每一樣東西的來源去向，如此才能在六個月後提報她在加護病房省下多少錢。

「說不定席妮可以從購物頻道用很好的價錢買到醫療耗材。」蘿拉說。

最後我們終於習慣了席妮的作風，也知道該對她有所敬重，可是約莫也在這個時候又發生了一堆令人心煩的事情。

有一天晚上，我在家裡接到一通電話，只聽見電話另一頭傳來啜泣的聲音。

「蒂妲，是我，齊蓋提神父。文森・齊蓋提。」

「怎麼了？」我們在工作時相處融洽——他跟每一個人都處得來——可是他以前從來沒有打電話到我家找我。

「親愛的，他們把我開除了。」

「為什麼開除你？醫院根本不必付你半毛錢啊！」

「教區開會之前我接到通知，我的院牧職務被撤除。他們要送我去懺悔靜修。他們說我跟護士往來太親密了。他們說我擁抱護士的次數太多，說我用不恰當的方式觸摸護士。」

「我真是……我真是不敢相信。」有些事情令我一時之間說不出話來。

「還不只如此呢，親愛的。他們指控我講有關同性戀的笑話。我一直都曉得教會裡有所謂的『薰衣草黑手黨』㊟，這個地下組織已經存在好多年了。我們教會裡有些人稱之為『激情院』。我也許講過一兩個笑話，當然只是好玩而已嘛，但我從未刻意傷人。」

譯注：天主教人士 Andrew Greeley 稱美國的同性戀神職人員地下組織爲「薰衣草黑手黨」，美國地區有不少神學院受此組織控制，這些神學院多半被取了諢名，「激情院」就是其中之一。

「神父，你也曉得這陣子大家都很敏感。現在言談舉止得小心翼翼才行。」

我忍不住想起，有一天他在藥品室跟我們說了一個跟同性戀教會有關的笑話，他說只有半數的會眾是跪著的。我們聽了不是全都大笑不已嗎？

「但是我也常常講，同性戀者可以成為很優秀的神職人員。他們當然做得到。只要他們抱獨身主義就沒問題。聖經裡的教義是必須受到維護的。我們必須把更多戒律拉回教會來。親愛的，我還有一項罪名。他們指控我蓄意傳教。他們說我為了想給護士與病人精神感召，在醫院裡到處塗鴉。」

「可是神父，這是真的嗎？那真是你做的嗎？」

我這是不是在聽神職人員告解啊？

「那完全沒有害處嘛。親愛的，在這些個惱人的時刻，人們更是需要聆聽神的話語。一個人成為神職人員後，終身都不會改變，不論面對的是他在天堂裡燦爛的光輝，或是在地獄裡的詛咒。請你替我寫一封信，為我的人格做擔保。」

「一定。」我說。

「親愛的，我需要你的祈禱，祝我順利度過這個難關。」

我再三保證會為他祈禱，而且鄭重宣誓我會馬上開始祈禱。

可是，幾天後我又接到一通電話，告訴我還有別的事需要更多的祈禱。

「蒂妲，我是崔西。」

「嗨，小崔，你還好吧？」她肚子裡懷著第二胎，正處於難受的頭三個月孕期。

「在我聽到最新消息以前，本來心情還不錯。頭一個是壞消息，第二個也是壞消息。你想先聽哪一個？」

「先聽比較壞的那一個好了。」

「頭一個對我來說比較糟，第二個對你比較不利。」

「好，說吧。」我心情甚佳。我跟艾文剛買房子。我也懷孕了，感覺很不錯。沒什麼事情煩得了我。

「你還記得一週之前我照顧的那個病人嗎？就是那個到新加坡出差回來之後就出現呼吸道感染的生意人？唉，檢查報告剛剛出來，他得了肺結核！我照顧過他，所以曾經暴露在感染環境之中，成為具傳染性的個案。他們要我去做胸部X光檢查，建議我持續服用一陣子的立復黴素（rifampin）和異菸鹼醯胺（isoniazid），還有其他一大堆藥。」

「你有沒有告訴他們你有孕在身？」

「他們說懷孕期間服用那些藥物是安全的。我不曉得該不該相信他們的說法。我還有什麼選擇？他們說我罹患肺結核的可能性，比那些藥對胎兒造成傷害的機率還要大。好了，你準備好要聽你的壞消息了嗎？我想等會兒席妮一定會打電話給你。有一些同事剛剛發現，裁員行動是玩真的。醫院解雇了五百個護士，其中二十人是我們內外科加護病房的。我很遺憾必須告訴你，蒂妲，你是其中之一。」

11 用言語陪伴你

結果，我根本不需要為自己丟了飯碗而難過太久。我們收到解雇通知兩個星期之後，院方又開始搶護士。人力資源部門請求所有被解雇的護士遞交求職表格。不過，這回院方只提供兼職或臨時的職位。

「這到底是怎麼回事兒？」我打電話給摩蒂。

「打壓工會。他們希望盡可能擺脫我們這夥人，愈多愈好。院方正面臨省政府要求削減開支的壓力。他們以為只要雇用彈性、短期的護士人力，就能減少投注在我們身上的開銷，假如有必要的話，再靠人力仲介公司派遣來的護士應急就好。這樣他們就不需要保證護士會有一定的工作時數、有薪病假或額外津貼。」

席妮一一打電話給每個人，鼓勵我們重新求職。可是，不少護士早已忍無可忍而離開了，或者正計畫要離開——徹底離開護士這行，或者離開安大略省——到別處去找工作。許多護士開始參加募集護士到美國工作的徵才博覽會。事實上，很多人是受到諸多好處的吸引，譬如搬家津貼、補助學費的進修機會、夜班與週末班有大幅加給、院內科別選擇多等等。

「我正在考慮答應佛州的一個工作。」伊朗籍的護士蘇曼說。「我知道我會很喜歡那個地方，但我並不真的想過去。」

我們相約喝咖啡，彼此安慰。

「佛州那邊的醫院，提供我免費住處還有全職的工作時數，可是我不想離開家人和未婚夫。我們才剛訂婚而已。所以我想我會接受這裡的臨時職位。」

「回ICU去嗎？」

「不，我被踢出來了。我被派到內科病房，但是工作時數相當少。我上回就只有四個小時的薪水可以領。我會想辦法過下去的。要不是和家人住，根本沒辦法留在這裡。」

我知道有好些護士已經去美國了。

此番重回ICU，我是以兼差的身分工作。我的運氣不錯，因為我有孕在身，不久就可以請產假。同時，席妮按照蘿絲瑪莉在任時的作法，盡可能協助我們進修。她爭取經費讓我去參加一場重症照護會議，在那裡我交到一個新朋友。

會議在多倫多市舉行，現場聚集了來自華府、巴黎、赫爾辛基等地的重症照護專家。在擁擠的人潮中，有一隻強壯有力的手伸了出來，熱切地握住我的手。戴瑞・普萊斯是一個高大優雅的男人，理光頭，戴著一只耳環。他待過我們院裡的加護病房，完成了研究員計畫，最近則以加護病房專科醫師的身分成為加護病房的主治醫師。我一直很欣賞他與病人談話的方式，也很想仿效他。而且，他有一種特質，讓我覺得他可以成為一個很好的朋友。

「我以前就注意到你在工作上的表現呢，蒂妲，你是很優秀的護士。」

他的聲音很輕柔，因此我得靠近一些才聽得清楚。他的嗓音聽起來就和我讀小說《安琪拉的灰燼》（*Angela's Ashes*）時所想像的一模一樣，當時我滿腦子都是那本書的內容。

「你讀過《安琪拉的灰燼》沒？」我問。

「我不忍心看，」他歎道：「我還在老家的時候，認識太多過著那種苦日子的家庭。」

那次巧遇之後幾個星期，有一天早上，我跪在地板上清病人的尿袋時，聽見妮可在跟什麼人說話。

「你想聽取護士的病情評估是嗎？這個病人是由蒂妲負責照顧的。我猜她一定是剛剛才離開。」

他們看不到我，但我看得到妮可是在跟剛踏進病房的戴瑞・普萊斯說話。ICU裡的住院醫師和醫療團隊的人都圍在他身邊。我在床下的尿袋與糞袋旁邊多窩了一下子，心想再躲個一會兒吧，等到巡房完畢後再起來好了。他們看不到我吧？我手裡拿著附精密刻度的金屬大量杯，用來盛裝尿液。

「你認識蒂妲嗎？總有一天她會成為名作家。」我聽見妮可說道。我縮著身子。

「所以你是作家，同時還是個護士，對嗎？」戴瑞繞到病床這一邊，低頭盯著我瞧。我抬起頭，手裡還拿著尿壺承接涓滴不絕的尿液。我差點兒開玩笑說自己接了一大杯麥芽酒。

「對，沒錯。她是院內護理電子報的編輯，」妮可代替我回答：「電子報叫做《生之樞紐》(Vital Link)。」

「沒錯，不過我們都稱之為『生之惡臭』(Vital Stink)，」摩蒂用她的大嗓門兒說道。「有時候也叫『邪惡樞紐』(Vicious Link)。」

妮可瞪了她一眼，然後把我從地上拉了起來。

那一壺尿快滿出來了，我不能就這樣留在地板上不管。我盡可能擺出優雅的姿態彎身回去拿，然後小心翼翼地端到廁所，倒入馬桶裡。

「那也是我們的工作中很迷人的一環。」我邊說邊從廁所裡冒出來，對大夥兒的笑聲表示感謝之意。

住院醫師開始埋頭翻閱病歷、病人自述的不適症狀、完整的生化學與微生物學檢查報告之際，戴瑞彎身向我低聲說道：「假如我是那個躺在床上的傢伙，而且身上掛著尿袋，那麼我願意讓你這麼聰明又尊重人的護士替我擦屁股。」

我臉紅了。我低下頭，假裝自己是黛安娜王妃，原本是平凡百姓、後來受皇室青睞雀屏中選。

接著輪到我上場了。我開始替我的病人做詳細的病情評估，其他人在一旁專心聆聽。戴瑞要求大家保持安靜、集中注意力。接著是住院醫師報告，戴瑞不時打斷，提出糾正或出題考驗他，或者引述某個新發表的研究報告內容。

「要說多發心房性心搏過速必定直指潛在性的呼吸問題，並不正確——」戴瑞突然住口抬起頭，彷彿聽到遠方的哭泣。此時的他像一隻獵犬，嗅著某種氣味。他三步併做兩步，橫過病房往妮可的病人方向衝去。那個年輕人忽然之間喘個不停，奮力呼吸。他的血氧值一直下降，九〇……八四……七九……七一……

警示音根本還沒響起，戴瑞到底是怎麼察覺到的？

妮可衝到病人床前，趕緊調高呼吸器的氧氣濃度，改為供應純氧，同時把緊急用藥抽進注射針筒裡。

戴瑞握著病人的手說：「小夥子，你沒事的。我們馬上解救你。」他清理了病人的呼吸道，讓通往肺部的氣管通暢無阻，然後調整呼吸管。不出幾分鐘，年輕人臉上又有了血色。

戴瑞做這些急救動作的時候，似乎一直沒有放開病人的手，但我想不出他是怎麼辦到的。這些急救程序我早就看過許多遍，但戴瑞做這些動作的方式，讓他使用的儀器、機械、藥物退居配角地位，幾乎使人察覺不到它們的存在。戴瑞的注意力全部集中在挽救病人的生命，安撫受驚的病人。

過了一會兒，一切歸於平靜，戴瑞回到我的病人這邊，和我討論音樂、我的寫作志向、以及我們都喜歡的文學作品。

「你喜歡愛爾蘭作家嗎？最近好像人人都迷上愛爾蘭作家了。」

「我正在探索之中，」我承認。「我試著讀了《尤里西斯》（*Ulysses*）和《都柏林人》（*The*

Dubliners）㊟，可是很難懂。我很喜歡崔佛（William Trevor）的短篇小說，道爾（Roddy Doyle）的作品很有趣，只是字裡行間有很多黑話我看不懂。」

「說到喬埃斯（James Joyce）啊，只有《藝術家的畫像》（*Portrait of an Artist*）值得看，其他的全是垃圾。」

「噢，我也很喜歡歐伯蓮（Edna O'Brien）。」

「她的作品比較……通俗，不是嗎？」

「感官色彩十足。她寫了好多性愛場面。」

「哦，讓人非看不可，對吧？」

「完全正確。」

「你正在寫的書裡頭，也有性愛場面嗎？」

「可多著呢。」我說，心裡打定主意下班回家後一定要寫一些刺激的情節。

「幸好戴瑞·普萊斯不是印度人，否則你會被咖哩味薰死，」有一次在我們每月的聚餐場合上，摩蒂對我說道。「你會叫我們打坐冥想，叫我們去聽嗚嗚叫的西塔琴演奏會。」

譯注：《尤里西斯》（Ulysses）與《都柏林人》（The Dubliners），都是愛爾蘭作家喬埃斯（James Joyce, 1882-1941）的代表作。

這一回我們是在央街上的「叛軍之家」聚會，這是一間愛爾蘭酒館，店內播放的是居爾特民族音樂。我們剛從二輪戲院看完電影《追夢者》（*The Commitments*），大夥小酌兩杯，照例很難避免提起工作上的事。

她們注意到我對尤瑞斯（Leon Uris）的小說《三位一體》（*Trinity*）非常入迷，而且突然開始收集「首領樂團」（Chieftains）的CD。我猜他們是從我邀請大家一起去看「大河之舞」的表演時發現我的愛爾蘭狂熱。很難對這群閨中密友隱瞞什麼。

「你老公曉得你這麼迷戴瑞嗎？」眾姊妹問道。

「我要打電話給艾文。」摩蒂語帶恐嚇。

「沒什麼好說的吧。我喜歡戴瑞，當他是朋友，而且有些地方我想向他學習。」

「丹尼爾．惠辛格呢？大衛．布里斯托呢？潔西卡．梁呢——她大概快升主治了。這幾個人都不是廢物啊。」

「他們都是一流的醫師。我只是說，戴瑞跟病患和家屬說話的方式有些特別之處，我想在這方面向他多多學習。我喜歡他的用字遣詞。」

「你為什麼這麼喜歡他？」晚到的崔西問。先前她擔心感染肺結核的驚恐情緒已經恢復許多，據我們所知，她腹中的胎兒一切正常。

「你們有沒有聽過他跟病人說話的方式？有沒有跟他一起參加病患家屬會議？」我問。

「他的口音很重，」妮可說。「讓我想到『愛爾蘭之春』香皂的電視廣告詞：『**的確充滿**

男性氣息，可是我喜歡！』」

「那個愛爾蘭禿頭小妖精到底哪裡好啊？」摩蒂問。「他是控制狂耶，你們不覺得嗎？那回我關掉心臟監視器的警示音，他劈頭就罵。其實只要病人在床上翻個身，警示音也會響。我告訴他，警示音害我沒辦法好好收聽電台轉播的曲棍球賽，可是他不當一回事。大家老實說吧，這傢伙根本沒有幽默感。」她露齒一笑，表示至少她還有幽默感。

「他比那些蠢醫師高明不到哪兒去，」蘿拉說：「我告訴他們必須給病人做哪些事情，他們就跟我辯，等我隔天回來上班的時候，結果怎麼著？他們已經乖乖照著我當初說的話去做了。反正，那個愛爾蘭佬是麻醉科醫師，也是加護病房專科醫師，沒錯吧？我受不了麻醉科醫師。他們是各科醫師裡面最糟糕的。」蘿拉又開講了，這是她最愛的主題之一。「他們在乎的只有錢、錢、錢，還有給人做麻醉。對他們而言，所有事情都可以折現換錢。他們只要給幾種藥，讓病人睡著，然後監測一下就好了。他們比護士強不了多少。在所有科別的醫師之中，他們是最討人厭的了。」

「我不這麼想，」我說。「麻醉是一種牽涉到全身上下的專科。麻醉科醫師跟心臟科醫師不一樣，心臟科醫師只要專心對付一個器官就好，不用照管身體其他部分。麻醉科醫師真正了解疼痛；他們知道疼痛是怎麼回事兒，關心如何解除疼痛。你們生產的當兒，一定希望麻醉科醫師穩穩當當的吧。你們知道病人對麻醉科醫師放心是多麼重要的事嗎？對很多人來說，麻醉是手術過程中最可怕的部分——就這麼睡著了，擔心自己會不會再也醒不過來。另外，你們知道有人會在麻醉狀態下醒過來嗎？」

「那是怎麼回事？」妮可問道。

「我讀了好些這方面的資料。有些病人開完刀後提到自己在手術過程中是清醒的。他們記得所有的事情，仍然有知覺，甚至可以清楚回想手術過程中醫師和護士說過什麼話。這種情況相當罕見而且可以當場補救，但是要上手術台的人聽了心裡還是會毛毛的。所以我要告訴蘿拉，麻醉科醫師其實沒有獲得應有的評價。除此之外，」我轉向正乾了最後一滴啤酒的蘿拉繼續說道：「有哪個人是你真正喜歡的？你讚美過任何人嗎？」

「要我隨口說的話，還想不出來有誰呢，」她說。「喔，有啦，大明星連恩・尼遜（Liam Neeson）。他可是個愛爾蘭帥哥呢！」

「沒錯，戴瑞是很優秀的醫師。他很機伶，」法蘭西絲說：「可是他常常把肉麻當有趣。而且他巡房的時間拖得好長。他話說個沒完，害得我事情做不完。如果跟他一起參加病患家屬會議，出來的時候已經好幾個鐘頭過去了。我真想對他說，講重點就好！」

「對啊，學學你多好是吧，長舌婦。」蘿拉說。

就跟平常一樣，這個晚上就在相聚一堂的高昂興致中畫上句點。

有一天，我正在照料一個接受肺臟移植後、病況急轉直下的病人。他的血壓下降，血液氣體數值顯示血氧濃度很低。一大票人很快就出現在病房裡——外科醫師和剛剛替他做完移植手術的住院醫師、其他來支援我的護士、呼吸治療師，還有資深研究醫師潔西卡・梁。戴瑞・普萊斯站在病人的床尾，默默審視眼前的場面。

「我們已經增加他的血氧濃度，」我對戴瑞說：「我也跟X光室打過招呼了，要替他照胸腔X光。我抽好一組電解質和一支肌鈣蛋白，胸管也準備好了，以防他發生氣胸。這是我剛剛給他做的心電圖──」

戴瑞的視線沒有離開過眼前的病人，因為詫異而噘起嘴。顯然他看到了我們誰也沒看出的東西。

「我是不是漏了什麼沒做？」我問。

他清了清喉嚨。「家屬。我們得跟家屬談談。」

家屬？我壓根兒就沒想到他們。在等候室的是什麼人？我查看病歷。病人的妻子和幾個孩子──大概兩個吧，我想。

「我們能跟他們說什麼？他的狀況突然變壞，我們也還沒搞清楚是怎麼回事啊。」

「我們就是要告訴他們這一點。聽我說，現在這裡負責處理的人手綽綽有餘了。我感覺應該是黏液栓塞或體液超載，他們應該應付得了。蒂妲，我要你跟我一塊兒去見家屬。」

我們一起走過長長的走廊，搭電梯到等候室。院內各處正在進行大規模的整修工程，單位合併，部門合併，等候室也早已遷至離ICU很遠的樓層了。護士們曾寫信向院方抗議此事，說明家屬不願離他們的至親摯愛太遠，而且許多年長的訪客必須走好一大段路才到得了

ICU，可是院方並沒有回應。

在電梯裡，戴瑞與我聊了幾句。他正在讀戴維斯（Robertson Davies）的小說，聽哈瑞絲（Emmylou Harris）那張憂鬱悲傷的專輯《旋轉破壞球》；我則按著電視名嘴歐普拉（Oprah Winfrey）每月選介的書目閱讀，並重新開始聽年少時代最愛的蕭邦夜曲。

「你一定要讀湯瑪斯・曼（Thomas Mann）的《魔山》（*The Magic Mountain*），」他說。「如果你還沒看過，一定要看。這本書最能夠幫助你從病人觀點了解生病的經驗。」

我當作醫師處方似地記下來。

在等候室裡，戴瑞向家屬介紹我倆的身分。這一家人很容易認出來。他們圍著咖啡保溫壺坐成一圈，有的癱在長沙發上。在此之前，那些沙發也承載過許多其他憔悴的身形。所有人的眼睛全移到我們身上，試圖讀出些許消息。

不論何時進入等候室，我通常都試著讓臉部保持平靜，不帶表情。我想起艾文在撲克牌桌前的模樣；當我在一旁觀戰時，從來看不出他手上拿的是好牌還是爛牌，他的情緒是高昂還是低落。

家屬的眼睛瞄準在我們身上，先看看醫師，再看看我，來來回回梭巡。會是什麼消息呢？他撐得過來嗎？

戴瑞在沙發上找了個位子坐在他們旁邊，我也跟著坐在一旁。他用手臂環著病人的妻子，坦率地看著她，接著又看向已經成年的子女。他的眼神沒有移開，換做是我，眼神常常游移不定。

「對您和您的家人而言，在這兒乾等，一定很害怕吧。等待與猜想，是非常非常難熬的。您的丈夫移植手術很順利，獲贈一對健康的肺臟。我知道外科醫師已經告訴過你了吧。不過，在加護病房這邊，他產生了一些併發症。我想我們有辦法搞清楚是怎麼回事。不過我想請各位對病況轉壞的情形做好心理準備，這種情形是很常見的。每進行一個步驟，我們就會向各位報告。現在我們正在全力救治他，試圖幫助他維持呼吸順暢，在呼吸器的設定上做些調整，以拉高血氧值。此刻並不是最適合你們去探望他的時候，除非各位覺得有此必要。」

病人的妻子點點頭。「我們可以等。」

戴瑞微笑。「負責照顧他的護士了解一切狀況，也會讓您掌握消息。等到他的狀況穩定了，我們會立刻打電話給各位，你們就可以下樓探望他。這樣的安排如何？」

她點點頭。

「這段日子一定是各位生命中最難熬的一段時候了。」

她點點頭。

「我們了解各位目前的感受。」戴瑞握住她的手。「我們會一直陪在你們身邊。」

戴瑞・普萊斯在我們ＩＣＵ這兒進行重症照護醫學研究計畫的那一年裡，我有很多機會可以觀察他獨特的說話方式：他用最簡單、最真誠的話語，儘可能以最溫和的態度，向家屬傳達最複雜、最痛苦的消息。我回想起有一回與他共事，那次在值班時間開始之前，我便已感受到一股強烈的預感，覺得眼前就要出現一場威力強大、幾乎可以說是神祕的轉變了。說起來，戴瑞的言詞、肢體語言，和關懷他人的心，是造成這場轉變的主要因素。

那天值的是夜班。在漫長的一夜開始之前，我在藥品室裡待了幾分鐘，瞪著咖啡杯裡瞧。我感覺得到我病人的房裡湧出一股旋轉翻騰的能量浪潮。當然，我沒有向別人提起這件事。他們調侃我的話題已經夠多了。

戴瑞．普萊斯站在病房外，平靜地與一名血管外科醫師磋商病情。我明白，時間這麼晚了他人還在這裡，意味著病人的情況必定是非常嚴重。主治醫師這時多半早就回家了，把ICU的病人交給值班的住院醫師照料，如果有狀況，住院醫師會與主治醫師連絡。

我又在藥品室裡逗留了一會兒，遲遲不想踏進我要待上一整夜的那個世界。我的病人及其家屬是這個世界的中心，他們分別用自己的方式面對眼前的危機。在這種情況下，我必須投入全副心神與能耐，方能迎合兩方的需求。眼前即將登場的這天夜裡，會有好幾百個實際狀況、細節、數據有待理解與說明。同時，我也必須保持足夠的彈性，隨機應變。我想起一首我很愛的曲子，是荀白克深沈且不和諧的〈昇華之夜〉。

我準備好了。我把咖啡倒入水槽，沖洗馬克杯，然後盛滿冰開水。我邁步走向病人的房間，一邊慢慢喝著水。

「真高興是你當班，蒂妲，」戴瑞說：「不過今晚很可能有你忙的了。我們得跟家屬商量，發生心跳停止的時候要怎麼處理。我已經詳細審視過病情了，就這個病人預後不佳的情形而言，我認為『不予急救』醫囑應該是恰當的處置。你覺得怎麼樣？」

我心裡想的則是，在發生病危狀況之前就討論這些事情，是多麼的不尋常；而在事態尚有轉寰餘地之前先行與家屬討論，在後續處理上會有很大的幫助。

「你身體不舒服嗎，蒂妲？」他盯著我瞧。「你好像很疲倦。」

「噢，我很好啊。」我猛地把自己從幻想中拉回現實。

他看起來也很累，我告訴他。

「今天是我兒子的六歲生日，」戴瑞告訴我。「加護病房這裡還有十多個病人要看，普通病房那邊也有好幾個等著診療。我想，等我回到家的時候，他大概已經睡熟了吧。不管怎樣，家屬到的時候通知我一聲。」

日班護士已經好心地替我把病房打掃乾淨，站在一旁等著。我當然沒忘記，她已經工作了十二個小時，等著下班回家了。我呢，則有漫長的一整夜得捱。我們一塊兒在病房裡的活動桌前坐下來，她開始向我報告病人的最新情況。

伊格頓先生，七十一歲，已經在加護病房待了一個星期，我們對他的病史都很清楚。他是從別家醫院轉過來的，要修補破裂的主動脈瘤。當天稍早他已經回開刀房接受十個小時的手術，仍然有內出血的情況。他的血壓很低，心跳很快。更麻煩的是，他並沒有甦醒的跡象。

「他的狀況並不好。」日班護士下了結論。她起身打算離開。

「就這樣？」我問。

「我只想到這些。」

「家屬的反應如何？」

「噢，我差點忘了提。病人有一個妻子，還有幾名成年子女，不過我忙到沒時間讓他們進來探視。你也知道怎麼回事兒嘛。我想他們應該還在等候室。」

伊格頓太太看上去就是那種平時儀容衣著無懈可擊的女人。這天晚上，她穿著運動褲和丈夫的大號舊毛衣就趕來醫院了。我注意到她的手腕上戴著兩隻錶，指間戴著兩枚戒指——她和丈夫的婚戒。我牽起她的手，帶她走進ICU。我把病床的護欄放低一些，好讓她可以握著丈夫的手，我也鼓勵她跟伊格頓先生說說話。

「你的聲音會對他帶來安慰。」我說。

她輕輕地對丈夫說話，發現丈夫沒有反應，便哭了起來。「就在他住院的前一天晚上，我們辦了結婚五十週年的派對。」她告訴我。「我對他說，『阿弗烈，如果你身體不舒服，我們還要照計畫辦派對嗎？』他一整天都在小屋那邊的船上幹活兒，可能累過頭了，神情怪怪的。他臉上的表情不太對。我給了他兩顆頭痛藥，可是似乎沒什麼用。他說：『好啊，老婆，照原訂計畫辦派對吧，我不會有事的。』現在卻發生這種事。」

我看不出伊格頓先生是否承受任何痛楚，因為他陷入深度昏迷，而且在任何方面都沒有反應。我心想，我們永遠也不會知道他到底有沒有痛覺，因為他很可能會撒手西歸。就算他熬過這關，苟延殘喘一陣時日，他也不會記得住在ICU期間發生的事。研究顯示，大多數的病人都表示他們不記得待在ICU裡的感受。我決定採取進一步行動，多給他一點麻醉劑，免得他受疼痛折磨，即使這麼做會讓他的血壓降得更低；同時我也得增加提高血壓藥物的劑量。今晚可得寸步不離地觀察他。

我替他的妻兒張羅椅子，讓他們一家人有獨處的空間，但我仍在不遠處靜靜觀察。我找戴瑞過來。幾分鐘後他來了。我們把椅子搬到病房門外，當場開起病患家屬會議。「伊格頓太太，」戴瑞開口說道。他的說話對象是以伊格頓太太為主，但他的眼神有時也會看向病人的兩女一子。「對於您的丈夫的病情，您了解多少？」

「之前聽我們在密德蘭的家庭醫師說過，他得馬上送到多倫多這裡動手術。這是上個星期的事。他從來沒病成這樣子過。阿弗烈從來不會抱怨什麼，他只要我拜託醫師您別在他的右臂插靜脈管，因為他用右手拉小提琴。他熱愛音樂。醫師，請告訴我，他病得很重嗎？」

戴瑞嘆了一口氣，又做了一次深呼吸。他把椅子拉近伊格頓太太身邊，讓自己不會正對她的臉，而是與她並肩而坐，彷彿他們要以同事的身分討論病情。他們就像是並肩坐在板凳上，一同眺望著廣闊的海洋。彷彿是一對朋友，正在討論共同的遭遇。他把手輕輕地放在她的衣袖上。

「今天晚上，我們要做的是替阿弗烈•伊格頓先生軀體內的那個人設想。我們必須想想，對於身為人、身為獨立的人的他而言，什麼才是重要的事情。就我們的想法而言，他的腦部問題是主要考量所在。他目前沒有任何生活品質可言，而且很可能再也無法恢復。我們都很替他擔心。我們有能力去執行那些醫療行爲，但我們認為這些對他而言並不是恰當之舉，因為並不能因此讓他恢復像以前一樣好的生活品質。在我們認為他不會康復的情況下卻要對他做這些醫療行為，我們感到很為難。運用這些機器和藥物，對病人卻沒好處，使我們無法心安。沒錯，執行這些醫療行為的確讓我們覺得自己很行，可以解決一切難題，然而這對病人是沒有好處的。在我們看來，優質的醫療行為是指不要在原有的治療上再增加新的或額外的人為維生方法。如果好處是指日可待的，那麼讓病人暫時失去一點尊嚴無妨，可是我相信，在眼前這種情況下，病人將面臨尊嚴掃地的處境。為了讓他的生命享有尊嚴、讓他活得舒服自在，我們能做些什麼呢？在醫學方面我們能做的很多。這個部分不難。對所有醫護人員而言，真正困難的部分在於，他的狀況已經沒有好轉的機會了。」

他讓這段話沈澱一番，陪著家屬坐了好一會兒。接著他重新開口。

「對在場的每一個人而言，知道您的丈夫已經處於瀕死狀態，是很令人悲傷的一件事，對我們醫護人員和你們家屬而言，都是一樣的感受。事實上，如果沒有這些儀器和藥物持續發揮作用，他可能早就往生了。現在，不管我們怎麼做，結果都會是一樣的。他的狀況不會好轉，也沒有機會從現在的狀況中恢復健康。」

沒有聽不出這番嚴酷的話語中所包含的仁慈心意。

「我認為你迷上戴瑞‧普萊斯了。」摩蒂又在捉弄我了。「我看到你寄了一張電子卡片給他。是情書嗎？」

「那是聖派屈克日㊟的卡片啦，上面用希伯來語"mazal tov"致上祝福之意。他會曉得卡片是誰寄的，還有，我沒有迷上他。我是個快樂的已婚——」

「有，你迷上他了。我要打電話給艾文打小報告。」

「我沒有。我只是欣賞他。」我說這話的口吻，是要告訴他們：沒錯，我是對他很有興趣，但我也快要生氣了。「好吧，你說的沒錯，我是迷上他了。他的才智深深吸引我。」

「哦，這就是啦。」摩蒂露出意有所指的一笑。

「對，我喜歡他思考的方式，還有他對家屬說話的方式。」

「你確定？」

「對，我喜愛他的言談措辭。」

「就這樣？」

「不止這個，還有他的勇氣。」

譯注：每年三月十七日的聖派屈克日（St. Patrick's Day）是愛爾蘭人最重要的節日，最早是為了紀念西元三世紀守護愛爾蘭的教士派屈克之死，後來逐漸轉變成有盛大慶祝活動的歡樂節日。

12 以愛之名

妮可把我拉到病房外遠離病人母親聽力範圍之處竊竊私語。我聽到若干細節後，驚得喘不過氣來。

「你開什麼玩笑……這不可能吧……我從來沒碰過這種病人。」我說。

當時我剛剛休完產假。艾文和我生了個兒子，取名為哈利，說我有多快樂就有多快樂。那天是回來上班的第一天，再度見到老朋友們使我相當興奮，連忙補足休假期間錯過的八卦消息。然而，那天由我負責照料的病房裡發生的事卻讓我大感震驚，那是我入行十年從未遇到的事情。

至今我仍會想起他們；我的病人山謬爾・余爾根，還有他的母親辛蒂。我不曉得應不應該把整件事和盤托出，但直到現在，它依然在我心頭縈繞不去。

這個病人的病歷有整整兩頁，看得出他的健康問題，絕大多數是十九年前出生時就有的毛病。山謬爾因為基因突變導致重度智能不足、腎臟病變、糖尿病、癲癇、心臟嚴重畸形（為此他已接受過無數次矯正手術)，還有其他肢體上的畸形殘缺，像是額頭突出的頭部有輕微畸形、眼睛畸形、嚴重顎裂、手指與腳趾有併指畸形等等。

「那他幹麼住加護病房?」我問。這個病人的諸多病狀雖然嚴重，卻全都沒有致命威脅。

「肺炎，」妮可說。「他住進來做抗生素靜脈注射，藉由永久氣管造口接受機械式呼吸輔助。他母親簡直是為他做牛做馬。今天你會覺得很輕鬆的。她帶了充氣床墊，晚上就在兒子床邊打地鋪。她替兒子打理所有事情——我是說所有事情喔。你想得到的，她統統包辦。」

聽完這番報告之後，我做的頭一件事是去向坐在病榻邊的母親揮手打招呼，說我負責暫時照顧他們。第二件事則是去找值班護理小組長，要求在我下一次當班時換別的病人給我照顧。要我照料這種病人，一天就很夠我受的。沒錯，不輪流的話就太過分了;我們是團隊作業，對於難照料的病人，大家必須輪流照料。值班護理小組長表示同意，記下了我的要求。別的護士也點頭同意;他們同樣不希望自己得專責照料這種病人。他們向我保證，你負責照料他，就只有今天一天，下回再輪到你的時候，會是好一陣子以後的事。

病人的母親必定已經感受到我的恐懼心情，因為她招手向我示意。

「快進來，山姆不會咬人的。」

我靠近他們母子倆。在那張大大的病床上，躺著一個高壯魁梧的十九歲男孩，扭曲變形的頭顱裡，裝著小小的嬰兒般的大腦。我從病歷中得知，山姆身上幾乎每一部分都有問題。

「他的行為舉止跟三個月大的嬰兒一樣。」辛蒂說。她的口氣就像我認識的其他母親，宣稱自己的孩子天賦異稟。

我想到自己的兒子，回想他三個月大時，哭鬧、進食、睡覺是他全部的活動內容，當時我愛極了與他共處的每一分鐘。現在他十個月大了，已經能坐起身子、玩躲貓貓、見了我會露出笑容。每一天看著他能做的動作愈來愈奇妙，是多麼滿足、充滿樂趣啊！每發現他跨過一個成長階段，對我們是一大喜悅——也是慰藉。如果我兒子沒有這些進展，我還會一樣愛他嗎？我希望我永遠不必去尋找這個問題的答案。

辛蒂離開病房出去抽菸的時候，我決定靠近一些，好好端詳令我如此害怕面對的病人。山姆的頭部仰躺在枕頭上，脖子拱起，就跟科幻恐怖片裡的景象一樣，可是他也和普通青少年一般，臉上有青春痘，胳肢窩有濃密的腋毛。他口水流個不停，發出刺耳的聲音，人躺在床上，手臂沿著床邊拍動，蹼狀的手指向四面八方伸展。他不時咳嗽，每次一咳，綠色的痰沫便從氣管切口冒出來。

我沒辦法讓自己跟這個病人說話。我無法把他當成一個十九歲的男孩一般說話，也沒有做好心理準備，讓自己對他說出我和兒子之間的甜蜜兒語。

然而，他的母親是多麼疼愛他呀！

「山姆很喜歡聽音樂，」辛蒂回到病房時說道。她把一卷卡帶放進床邊桌上的錄放音機裡。卡帶的內容是鴨子呱呱叫、時鐘滴答、樂鐘鳴響、海浪翻騰、火車呼嘯而過的聲音。我注視著山姆，看不出他感覺到這些聲響，更不用說他到底喜不喜歡了。

「明白我的意思了吧？」辛蒂看著我，然後又轉向兒子。「你好喜歡這些樂聲的，對不對呀，寶貝兒子？你瞧，他有多喜歡啊！」

稍晚，山姆的肺臟分泌物增加，導致血氧飽和度略微下降因為辛蒂馬上起身替他吸出肺部的分泌物，一邊說道：「好了，山姆，別這樣調皮搗蛋！」她對我露齒一笑。「他可能有那麼點兒愛現吧。」

我兒子對我的朋友們做出某些奇特的舉動時，我就是這麼說他的。

為了讓這一天趕快結束，我讓自己忙東忙西的。我檢查氧氣筒與呼吸器，清理靜脈管。我把所想得到的事情一一完成，免得讓自己想起病床上的那張臉，那副身軀。

除了去洗手間，或者出去抽根菸，辛蒂寸步不離兒子床前，三餐也是從外頭買回來，守在病榻前進食。即使只是離開幾分鐘，一回到病房，她的神態彷彿是短暫的離開期間，讓她對兒子產生了無比的思念之情。她衝向床邊，整個人撲倒在兒子身上，告訴他自己有多麼愛他，問他有沒有乖乖的？她希望他沒有給護士們添麻煩才好？

山姆睡著的時候，她就這麼看他睡著，眼中滿是愛意，與她看著兒子流口水、呻吟、偶爾癲癇發作時的眼神並無二致。她為他打理所有大小事，擦屁股，換尿布，清理口鼻耳朵。她餵他吃藥，替他測量生命徵象，替他抽吸肺部黏液。

「辛蒂，你是怎麼辦到的？」我終於開口問她。「我自己的寶寶上個星期感冒，我整夜沒闔眼，一直聽著他在咳嗽，擔心得不得了。你卻應付得了這麼多狀況。像這樣夜裡起來四、五次照料他，你是怎麼辦到的？這些年來，他對你毫無反應，你又是怎麼讓自己替他清理這個那個、耐心對他說話，數年如一日？」

「他對我有反應的。」她說。

「呃，我是說，有意義的反應，」我試著修正自己的用語。

「對我而言是有意義的。」

我看著辛蒂替山姆按摩雙腳，全副注意力都放在他的雙腳上，一次專心按摩一隻。最後我領悟到一件小事。就像辛蒂一樣，我愛我兒子的每一部分。有時候，替兒子洗過澡後，我還把他的小腳含進嘴裡。當我握著兒子小小的腳掌，我對他全身上下和他體內的靈魂所產生的愛，便席捲我的內心。

這天一分一秒過去，我一直偷偷觀察辛蒂。她臉上的表情寧靜祥和，看起來心滿意足。她不想去別的地方，不想做別的事情，也不希望山姆從現在的模樣變成別的模樣。

我看著辛蒂給他擦背。「你很喜歡擦背的，對不對呀，寶貝兒子？」

她怎麼看得出來他喜歡不喜歡呢？他覺得舒適與否的徵象又是什麼？他的眼睛歪歪斜斜掛在臉上，張開，闔上，然後又張開，卻看不出有任何情緒。

我猜想過，對辛蒂而言，山姆住院等於是讓她有一絲喘息的機會。我自己就是懷著這種帶著罪惡感的喜悅，重返我熱愛的工作崗位，把寶寶留在家裡交給別人照顧。照顧小孩子有時候是很令人厭煩而耗神的事情。至少我自己是這麼認為。

山姆睡得不多，可是在他小睡片刻之際，辛蒂有時會放鬆一下，從腳邊的塑膠袋裡抽出一本書來看。自從山姆住院之後，她一直沒有回家，所以身上穿著同一套衣服——印著「釣魚去」字樣的灰色T恤，藍色牛仔褲和運動鞋。她盤腿坐在椅子上，讀著她從院裡的病友圖書館借來的一本厚厚的平裝書。

「辛蒂，我能不能問你一件事？」

她從書裡抬起頭來說：「問吧。」

「你有沒有放過假？」

「我永遠也離不開山姆，」她說。「我不能離開他。」

「辛蒂，我真正想問的是，你是怎麼做到這一點的？我真正想知道的是這個。你對山姆的奉獻，讓所有的醫師護士都相當驚訝。這真是太了不起了。我從來沒看過這種事。」

「他是我兒子啊。」她聳聳肩。「我愛他。」

她看得出來，雖然我相信她，但是她的答案並不能滿足我。

「我愛他，就像你會愛任何一個孩子一樣。他出生的時候，醫生護士想盡辦法，把所有手段、各種裝置統統派上用場了。老天，他們真的把他救活了！但醫生告訴我，他活不過一歲。後來他們又言之鑿鑿，說他活不到兩歲、絕對熬不過三歲。可是現在他在這裡，已經十九歲了，長成又高又壯的年輕人。他甚至還得填所得稅單據呢，你想像得到嗎？」

「這一切似乎不會把你擊倒，我是指照顧山姆。」

「你可以去兒童醫院的等候室轉轉——過去十八年來，我們都是在那兒度過的，直到我們必須到這裡來為止。你會看到流淚哭泣的父母，他們是送孩子去割扁桃腺。有些父母則談笑風生；他們的孩子是癌症患者，但孩子度過了愉快的一天。有些面帶笑容的父母，他們的孩子出了意外，不過小命保住了。」

「我懂。」我說，而且我想我的確理解一點點。

「我記得有個小男孩叫做凱文，是個健康正常的四歲男孩。後來，砰，他出了車禍，腦部永久受損，成了植物人。這可真是莫大的失落。但我從來沒有這種失落，所以我也不必想念那樣的山姆。山姆和我相依為命，非常快樂；在我看來，我們兩個人一起過，比絕大多數的夫妻都快樂。我只有一個心願……」

「什麼心願？」

「我希望他能生小孩。我很想抱孫子。」

她娓娓道出，其中這一點最令我驚訝，我不禁倒抽了一口氣。

「不過，我當然也曉得，那是不可能的。我太老了。」

我是不是聽錯了什麼？

「哎，我想我還是去吃午餐吧。我想吃『塔克貝爾』的東西。托你的福，我希望那些重複油炸的豆子不會跟我耍花樣！」她拾起那本破破爛爛、先前看了好一會兒的英裔非籍小說家史密斯（Wilbur Smith）的小說，在山姆的嘴上用力親了一下說：「待會兒見啦，鱷魚！」

然後對我揮手道別。

那天傍晚下班之前，我對隔天的計畫做了改變。「明天我想照顧同一個病人，」我告訴來接班的夜班護士。在登記簿上，我用鉛筆簽了名。「我想繼續跟山姆和他母親相處看看。」

「辛蒂・余爾根是聖人，是哲學家，是英雄。」隔天早上在自助餐聽吃早餐時，我對其他護士說道。

「不，才不是呢。她腦袋有問題，」蘿拉說。「她是個神經病。這種人一定是瘋了，才會為一個怪人犧牲自己的人生。」

「我認為山姆不能算是正常人類他活脫脫就是教會費盡心思要體現拯救精神的完美例子，」身為天主教徒的摩蒂說道。「我們拼了命照顧這傢伙，在此同時我們其實可以去挽救其他人的生命，那些人相當需要山姆占用的加護病房床位。只是，我們現在治療的對象是辛蒂，不是她兒子。她堅決要求做這一切治療。這就是我們為各位提供的醫療保健制度！歡迎來到加拿大。要什麼就有什麼。」

「我以為你是投給新民主黨的。」我最後一次試著套她的話。

「身為社會主義者，不代表我相信亂花錢是對的。」她回答道。

「我搞不懂辛蒂是怎麼辦到的，」我把話題重新拉回或許只有我一個人有意討論的事情上。「她似乎從來不會累，從來不會失去信心。我每回看向山姆，就感到一陣絕望。我沒辦法對他說話或者觸摸他。」我把櫻桃鬆餅推到一邊去。

「你用不著可憐辛蒂。她自己也有享受到好處啊。」朵莉絲說。她是資深護士之一，這天也和我們一塊兒吃早餐。

「怎麼說？」我問。

「你有沒有掀起被單看看？」她問。

「我不懂你的意思，」我說：「我也不想那麼做就是了。」

「上星期是我負責照顧他的，」摩蒂說：「我一點兒也不懷疑。蒂姐呀，你就別在那兒一派清純了。」

就連法蘭西絲也點頭表示同意。

稍晚，等到辛蒂離開病房外出吃午餐的時候，朵莉絲走進病房，她說要給我看一樣東西。

「你有沒有把那男孩全身上下看個仔細？」

「你在說什麼呀？」

「他的陰莖。你看過沒？」

「當然看過。今天早上到班的時候，我才給他做過徹底的護理評估啊。」

「你過來。」朵莉絲把山姆病床周圍的簾子拉上。她把被單拉開，映入眼簾的是我生平見過最巨大的陰莖。我心想，**之前不是這樣的啊**。膨脹腫大，而且上下彈動，似乎正要求給予滿足。這使我想到種馬或德國牧羊犬，強烈的慾望受到壓抑，便不停蹦跳引起注意，迫切期待得到解放。要讓它倒下，就好比砍樹一樣——我們還得大喊一聲「樹倒嘍！」要是倒下來了，恐怕會碰到他的膝蓋。毫無疑問，無論在見多識廣的職場上，或在經驗十分有限的私生活之中，這是我所見過最大的尺寸了。我之前怎麼完全沒發現呢？

「先前他有包尿布，所以我沒看過。」我說。

「我想是她把尿布拿下來的。」朵莉絲說。

「保持他的尊嚴。」

「或是使用起來更方便。」

「你可以從中選擇一種觀點，不是嗎？」

「老實講，」朵莉絲說：「你也看得出來，那是根經驗豐富的命根子。它見過世面，明白自身的需求是什麼，算是物盡其用了吧。如果不是經常活動，看起來應該會瘦弱一些，比較萎弱不振。你也曉得的嘛，東西不用是會生鏽的。這話兒的肌肉鍛鍊得不錯，習慣了獲得滿足的待遇。除了辛蒂，滿足它的還會有誰呢？她也需要的。身為獨力照顧孩子的單親媽媽，她也不太可能出去約會，至少沒有男人會願意踏進她家看到**這個**。」她朝山姆的方向點了點頭。

我們把被單蓋回去，然而那話兒把被單頂了起來。山姆本人顯然不以為意，既不苦惱也非怡然自得。他對我所見的任何事物都沒有反應；對冷熱沒有反應，對明暗沒有反應，對苦樂沒有反應，對任何人的存在或離開都沒有反應。說也奇怪，山姆那超大命根子所傳遞的訊息，比他本人曾經表達出來的都還要多。

「我問你一件事，」朵莉絲說。「她出去吃午餐之前，有沒有親他？親他的嘴唇？」

「有，但你到底要說什麼呀，朵莉絲？你的意思是說她和山姆……你是說做母親的會……跟她智能不足的兒子？可是，她是那麼地全心全意為他奉獻。」

「還有更好的理由：這是他們溝通的方式。他得到觸覺上的刺激——誰曉得是否真的有快感？——而且我料想，」她指出：「辛蒂也從中得到快感。母子倆可以在許多方面得到解放，我猜誰也不會在這個過程中受到傷害。他們已經連絡兒童援助協會了，但沒有人能證明這件事屬實。」

我不知道該怎麼想。我可以確定的是，我從來沒看過辛蒂有任何不恰當的行為舉止。

「噢，在我真正需要齊蓋提神父的時候，他人在何方？」我在護理站左思右想這件事時，對摩蒂說道。

「好吧，為了你，我來代替他的角色吧，」她作勢畫了十字，以虔誠的眼神朝著山姆病房的方向凝神注視。「我慈愛的天主啊……可是山姆也是上帝創造的……話說回來，那天一定是休假日，即便是祂也要休假的。」

我必須藉著笑來紓解心情。我還真的微笑了，因為我看到摩蒂戴著的耳環：小小的銀色希臘劇場面具——一個耳墜子是喜劇假面，另一個是悲劇假面。

我曾問過辛蒂是否有宗教信仰，需不需要和神職人員談一談，但她拒絕了這個建議。「我不需要教會，一點也不需要。我沒有不敬的意思。我以前那個信天主教的男友在山姆出世後離我而去，他留給我的只有山姆而已。我們不是天主教徒。」

又到了替山姆測量生命徵象的時間，既然辛蒂外出吃午餐還沒回來，我便獨自作業。山姆有些發燒，我把這事告訴剛走進病房的辛蒂。

「不，他沒有發燒，」她嗤之以鼻：「不可能。」

她親自替他量體溫，然後盯著溫度計瞧：攝氏三十八．八度。我做了血液培養，醫師換了抗生素。辛蒂給山姆服用泰樂諾，還準備了一盆清水要給他用海綿擦澡。

那天在加護病房值班的住院醫師是法伊塞爾．埃巴克席。他走出值班室，整整醫師袍，遲了幾分鐘才加入傍晚巡房的行列。他接受沙烏地阿拉伯一家大企業贊助，前來加拿大專攻重症照護。「我已經準備好……要替這個病人，山姆．余爾根，進行動脈穿刺了……」他支支吾吾地用正式的英語說道。

丹尼爾．惠辛格是當週的主治醫師，據他判斷，由於剛剛出現體溫升高的情形，山姆接受靜脈注射與動脈留置導管的位置應該改變，以防止可能發生的感染。辛蒂很清楚這是什麼狀況。她可能已經數度見識過這種場面了，所以我也不必多作解釋。

「你是不是剛剛做完朝拜？」我在埃巴克希醫師加入巡房隊伍時，低聲問他。

「對，你怎麼曉得？」他微笑。「如果我不祈禱，就會緊張。我每天得朝拜四次，其中一次是在晚上。」我點點頭，他又說下去：「這就像是一種生理需求，好比膀胱已經漲滿了，或甚至像是……性交的需求之類的。」

我從來沒聽過把祈禱比喻成必要需求的說法，彷彿祈禱是一種救命術似的。人人都有強烈的需求，我心想。在沒人受傷害的情況下，無所不用其極去滿足這些慾望，有沒有錯？兩個人之間發生的一切，不就像是一個人與他信仰的神明之間所進行的交流那樣私密嗎？如果辛蒂與山姆之間的事讓兩人更親密，也更便於辛蒂照料山姆，我或者任何人又有什麼資格去批評呢？

「你吃過午飯了沒？」我問。「今天加護病房裡一直有很多事情要忙。」

「我得等到太陽下山以後才可以進食。現在是齋戒月。我肚子餓得要死，但我必須耐心等待。急診室裡有狀況，我得去看看。」

我知道食物櫃裡有一個沒人動過的餐盤，可能會被倒掉。我從餐盤裡抓了一片麵包和一瓶牛奶塞給他。「拿去，你得吃點兒東西才行。你先留著，等太陽下山以後再吃。」

「願上天保佑你。」

他告訴我，最近他接到一個壞消息。贊助他的那家公司，就快把他送回家鄉去了，時間比他預期得要早。他目前還只是個內科醫師。公司方面不會如他所願地繼續資助他在心臟科的專門研究了。

「你太太一定很開心吧。」他曾經告訴我，他的妻子非常想家。

「沒錯，她想念沙漠，想念沙地，想念宣禮員呼叫我們朝拜。這裡的氣候對她來說並不好受。她很寂寞。」

我從來沒見過她，卻能感受到她的存在。我想像他告訴過我的三個女兒萊拉、塔碧雅、阿絮奴，他給我看過她們的照片。我了解他對於自己沒有兒子、無法延續香火的失望之情。

距離我下班的時間還有幾個小時。山姆的高燒未退，辛蒂憂心忡忡。我告訴她，山姆的白血球數目上升，她明白這意味著什麼：感染嚴重，可能是血液方面的感染，而且以山姆的情形而言，考量到他所有的健康問題，是有生命威脅的。

我移除了山姆的右橈動脈留置導管、協助埃巴克席在山姆的左腕內側插入新的動脈導管之後，辛蒂想替山姆洗頭、刮鬍子。我連忙跑向寢具推車，張羅更多毛巾。我在走廊上碰到惠辛格醫師，他一臉愁容。他想知道我在替山姆脫離呼吸器這方面是否有任何進展，也想知道他退燒了沒。他告訴我，樓下急診室裡有個二十四歲的女病人，因為罕見的藥物反應而陷入昏迷，併有肝衰竭現象。她必須趕緊送進加護病房觀察。我知道我們已經沒有空床位了。

過了一會兒，我站在水槽邊，看著辛蒂大驚小怪地照料山姆；一下子對他低聲說話，一會兒又盯著溫度計自言自語，為了他的高燒發愁。我不敢告訴她，我們可能得趕快把山姆移出加護病房。辛蒂打算再給山姆擦一次澡。她從水槽底下取出大臉盆，還有他專用的肥皂、洗髮精、潤絲精。接著她換下已經很乾淨的床單，鋪上新的，打理得平平整整。

忽然間，我對她失去耐性，一心期待下班時刻趕快來到。這個病人引發了太多不舒服的感覺。我們在學校的時候學過，要保持同理心，不要批判，可是在眼前這種情況下要做到這些基本要求，得費很大的勁兒。難道你必須隱藏所有個人想法情緒，才可以當護士嗎？若真是如此，到底有誰是真正高風亮節的呢？而且，急診室裡那個因為猛暴性肝臟衰竭而性命垂危的年輕女人，一直在我心頭揮之不去。她亟需轉進加護病房，我們有機會救她一命的，可是我們沒有空床收治她。另一方面，山姆卻躺在這裡，他沒有恢復或真正好轉的希望，占了原本可以給那位女病人的床位。或許當天吃早餐時摩蒂說的沒錯，我們救不了所有的人。醫療保險制度所費不貲，我們必須有所抉擇。眼前辛蒂在這兒指揮我們做這做那的，可能只是為了滿足她自己的需求。發號施令的人是她，我們只是聽命行事。

辛蒂不斷撫平山姆的床單被褥。山姆呼嚕作響，不時放屁。他的屁聲預告了一陣腹瀉，辛蒂似乎樂見這種狀況，因為她有更多事情可以忙了。山姆仰躺在枕頭上，張著眼睛瞪著天花板，可是對周遭任何事物毫無所覺，對天花板上的燈光，對整間病房，對他母親恆久的存在統統沒有察覺的徵兆。

從某方面來說，朵莉絲與其他護士所言只是推測之詞。在缺乏證據的情況下提出這種非同小可的指控，是危險而錯誤的行為。

另一方面，萬一傳言屬實該怎麼辦？我先前注意到，和我們一塊兒吃早餐的妮爾一直保持沈默。或許，滿腦子荒唐瞎掰故事的妮爾，在面對令人困擾的事實時感到不自在。無論如何，辛蒂與兒子有那樣的關係，在我看來似乎是確有其事；或者不誇張地說也有三分真實。我不必費力想像，那幅畫面就出現在腦海裡，如此鮮明。我想起辛蒂親吻他雙唇的樣子，整個人趴在他身上的樣子。辛蒂是多麼希望山姆能有孩子，卻說她自己年紀太大了。

然而就算這事兒千真萬確，比起山姆自身的悲劇仍是相形見絀。他活在這個世界上，無疑是悲劇一樁。或者，並非如此？也許，缺陷其實是存於我們心中，存乎於無法接受與生俱來的現實條件、找不出其中意義的世人心中。也許，比起山姆與他母親之間發生的任何事情，這一點還比較重要。

噢，要是哪天山姆真的死了，辛蒂會有多麼痛苦啊！少了他的陪伴，少了他能給她的快樂，她將是多麼孤單、多麼無依無靠。山姆對她來說是最重要的。可是，她真有那麼愛他，愛到她打算盡一切力量保住他的性命，或者，她對他的愛不足以讓她甘願放他走？

我轉身背對他們，面向窗戶。我緊握著水槽的邊緣，望著樓下的天井，心想艾文會不會去買啤酒和雞翅當晚餐。烤肉醬，田園風，紐奧良口味……我累了，我想回家。我想看到自己的寶寶，確定他和我所想的一般健康正常，像我今早離開家門時一樣。我想和艾文窩在一起談笑享樂，把眼前這一切逐出心房。

正當我替山姆準備十九點整要注射的抗生素時，腦中閃過一個想法：我在點滴袋貼上用藥標籤，卻故意忘記用藥。假如他少用一次或兩次抗生素，便有可能被感染症狀擊倒，繼而產生敗血症，那時便一勞永逸了。然而我隨即拋開這個可怕的想法，按照醫囑確實給藥。

我看著時鐘，等著下班時刻來臨。分針轉過一圈，然後又轉過一圈。我回頭看著辛蒂再度給兒子按摩雙足，看她用手托著兒子的腳跟、握著兒子的腳趾的模樣。顯而易見，她的手對他的腳趾充滿愛意，對腳趾的主人——她的兒子——充滿愛意。辛蒂把他的腳捧到自己的面前，抵著自己的臉頰。她親吻他的腳掌，閉上眼睛品嚐他的氣息，他的體味。她對山姆不求任何回報，只是一味地愛著他。辛蒂握著他的腳、摩擦、親吻的模樣，握著他的腳輕觸自己臉頰的模樣，完完全全就是我對我兒子的腳所表現出來的模樣——有什麼差別呢？我們都生了兒子，無論兒子生出來是什麼樣都愛。我對兒子的愛看似渾然天成而且不費吹灰之力，而她對兒子的愛則看似不盡真實；在我心中是有缺陷的，在她心中則不然。在他活在世上的時候，如果辛蒂．余爾根用自己的身體和山姆的身體交流這份愛——說到底，一隻腳和一根生殖器，兩者有什麼真正的差別存在？——如果那份原始、肉體的愛有一部份傳達給山姆了，如果他未開化的腦細胞察覺到了那份愛，還有，如果也許，只是也許，這份愛給了他些許愉悅或人性的連結，或減緩了不適感——我們永遠也不會知道他到底有沒有苦樂的感受——那麼，我或任何人又有什麼資格去評斷這是對是錯、是好是壞呢？倘若我對這一切開始做出判斷，我又會成為什麼樣的護士？如果我的心思對每一件事都有了定見，我又會成為什麼樣的人？為了成為我想成為的那種人、那種護士，我必須突破內心的所有偏見，超越所有批判。我決定對整件事不持任何意見。我唯一保有的原則就是同情。

我走向辛蒂與山姆。她正給他的雙腳抹上薄荷油，雙手往上移向他的雙腿。

「辛蒂，我要出去幫忙別的護士照顧一個狀況複雜的病人。山姆現在穩定下來了，監視器的警示器也在開啓狀態。如果你需要我幫忙，儘管來找我沒關係。你和山姆獨處一會兒吧。」

她抬起頭，流露驚訝之色。自從山姆住院以來，她一直沒有和他獨處過半分鐘。在家裡，他是屬於她的，但是醫院對病人有某種處置的權利。我們並不擁有別人，即使是子女也非我們所有，然而山姆歸屬於辛蒂的程度，超過他屬於醫院或我們任何一個人的程度。她應當享有一些與他獨處的時間。

我拉上病床周圍的簾子，關上病房的門。我轉身走開，給她時間、空間去愛他，無論她選擇的是哪一種方式。

13 便盆私語

我在加護病房工作已經有十二個年頭了。在這些年裡，我寫過與護理有關的文章，在會議中發表演講，甚至指導研究計畫。然而，不論我偶然涉足哪個相關領域，總是想回到臨床這邊來。對我而言，這才是我能找到最大挑戰、獲得最大滿足的領域。至今依然如此。

除了兩次產假以外，我長時間離開ＩＣＵ的情形只發生過一回，而且原因相當可笑。我打電話給同事，讓他們知道我有好幾個星期不能上班了。

「蘿拉，是你嗎？」

「蒂蒂！都還好嗎？你之前怎麼會打電話來請病假呢？我覺得你聽起來很健康呀。」

「我出了點兒……小意外。」

「你還好吧？」

「還好，只是腳踝骨折了。」

「到底怎麼回事兒呀？」

我和盤托出。我曉得她們永遠不會放過我的。直到今天，只要馬戲團到了咱們這裡，他們還是會提起這件事。

「我……只希望……你那時有拿著……」蘿拉笑到眼淚直流，幾乎說不出話來，還嗆著了。「……粉紅色的陽傘！」

很久以前我對自己發過誓，等我有了小孩之後，我要成為一個「愉快風趣」的母親，為此我經常做些瘋狂傻氣的事情。我自己的母親一向體弱多病，每回在臥榻一躺就是好幾天，起身之後卻更加疲倦虛弱，所以我向自己承諾，我當媽媽以後一定要有所不同。在孩子的生日慶祝會上，我請來了馬戲班表演，看著孩子們在高空鞦韆上快樂地盪來盪去。我給小丑逗得咯咯笑，甚至還在彈簧墊上試著跳了幾下。我決定問問他們，能否讓我試試走鋼索。

「當然好，」那個俄羅斯馬戲團頭頭輕聲一笑。「去試試吧。」

鋼索不過幾呎長，離地四呎，四周鋪了軟墊。我踩上去，一吋吋前進，像個雜耍演員似地保持優雅與敏捷，落地動作卻笨拙得很，發出響亮的**喀啦**聲，任誰都知道出了什麼事兒。

有個六歲小女孩低頭看著躺在軟墊上的我。「你摔斷腳了嗎？」

拖著一隻上石膏的腳請假八個星期，讓我有機會暫時離開臨床環境，仔細思量自己這份工作。這段時間院內格外精彩。院方指派了一名新的護理主任上任，她相當傑出優秀，是能激勵人心的領導者。她發表的演說強而有力，鼓舞人心。不僅如此，我們知道她將在董事會上，作為護理人員的有力化身。

她剛上任的時候，舉行了一系列非正式的會議，開放給所有正職護士參加。既然我手上有大把空閒時間，便來到會場聽聽她說些什麼。

那是九月下旬一個陽光燦爛的午後，陽光穿透演講廳裡的高窗灑進室內。主任先發表演講，然後開放討論，讓大家儘管提出心中的任何疑問或關切的議題。她向我們保證，沒有任何禁忌話題。發言內容絕對保密。現場還供應茶水點心。

首先，她給我們看一張美麗的照片，那是她去法國南部旅行時拍的。照片裡有一張石拱橋，她指出這種構造像是一種「詮釋的手法」(hermeneutic channel)。她陳述這個影像的象徵性：簡單的美感，結合了功能與美學。她不著痕跡地話鋒一轉，懇求全體護士不要再以長久以來的消極沈默態度，面對醫療保險制度中當事人受到的折磨與不公平待遇。她闡述自己的信念，認為護士是二十一世紀醫療保險制度中新的「知識工作者」。她呼籲每一個人要把握、珍惜能為病人的生命帶來改變的機會。她穿著深色套裝站在我們面前，寶石胸針在陽光下閃閃發亮，她張開雙手敞開胸懷，迎接她對護理工作的燦爛未來所抱持的廣大願景。

坐在台下的護士穿著粉紅色、白色或藍色的制服，也有人穿著寬大的綠色刷手服，一邊仔細聆聽，一邊津津有味地品嘗茶點。我直接從家裡過來，一身便服，一跛一跛地進到會場，枴杖仍使得不太順手。我在後排坐下。

我們有了一位對本業懷抱如此精彩願景的領導人，真教我興奮不已。終於有個相信護理工作價值的人坐上這個位置了，而且就我的觀察，她會為我們應得的待遇——認同與尊重——

奮戰不懈。不過，對我來說，還是少了什麼。這無關乎我們的薪資，工作環境，或者勞累的班表，而是某一件似乎從未提出來公開討論的事。這件事似乎與她對護士這個角色所懷抱的崇高願景大相逕庭，然而我明白這對於我們的工作而言是很重要的。

我想提出的話題，對於這個文雅的場合而言太過粗俗，與我們享用的茶點也不會搭調到哪裡去。我沒有勇氣說出口。我想說的這件事，在我們的工作中算是很重要的部分，然而我們很少討論，即使是在好同事之間也一樣；開玩笑的時候例外。這個話題，是護理生涯的罩門所在。

不少護士無法應付護理工作中髒污的那一環。那些護士往往選擇在醫院以外的地方工作、遠離病人，自然不會選在加護病房工作；因為那兒的病人和他們的身子骨都是最脆弱的。有些護士想找比較乾淨、輕鬆的場合工作，或者躲到電腦螢幕前、公文紙張間、課堂講台上。他們說，處理便盆哪用得著大學文憑啊？

事實上，我聽到上述「便盆評語」的次數多到不知凡幾，因而變得逐漸期待這句評語的出現，好比一句口號或者某種座右銘。我聽好多護士說過這類話，在我待過的每一家醫院都有。這使我想起在書上看過某個品種的黑猩猩，每一隻都有用樹葉擦臉的習慣。誰曉得這種行為，竟然會在散居於不同陸塊上、彼此之間沒有親屬關連的同種生物之間如此普及呢？

護士同業如此將我們的專業降格到與沖水馬桶一概而論，使我覺得非常沮喪。他們把便盆當作我們護士的標誌，如同聽診器象徵醫師，小木槌象徵法官。沒錯，如果我們確實想守在病床邊照護患者，那麼，這種涉及隱私、親密接觸的照料項目，就是我們基本工作的一環。有時我們會有骯髒不潔、受到貶抑的感覺。我們明白，喪失這方面身體機能的病人，必定覺得尷尬、難為情，然而我們在做這種工作的時候，不時也會有這些感覺。

在我必須清理血跡、尿液、痰、嘔吐物、糞便（暗地裡是有階級順序存在的）時，我試著把注意力放在病人身上，而非便盆或臉盆。我想幫助病人保有他們的尊嚴，但問題是，在那些時刻，我連保住我自己的尊嚴都有困難。

當我在會場聽到新任護理主任提出的那些崇高、達觀的想法之際，我聯想到，就在當下，其實我有機會親手照料某個在自宅奄奄一息的女人；或許是因為兩者並列的結果，使我仔細思量護理工作的醜陋祕辛有何含意。我決定，總有一天我要戳破這片祕域，揭露最駭人聽聞、最混亂骯髒的禁忌內容。

拜《急診室的春天》（*ER*）這類電視影集之賜，不少人都已知道「藍色狀況」代表醫院內某處發生緊急狀況——很可能是心臟停止跳動（也意味著那些獲派前去搶救患者的人所持有的榮譽徽章）。

「紅色狀況」是火災的訊號。

「白色狀況」是指病人有暴力行爲，有時發生在精神病房，需要由警衛制服。

「綠色狀況」警告有毒物溢出。

「黃色狀況」代表病人跑掉了——有人失蹤（MIA）或擅自離院（gone AWOL）。

我們則針對護士自己的需求，杜撰了一種「棕色狀況」。那是我們**全心全意的吶喊**（cri de coeur），是我們發出的SOS求救訊號——STAT——請求即刻支援清潔工作。我們自稱「大便巡邏組」、「腸子軍團」、「剷屎隊」，因為有時候我們就是這麼看待自己的。關於這個話題，我們個個都有難忘的回憶。如今回想起來，我自己倒有幾個故事可說。

有一天，四處找不著病房助理朗尼，而我急著找人幫忙把我的病人送去普通病房。我被迫把這個病人轉走，因為別科有病人剛剛發生心跳停止的情況，必須立刻送進ICU來。

「好吧，蒂妲，」那天擔任值班護理小組長的蘿拉說：「我不曉得朗尼上哪兒去了。我們一塊兒把你的病人送到樓上的普通病房去，然後再去另一個病房把心跳停止的病人帶下來。我說啊，我們是雜工、搬運工、祕書、管家和傭人。管它是什麼。好，上工嘍。」

我的病人這是已經準備就緒。他的個人物品全都裝在一只白色大塑膠袋裡交還給他，藥物也分別裝進透明小藥袋。先前他是在腹部手術後、併發肺炎而住進加護病房，不過已經完全康復了。再過不久，他就會逐漸進展到「視情況進食」（DAT, diet as tolerated）和「視情況活動」（AAT, activity as tolerated）了。

蘿拉放開病床的煞車，走到床頭拉，我則走到床尾推。病床快移出病房門口的時候，普通病房那邊打電話過來了。

「你們什麼時候才要來接這個病人？他必須馬上轉進ICU！」病房管理員大叫。

「就說我們正在下樓的路上了。」蘿拉喊回去。

可是，就在我們推著我的病人進入走廊時，他的臉色一陣灰暗，顯然不太舒服。他抓著自己的肚子。

「怎麼了？」我問。

「我要，呃……用一下便盆。請把我送回我的病房去。」

「等我們把你送到普通病房再說。就快到了，」蘿拉說著，朝電梯的方向加速前進：「如果你表現不錯的話，他們可能還會讓你直接使用馬桶呢。」

「不，護士小姐，我現在就得用便盆，不能等了。」

蘿拉和我對看了一眼。

他聲音中的堅持之意，讓我們掉頭把他推回原來那間病房。我把便盆遞給他，然後拉上簾子。過了一會兒，我們到床邊取出便盆，重新踏上轉出ＩＣＵ之路。然而我們突然停下了腳步。蘿拉與我低頭望向便盆，驚駭不已。那是我們見過單次排便量最多的一盆糞便。這盆糞便完全反映出病人腸道的形狀，印子清晰可辨，層層疊成一堆。我們看得出十二指腸、小腸大腸、盲腸還有直腸的痕跡。這次排便是以一次舒爽（想必他覺得很舒爽吧）的扭轉落在頂端，畫上句點。蘿拉與我對看一眼。那景象讓人肅然起敬。一個人的身體裡竟然裝得下這麼多東西，真教人不敢相信。同時，我們所做的這種工作，讓我們自覺渺小無用。為了在精神上尋求支持，我們一起把便盆拿到廁所，我將糞便倒入馬桶，蘿拉負責沖水。

「真想知道皇室成員這會兒正在做什麼。」蘿拉咕噥道。

「你現在一定舒服多了吧。」我走出廁所在水槽前洗手，一邊對病人說道。

「從沒這麼舒服過！」他大喊。

蘿拉像個敘述英勇戰蹟的士兵，或是誇耀漁獲量的漁夫，忍不住對大夥兒說起這件事，妮爾的反應最為平淡。她輕而易舉就說了一個更精彩的故事。

「我在澳洲內陸偏遠地區作護士時，有一次我照顧的病人拉出一尾蛇來。活生生、嘶嘶作響的蛇呢。」

「一定是眼鏡蛇吧，」蘿拉嘲弄道。「或者，有沒有可能是『綠巨怪』？」她決心總有一天要從妮爾這些虛構故事之中抓出漏洞。

「或許是隻蟲子吧。或許那個病人身體裡有寄生蟲，你以為是條蛇。」我暗示道。

「就算是蛇，大概也是無毒的黃色小蛇吧。」法蘭西絲說。可能的話，她是比我更容易受騙的。

「蒂妲，如果你把這事兒寫出來的話，我發誓我會殺了你，」蘿拉說。「不過呢，我重新考慮過了，如果你真的要寫出來，不如這樣起頭吧：『親愛的腹瀉』……」她一邊喋喋不休地稱讚自己的聰明才智，一邊走開了去。

基於某種我們都猜不出來的原因，妮可照料病人的時候從來不戴手套。替腹瀉後的病人清理時，把雙手浸入臉盆裡褐色的污水裡，在她看來是稀鬆平常的事兒。甚至是在清理嘔吐物，或者更換受到污染、沾黏分泌物的氣管切口紗布時，她照樣不戴手套。

「妮妮，看在老天的份上，把手套戴上！」我們會對她吼道。

「真噁心耶，妮妮。」崔西說。

「而且很危險。萬一病人有愛滋病、肝炎怎麼辦？還有那些噁心巴拉的病？」我邊說邊不由自主地顫抖，趕緊丟了一副用完即丟的手套給她。

「我比較喜歡親手觸摸病人，」她解釋。「戴上手套，我什麼也感覺不到。反正呢，當初我母親得了癌症快死掉的時候，我沒戴手套替我媽清理身子，那邊的護士也對我說了同樣的話。他們怕我會吸收到放射性同位素或是她做化療後遺留的殘跡，但是我根本不擔心。」

有些事情我們就不去深究了。

我這票好姊妹有一個討人厭的習慣，就是喜歡在共進午餐時對各人帶來的菜色發表評論。我躲在角落，試圖不讓人看到我的餐點。

「你今天中午吃的是什麼呀，蒂妲？」法蘭西絲問。其他人也有意探詢。

我可能是用保鮮袋裝了一些隔夜的炒菜，或是一片冷披薩，不過無論裡頭裝的是什麼，我都無意與任何人討論或分享。

「那是什麼玩意兒啊？」蘿拉問，有一天她低頭盯著我的碗裡瞧。「你的湯看起來活像我爸媽的肛管排出來的東西。」

「多謝你的評語，蘿拉。」我把手裡的午餐推開，卻揮不去她的評語。妮可的午餐份量多到出了名，有時候是一整球的萵苣和一條長長的小黃瓜。她埋頭做起沙拉，像百貨公司裡神氣的示範人員，揮舞各種用具，斬斷、切丁、片薄。她帶了一整罐法式沙拉醬，全部擠進一個特大號的容器裡頭，摩蒂戲稱那容器是「傑斯羅超大碗」，這是從電視影集《豪門新人類》㊟得來的靈感。

「你可以把病人放進那個碗裡洗澡了。」崔西說。

「你是要去打獵嗎？」蘿拉看著妮可拎著的大購物袋。

我對食物有心理障礙，不太想跟大夥兒討論我的午餐內容。我的體重數字上上下下的，穩定一陣子以後，又往上升。這總是跟我的情緒狀態有關。食物是我的心頭大患。

「你的身材為什麼保持得這麼苗條？」有一回我問克萊拉，她是來自波蘭的護士，來到加拿大後在我們的加護病房工作。她講的英文軟趴趴的，不過文法正確無誤。

「我的方法是這樣的。」她聳聳肩，狀似厭煩，好像在應付一個遲鈍的小孩。「很簡單的呀。我肚子餓了就吃，我覺得飽了就不吃。」

想想看，不就是這麼回事。

譯注：《豪門新人類》（The Beverly Hillbillies）是六〇年代的美國電視影集。劇中人物傑斯羅常用一只裝得下半包麥片、半瓶鮮奶的大碗吃東西，因此有人稱這種特大號的碗為「傑斯羅超大碗」。

我在器材室裡翻箱倒櫃找樣本瓶。這是一種特製的瓶子，為化驗的糞便提供隱孢原蟲（Cryptosporidium）和困難腸梭菌（Clostridium difficile）的生長環境，並觀察我的病人從肛管排出的東西裡還會長出什麼神祕的玩意兒來。

「你要找什麼？」蘿拉在走廊上現身。

「我在找收集糞便檢體用的容器。」

「那種東西一般稱作馬桶，你不曉得嗎？」

「你明明知道我說的是樣本瓶。」我乾瞪了她一眼。

「我說蒂妲呀，你一定能找到比收集大便更像樣的嗜好吧。集郵怎麼樣？收集錢幣呢？」

「蘿拉！」

她往抽屜走去，刷一聲拉開，扔給我一個樣本瓶。「喏，蒂妲。用點兒腦筋吧你。」

我們叫他「小小舞者」（tiny dancer），這個別號是來自英國歌手艾爾頓•強（Elton John）的同名歌曲。他來自法國，是個身形嬌小的愛滋病患，以前是芭蕾舞者。此刻他正因致命的肺炎而昏迷不醒，陷入垂死邊緣；肺炎是愛滋病常見的併發症。他不斷腹瀉，為了保持他的身體乾淨清爽，我們給他插了肛管。可是，一根肛管不夠用。我們又插一根，接著再一根。總計動用了五根粗的肛管，才封住他鬆弛的肛門。我們站在他的病床邊不住搖頭，試圖想出更好、更不具侵略性質的解決辦法。這真是尊嚴盡失、粗糙野蠻、不尊重、也可能不舒服的作法，然而還有什麼別的法子可想？我們還能用什麼方法維持他的身體清潔、皮膚乾爽呢？

有個病人，模樣和耶穌有幾分神似。他把瘦長的手臂伸得老長，手掌垂下。他甚至蓄著長鬍鬚，雙眼充滿靈氣，帶著天堂的氣息。他罹患胰臟炎，病因與酗酒有關，必須接受緊急手術，幾星期後仍出現敗血症狀。他雙眼的鞏膜明顯發白，瞳孔則是明亮的藍色，活像哈士奇犬。法蘭西絲試了無數次，想要說服他讓她修一修散亂的鬍鬚，都沒有成功。無論我們如何安置他憔悴的身軀，或者設法讓他舒服點兒，他總是會回復到被釘在十字架上的姿勢。

某晚他的腸子感染情況太過嚴重，以致腸道漲破肚皮，手術縫合線都給撐開了，腸子掉到病床上。外科醫師趕到床前，把腸子一圈一圈捲好塞回去。我在一旁幫著按住傷口兩端，像是按著一只裝得太滿的手提箱，免得箱口迸開。一度我們得用消毒過的綠色毛巾頂住他的腸子，以免腸子再度迸出來。

他住在我們的加護病房裡有好幾個月的時間，大家都照顧過他，可是我一直不曉得他對我產生了特別的情感連結。有一天，他提出一項要求，而且似乎只有我才辦得到。

「蒂妲護士，幫我清理！」他大喊。

當天負責照料他的是法蘭西絲，我聽到她說：「蒂妲今天去照顧別的病人了。我來替你清理吧。」

「不，我只要蒂妲護士。」

他有長期便祕，需要經常通便，他的糞便就像發硬的黏土一樣卡在那兒。我們用長長的手指伸進去（戴了兩層手套），解除他的不適。

可是，我替他通便的方式有何特殊之處呢？再說，我也不想以此出名啊！

蘿拉正從洗手間走出來，剛替她的病人清完便盆。頭頂的日光燈照得她手上的便盆閃閃發亮。這個畫面至今仍歷歷在目。

「這人就快死了。」她給這個剛接到手的病人做了宣判。

「噓。沒有的事。」我靠近病人的床前對他說道：「別聽她胡說。你的狀況非常好。」

然而，我想他聽不到蘿拉說的話，也沒聽到我說什麼，因為就在幾分鐘前，蘿拉給他注射了嗎啡，舒緩心臟病發引起的胸痛，此時他已逐漸不省人事。

「你剛才幹嘛那麼說？」稍後我們坐下來寫病歷記錄時我問道。「他現在狀況穩定下來了。血壓穩定，心跳正常。」

「每當病人發生急性冠狀動脈的問題時，會突然要求使用便盆，這可是我的獨家心得哩。這種血管迷走神經的反應，通常是副交感神經系統受到擾亂而引起的。我跟你打賭，這傢伙以前發生過心肌梗塞。」蘿拉說著，埋頭研究病人的十二導程心電圖。

幾分鐘後，她心有所感地抬頭注視心跳監視器，就在幾秒鐘後，病人的心臟便出現快速、不受控制的心律。又過了幾秒，警示音作響，而蘿拉稍早便備妥急救車，安置在病人的房門外，此時她火速將急救車推入病房。我們飛快行動，蘿拉連講一句「我早說了吧？」的時間也沒有。

「多重系統器官衰竭是造成ICU患者死亡的最大原因。」丹尼爾・惠辛格醫師正在演講廳裡侃侃而談，這回也有飲料茶點供應。平時他是那種心不在焉的教授，對待病人或醫學院學生的時候，心思不集中且胡言亂語，對待護士時則是急躁無禮而孩子氣，不過一上了講臺他便生龍活虎，變身為卓越傑出、架勢十足的演說家。

「事實上，多重系統器官衰竭跟色情影片有異曲同工之妙，」他說。「你不曉得該怎麼形容，不曉得該怎麼定義，但只要你一看到，就知道怎麼回事兒了。」

惠辛格醫師接著提到「糞便灌腸」。這是一種重症照護醫學領域的新概念，而他自己打算深入研究其利益。這個概念的理論基礎是將病人自己的腹瀉物透過病人的直腸灌回病人體內，使得被廣效性抗生素根除的腸道微生物群恢復存在。這算是新的嘗試。他對這個聽起來令人不太舒服的計畫興致勃勃，像個玩弄泥團的孩子一樣，迫不及待要在病人身上大展身手。

「當然啦，」他補了一句：「我也指望護士們協助我做這項研究。」

「難怪有咖啡和甜甜圈。」摩蒂看看我們所有人。「碰都不要碰。這是賄賂。他以為，給我們甜頭吃吃，我們就會幫他幹那些骯髒事兒。咱們的工作量還不夠重嗎，就算沒有協助醫師進行研究，也夠忙的吧？相信我，如果你去幫他做這個案子，是得不到半點兒功勞的！」

「有些醫師對噁心的東西有很高的容忍度。」我說道，一想到丹尼爾剛剛提到的療程便皺起鼻子，剛剛吞下肚的甜甜圈幾乎要吐出來。

「丹尼爾？」摩蒂揮了揮手。「麻煩你再說明一下多重系統器官衰竭和色情影片之間的關係好嗎？」

「哪個病人是你最難忘的？」我問見多識廣但話不多的崔西。

「哈！我最難忘的病人，多半是我最想忘記的病人！」她頓了頓，又說：「不用說就是常茲太太了。我不能說自己很喜歡她就是。」

我欣賞她的誠實，因為大多數護士並不會承認自己有不喜歡的病人，特別是像崔西這種勤勉認真的護士。

「我也不知道為什麼，」她若有所思地說：「常茲太太就是沒辦法——或者也許是不願意吧——控制她的腸子。她似乎很享受那種製造混亂的感覺。她不在乎自己身上是不是髒兮兮的，或者她身上的味道是不是很難聞，也不管我們到底給她洗了多少次的澡。她就是喜歡惹我們生氣，我很討厭這樣子。我們沒辦法替她維持尊嚴，因為她根本毫無尊嚴。」

我們全都記得常茲太太，不過法蘭西絲還記得別的事兒。

「有一次我看到她嚇得要命的模樣。那回，大衛・布里斯托告訴她，我們已經無能為力了。我只有那次心軟，覺得她很可憐。她是唯一一個讓我很難產生同情心的病人。」

置身在眾護士之中的我，也默默想起，我們私下提起常茲太太時，常常故意開玩笑叫她「腸子太太」。

她吸菸多年，因而有呼吸道的慢性病，同時也有過胖情形和糖尿病。她脫離呼吸器的過程緩慢，病情數度復發。她最感興趣的事情，就是吃東西和坐便盆。其實，如果要在這兩者之中做選擇的話，她寧可兩者一起來。

她有很多引起我們反感的習慣。不過我們可是專業人士呀，或者說，我們一直試著以此說服自己。我們可以克服這一切，不讓自己的情緒——甚至是討厭、嫌惡、作嘔的感覺——影響我們對病人的照料。

她喜歡撥弄自己的排泄物，從中辨識她在幾小時前吃進肚子裡的食物剩餘的殘渣。她會把殘渣挑出來給我們看：完整無缺的一根麵條或一片香蕉。

有一次我真的在她身子底下找到一粒豌豆。那是我替她翻身更換床單時掉出來的。公主與豌豆，我心想。**才怪哩**。

「她是人形食物處理器。」摩蒂厭惡地說。

「我受不了啦。」妮可說。

崔西沒說出她的想法，在輪到自己照顧常茲太太時仍然咬牙上陣。

我們在任何時刻靠近常茲太太床邊照料她時，她總設法算準時間放屁。她雙腿大張，大方亮出隨著排氣動作而拍動的陰唇與痔瘡，瘦骨嶙峋的腳趾隨之蜷起。她的腳趾細長如手指一般，令我聯想到根莖植物的鬚根。她以自己的壞心眼為樂。

問題不在她，而是出在我們身上。她的行為是衝著我們來的，一股腦往我們身上倒。我們都覺得受到羞辱。

「這難道不是全世界最討人厭的工作嗎？」蘿拉不斷發誓要永遠脫離護理工作，遷居安大略省北部的偏遠地帶，或者在濱海諸省開一家民宿，或者遠走紐約，去替電視名嘴賴特曼（David Letterman）編寫笑話腳本。又或者，至少轉去心臟血管加護病房工作；那裡比較乾淨清爽，那裡的病人狀況通常會逐漸好轉。

我們用輪流的方式，平均分攤照料常茲太太的重擔。

她的丈夫吉姆每天都來探視，身上穿的似乎都是同一條髒兮兮的連身工作褲。他站在床尾，雙手插在胸前的工作服裡。

「老媽，你這兒的玩意兒還真多呀。又是鈴又是警笛的，」他說。「哇噻，這地方就像賭場，這兒閃，那兒亮。」他站在那兒欣賞呼吸器。「嗳，我說老媽呀，我今天沒辦法早點到醫院來看你，因為我們得把驢兒裝上卡車，可是那頭驢兒動都不肯動。所以我跟巴尼說，給我一片三夾板和一顆馬鈴薯。」

「三夾板是做什麼用的呢？」我認真地追問。我設想馬鈴薯是用來引誘驢子移動的，但我咬緊牙關，以防有任何虐待動物的情節。

「用來擋住牠的後腿，這樣牠就踢不到你了——曉得了吧。然後呢，我給牠吃馬鈴薯，誘牠走上卡車，可是牠不肯動。巴尼說，該死的，錯了啦，你要把馬鈴薯塞進牠屁股裡。所以我們就塞啦——塞得可牢啦，老天哪，牠還真的上車了！」然後我們得想辦法把那顆馬鈴薯從牠屁股弄出來。於是我就把我的手伸進去啦。」他還示範當時他的推擠動作。「可是我們該拿那顆臭巴巴的馬鈴薯怎麼辦？就拿給那頭驢兒吃了。牠哪在乎啊，只是頭驢兒嘛。」

吉姆每天想辦法講故事逗妻子開心，但有時他也很擔心她的病情。

「今天的她跟平常不一樣。」他以為老婆病情復發、食量不若平常的時候會這麼說。（人們常常會覺得生病的親人和以前不同，可是我總認為，從某種角度而言，生病會讓人變得比平常更像自己。）

「她今天好安靜。」又有一回他說。「她漸漸變成一個傲慢的勢利鬼了。現在她來到大城市裡，這兒對我們來說太豪華了。當年我娶她的時候，她還是個沒用的白人，就跟我一樣爛，但現在你瞧瞧她，真是裝腔作勢。」

有時候，常茲太太不願意拔掉呼吸器，還拜託我們在她的氣管切口插上一根淡菸，好讓她吸個幾口。吉姆也求我們讓她這麼做。

摩蒂是唯一能泰然自若處理這種狀況的人。

「我們已經照顧你好幾個月；想當初你病得那麼重，完全沒辦法照顧自己。現在你的病況好轉，該是你照顧自己的時候了。」

常茲太太示意摩蒂要一些碎冰塊，還對著她彈指作響，彷彿在說：「馬上送來！」

「貝娣，醫院裡沒有什麼『馬上送來』這回事兒的！你的禮貌哪兒去啦？別以為你是病人，就可以忘記基本的禮貌。」

如果我請常茲先生避開幾分鐘，好讓我替他的妻子淨身，他會說他願意留下來在一旁看。「婚姻就是這麼回事兒呀！」有一天他對我說。「開頭鍋碗瓢盆，末了把屎把尿。」

他很喜歡和護士聊天，不論照顧他老婆的護士是誰都一樣。他吹捧當年的打火生涯，道盡所有英雄事蹟。

「你一定碰過很多危險的狀況吧。」我說。

「對啊，他們以前常說，老鼠都跑光了，換咱們衝進去嘍。」

有一天他要回家的時候還警告我：「小姐，你給我好好照顧我的寶貝老婆，要不然的話，就等著火冒三丈的牛仔來興師問罪吧。」

如果他因為什麼原因不能來探病，他會打電話詢問妻子的情況。問她吃得好不好（怎麼個好法！），問她排便量多不多（報告，很多！）還有她的心臟狀況如何——「心臟有沒有耍什麼小把戲呀？」問當天她有沒有做那種「心什麼圖的」，還有，那些嘰嘰呱呱的人覺得他老婆的身子到底哪裡有毛病？

「摩蒂，常茲太太今天由你負責。你已經好幾個星期沒有照顧過她了。」某天早上還沒交接班之前，妮可說道。

「才不要。我要找個昏迷不醒的插管病人，多謝你費心了。」摩蒂掃視病人清單，想選個照顧起來輕鬆簡單的病人。「而且呢，今天我沒帶防毒面罩來。我可不想吸進任何毒氣。」

「不行，輪到你了。由你來照顧她，再合適不過了，因為你實在是攪屎高手，」蘿拉說。

「蒂妲應該會願意照顧她吧。她不會介意的。」

「不要，我昨天才照顧過她的，上個星期也是我。我的責任已了。」我振振有詞地反駁這個提議，沾沾自喜。

「那麼法蘭西絲呢？她有過敏症狀，什麼味道都聞不出來。」

「法蘭西絲有肺臟移植的病人要照料。她已經接到報告了。」

「那還有——」摩蒂看向崔西。

「想都別想，我昨天照顧的病人，今天繼續由我照顧。你總該聽說過**持續照護**吧，摩蒂？她是你的了！記得戴上兩層手套啊。」

摩蒂拂袖而去，不過她從來不曾真的發火，就算生氣了，也絕對不會氣太久。

當天早上，我聽見她的吼叫聲從病房傳出來。

「貝娣，你一早上就拉了三次嗎？現在才早上十點耶。你是不是留著等我來了才拉的？好，你拉夠了吧。今天的限額已經用完了。現在，你給我忍著不准拉出來。」

過了一會兒又聽到：「貝娣，我給你做一張放屁統計表吧。我們要追蹤你的放屁情形，還要分類：節奏優美、短促尖銳、劈哩啪啦、無聲卻臭死人的——然後要記錄氣味的不同——

臭氣沖天、水溝味、霉味、乳酪味、其臭無比等等。」

當天稍晚，摩蒂拉了一張椅子坐在走廊上，回頭對著病房裡的常茲太太說道：「貝娣，我很想在裡頭陪你，但是我被你的屁味打敗了。」

常茲太太無法開口說話，因為她接受的是正壓呼吸治療。我從來沒聽過氣切病人的笑聲，但我很確定她在笑。

「如果你只想吃東西和拉屎，那麼我是不會浪費我的時間幫你復健的。」摩蒂對常茲太太大聲說道。「我今天晚上下班以後要出去玩，我得洗個頭。」她從寢具架子上抓了幾條毛巾，把頭伸到常茲太太病房裡水槽的水龍頭底下，開始用消毒擦洗劑在頭髮上搓揉泡沫。

她到底是怎麼忍過來的？真令我好奇。不過，每回我探頭進去，總是看到常茲太太和摩蒂唇槍舌戰的場面，彼此調侃戲弄。

或許在處理這類狀況和隨之而來的不自在情緒時，幽默才是上上之策。但願我也能在自己身上找到這份輕鬆愉快之情。

我頭一次見到嘉蓓雅・曼杜沙，是在她到院就醫期間的事，那陣子還是她的療程初期。我在午餐休息時間應家屬的要求去腫瘤科病房探望她，她的家人是我的鄰居。三十三歲的嘉蓓雅罹患乳癌。我第一次見到她的時候，她剛做完一次化療，因此有些發燒，體力虛弱。不過在那一刻，她最大的痛苦根源不是別的，而是不能洗澡。

「身體不乾淨，讓我無法忍受。」她輕輕地說。

我環顧四周。四下無人，我的意思不是護士都窩在護理站裡無所事事，而是沒有任何人在場。我曉得腫瘤科病房人手奇缺——其實，我在任何地方都沒看到半個護士。護士當然都沒閒著，應該是在各個病房裡忙著吧？把嘉蓓雅推進浴室，幫她洗個乾淨，這對我來說輕而易舉。我替她抹肥皂，幫她刷背，用洗髮精洗頭髮，擦乾她的身體，然後小心地扶她躺在乾淨的床單上。我從頭到尾不斷跟她聊天，用輕鬆的對話轉移她的注意力，對自己展現的效率和流暢感到自豪。

過了好幾個月，有一天下午，我在家裡接到一通電話，是嘉蓓雅的父親，問我可不可以過去看一下嘉蓓雅？他說女兒身體不太舒服，一時之間又連絡不上出門上班的女婿。我早先已聽聞嘉蓓雅承受了化學治療和放射線治療的折磨，且這些治療仍然未能緩解她的痛苦。最重要的是，我知道她勇於繼續善盡為人妻、為人母的本分，照顧一雙年幼的兒子。

我對嘉蓓雅的父親說：「我馬上過去。」我心想，我到底能做些什麼。一個將死之人會需要什麼東西？聽診器？熱水瓶？花草茶？我手邊沒有半樣能派上用場的東西，於是我決定空手前去。

我在門口碰到她父親。他才剛從藥房回來，手裡拿著一只小紙袋。「我買了一些通便乳。我想嘉蓓雅排便有點兒不順。」他溫文有禮地解釋道。

嘉蓓雅躺在凌亂的床罩上，看起來蒼白虛弱。一條耀眼的粉紅色披巾歪歪扭扭纏在她頭上，略為遮掩光禿的頭部。她穿著迷你牛仔裙，身材看來仍然相當曼妙。從某種角度而言，這戶人家必定還是照常度日，因為角落裡有一台她老公的電動推桿練習機，幾顆高爾夫球掉在旁邊；病床旁的地板上，散落一堆她兒子收集的冰上曲棍球球卡。

「我得去上廁所。」嘉蓓雅一見到我就這麼說。

她父親和我一起扶著她往浴室走去，我和她一起進了浴室。

「我感覺有便意，可是我就是排不出來。」嘉蓓雅邊喘氣邊說道。

我叫她背對我彎身，好讓我檢查一下。我往下瞧，看到我這輩子所見過最多、最糟糕的一團糞便。這團糞便把肛門口撐得老大，在我看來實在是撐大到極限了。這一大團東西就是造成她呼吸急促的原因。所以即使只是走到浴室這麼短短一段路，對她來說都相當痛苦，也因此她的腹部不斷漲大。

我手邊沒有手套，沒有器械，也沒有人可以幫我。我明白我必須做兩件事：第一是把那一團東西清掉，第二是確保這段清理的過程會緩解嘉蓓雅的痛苦，同時不讓她覺得羞恥或尷尬。我迫切需要找個東西保護我的雙手，但什麼也找不到。於是我小心地把手指伸進去，觸探那團糞便，試圖讓糞團鬆動。我頂著糞團，只不過稍稍拉了一下，嘉蓓雅便痛得大叫。我的另一隻手撐著她，把她的身體往上捧，按摩她的腹部。

「加油，嘉蓓雅，沒問題的。」我一邊說一邊把手指探得更深一些，再次試圖把糞團往外摳。糞團在直腸內移動的時候，她幾乎痛昏過去。接著那團糞便緩緩地冒出來，長度真是驚人。糞便落入馬桶後，她站起身，挺直肩膀，因為徹底放鬆而微微發抖。她的痛苦獲得莫大的解脫，在我看來像是某種愉悅的感受。

廁所裡瀰漫著臭味。我試著不皺起鼻子。我並不想把那味道吸進肺部，但我強迫自己深呼吸，不帶任何暗示意味的呼吸，如此一來嘉蓓雅會感受到我對兩人共同努力的成果所抱持的接納與尊重。

我用馬桶塞子把那一長條糞便斷成數截，才不會讓馬桶堵塞。我洗了手，然後扶她到蓮蓬頭下，讓她躺在浴缸裡泡個溫水澡。她臉上平靜的笑容，就是我最大的報酬。

幾天之後，嘉蓓雅在家中去世，我希望她走的時候是舒適安詳的。

14 心靈滿載

「她！就是她！我再也不要讓那個護士照顧我的丈夫了！」

那個「她」就是我，正面對著布蘭達・勞倫斯的指控，她是加護病房的病人爾文・勞倫斯博士的前妻。她這番話是說給剛好走出辦公室的護理長席妮・漢彌頓聽，故意拿我開刀。席妮從容以對。

「蒂妲是很優秀的護士。不過，如果你有任何特別的問題，要不要跟我私下討論一番？」

勞倫斯博士的家屬會有這種舉動，是因為我做了身為護士所不該做的事情：我討厭他們。即使我盡了最大的努力去隱藏情緒，家屬必定還是感覺到了。顯然雙方互無好感。

勞倫斯博士，七十五歲，患有癌症、糖尿病、末稍血管病變、慢性阻塞性肺病（COPD, Chronic obstructive pulmonary disease）、腎衰竭，還有冠心病。此外，過度肥胖導致其他疾病加速惡化，特別是糖尿病。這使他非常容易受到感染；才短短幾個月，他的右腳便必須接受截肢。先前他多次進出ＩＣＵ，我們對他的病史瞭若指掌。這回入院，主要問題出在呼吸。

他似乎很睏，很難清醒過來。只見他睡得鼾聲震天，呼吸吃力。他攝取的氧氣不足，在我看來，很快就得插管了。

在我輪值護理小組長那晚，已經見過他的妻子布蘭達；他後續幾次住院期間，我對勞倫斯本人和其他家屬也都熟悉了。

當初他會入院，是因為自然療法與順勢療法無效、加上住所裡的氣管擴張器和氧氣筒也派不上用場，與他同住的司機豪伊便將他送到醫院來。勞倫斯博士年紀大了，又有多種疾病纏身，完全康復的機率微乎其微。每一次住院，他持續治療的意願似乎就減少一些。

我讓他轉進加護病房，摩蒂像個歡迎委員會的人一樣上前接待。

「嗨，勞倫斯博士！您已經累積不少本公司的飛行哩程時數了吧，對不對？」她親暱地推了推他的手臂。他醒過來，對摩蒂虛弱地微笑，旋即又昏睡過去，繼續打鼾。

蘿拉過來察看情況。「我打賭這傢伙的二氧化碳值將近一百，」她說著，把手放在他的胸部上方，還閉上雙眼，像個女巫一樣，宣布她的診斷結果：「我看，數值是九十四。他的平均呼吸次數相當高，但我想他是得了高二氧化碳血症呼吸衰竭。」

就我所知，蘿拉那套不靠儀器的老派診斷法：觀察、聆聽、觸摸、感測、思考，每每證明結果是正確的。

「我跟你們打賭，這傢伙得了匹克威克症候群（Pickwick Syndrome）㊟。」蘿拉繼續說明她的診斷。「我還在急診室工作的時候，看過一回這種病人。那個病懨懨的肥胖婦人給送進來的時候是個大熱天，她幾乎沒辦法呼吸（偶爾發出呼嚕聲），要她清醒過來是不可能的，就像這位仁兄一樣。我把她抬到病床上的時候，有一個烤乳酪三明治從她的乳房底下掉了出來。『噢，原來在這裡。』她喃喃說著，還撿起來咬了一口。匹克威克症候群預後非常不佳。我跟你們發誓，要是他插了管，我們永遠也沒辦法讓他擺脫呼吸器了。」

丹尼爾・惠辛格是那一週的值班主治醫師，他進來病房想和勞倫斯博士談話，了解他是否願意再度使用呼吸管。可是此時他缺氧缺得厲害，神智惶亂，根本無法參與討論。

「你要插呼吸管嗎？」丹尼爾在他耳邊大吼。

勞倫斯博士必定是聽到了，他無法開口，只能點頭表示同意。在極度驚恐的那一刻，他當然同意接受插管，但在我看來，此時問病人這種問題，並不恰當。

「你醒醒，醒一醒啊，爾文！」當天稍晚趕到醫院的布蘭達尖聲叫著。此時呼吸管已經插上，我們也給他施打了輕微的鎮靜劑，好讓他舒服點兒。

「把眼睛睜開，爾文，你看著我呀。」她惱怒地掃視我一眼，接著又用甜蜜溫柔的目光看向病人。「噢，你這個頑固的傢伙，為什麼不睜開眼睛呢？」

譯注：匹克威克症候群（Pickwick Syndrome）是根據英國文豪狄更斯（Charles Dickens，1812-1870）的小說《匹克威克外傳》（*The Pickwick Papers*）而命名。小說中的人物喬在休息或走路時會出現嗜睡與打鼾的情形。也稱睡眠呼吸中止症（*sleep apnea*）。

「假如他有辦法的話，我相信他會的。」我忍不住插嘴。

布蘭達怒視著我。「爾文，你沒問題的，張開眼睛跟我說說話吧。」她大力拍打他的臉頰，一下又一下。她用力拉扯導尿管，我嚇得連忙阻止她。「你趕快醒醒啊，爾文！我要給你瞧瞧我在紐約買的禮服，到時候我要穿去參加你孫子米契的婚禮。快點，快張開你那漂亮的綠眼睛呀。」

勞倫斯博士張開眼睛，看見了布蘭達，然後又閉上眼轉過頭去。

「他不是在耍頑固，」我替他解釋道。「他只是沒有辦法回應你。」

「胡扯！」布蘭達說。「爾文的身子骨壯得很。他永遠不會輕言放棄的。你不明白你碰上的是什麼樣的角色。」

「他似乎不像平常那麼積極了。」我說。

「如果你不用積極的態度對待他，我就不讓你照顧他。」布蘭達對我說。

我忍著不去對她重複其他護士已經對她說過的話。

「他試著想告訴我們什麼，」比我更熟悉勞倫斯博士的護士說道。「他已經受夠折磨了，不想再面對家人。他這把年紀的人還能忍耐多少苦痛？」

我保持沈默。到了下午，有好幾次短暫的時刻，勞倫斯博士的神智清楚了些，我扶他稍稍坐起來，好讓他能在寫字板上用顫抖的字跡和我溝通。

「這是不是必要之舉？我在這件事情上還有其他選擇嗎？」

我把握機會。

「勞倫斯博士，您是否明白，此刻您是靠著呼吸管維持生命的？」

他點點頭。

「您是否明白，如果我們拔掉呼吸管，您的生命便終止了？」

他點點頭。

「那就是您的選擇嗎？」

他十指交握做出祈禱狀，仰天望去。他表達的訊息再清楚不過，他的意願再堅決不過。然而，稍晚他的家屬來探病時，他緊閉雙眼別開臉不看他們。他不願向家人表明心願，起碼不像他先前對我說明時那般確切。

我們從勞倫斯博士過去的住院紀錄中得知，他與住在紐約的妻子布蘭達分居多年，仍保持友善關係。兩人的兒子席德住在美國加州，也飛到多倫多來探視父親。勞倫斯與司機豪伊，住在多倫多市郊的毫宅。前幾次住院，他還能夠與我們聊聊他和豪伊環遊世界的見聞。不過他似乎總是選在加拿大就醫，光是在本院的醫療紀錄就有五大冊。

早在一九四〇年代，白手起家的爾文・勞倫斯，在女裝業打下一片江山，賺進鉅額財富。後來他又經營連鎖洗衣店。他捐款給美國科羅拉多州一所醫學院，校方為了酬謝這份大禮，不但頒給他榮譽博士學位，還讓他的長孫到該校就讀。這些都是我們從席德口中聽來的；他常常提起父親為人慷慨，也往往不著痕跡以驕傲的口吻聊到自己的兒子，亦即就讀醫學院的勞倫斯博士長孫。

「他的主修是重型機車，還是滑雪？」摩蒂故意反問道。

席德是導演、編劇、作曲家兼電影製片——說詞常常變來變去——現居洛杉磯。勞倫斯此次住院期間，席德與母親天天都來探病，但兩人總是設法避免同時出現。這對母子彼此不說話已經有好多年了，昔日家人之間的不愉快並未化解。

他們有一個共同點：兩人誰也不按院方規定的時間探病。我們要求家屬得從等候室打個電話通報一聲，才能進加護病房探病，然而這對母子根本不遵守這道規矩。他們想來就來，白天晚上都一樣。

先出現的是布蘭達，在勞倫斯博士住院隔天一大早就來了。

「席德今天恐怕不會來吧，」她說著把大衣折好放在病房裡的電腦上。「我兒子到底來過沒？他是不是比我還早來？」接著她轉向此行的任務：她極盡所能地想要讓勞倫斯博士回應她。「好了啦，爾文，你沒事的！」她拍拍他的臉。「你今天看起來帥極了！快啦，你這個性感的傢伙，快跟我說話呀！」她用手指在他的大腿內側輕彈。「他需要眼鏡，」她對我說。「你怎麼沒替他戴上眼鏡呢？」

我照辦了，勞倫斯博士則在戴上眼鏡之後閉上眼睛。

「你們給他打了麻醉針！」她大喊。「難怪他是這副樣子。」

「你的丈夫今天沒有使用任何鎮靜藥物，昨晚也沒有。」我回答。

「昨天英格麗照顧他的時候，他不是這個樣子的。他給她照顧的時候狀況比較好。」

我回頭查看護理紀錄，發現這個病人已經一個多星期沒有反應了。

布蘭達花了一個小時試圖引發他產生反應未果，於是匆匆離去，說她中午有飯局。

稍晚，豪伊來了，在病房待了一整天。他住在勞倫斯的豪宅，負責照顧植物和寵物。他頭戴牛仔帽，穿著靴子和小黃瓜瓜肉顏色的時髦T恤。他一來到病房，便把手上的外賣咖啡放在呼吸器上頭，彎身親吻勞倫斯的臉，喊他「棒棒冰」。接著他替主子全身噴上男用古龍水，修剪手腳指甲。服侍完畢後，他坐在床沿，啜飲咖啡，津津有味地嚼著巧克力牛角麵包，麵包屑灑得床單上到處都是。勞倫斯博士一張開眼睛，就看到那些誘人的食物。老人的眼神中包含的渴望、挫折、沮喪，豪伊毫無所覺，這景象讓我難過得看不下去。

豪伊另有心事，他告訴我他擔心自己長久以來的忠誠奉獻，會落得毫無報償的下場。他怕勞倫斯家族將來分配遺產時會惡整他。

「這家人實在很小氣，」他抱怨道：「在我這些年來替『棒棒冰』做了這一切以後也沒兩樣！不僅如此，以後我也不能去開曼群島別墅度假了。」他朝著那群擠在電腦前面看X光片的醫師點點頭。「大頭們怎麼說？你認為他們要切斷他的維生系統了嗎？」

我俯首看著勞倫斯博士，想知道他是否聽到這番談話的任何一段，幸好他的眼睛再度閉上；不是睡著了，就是把我們的聲音徹底隔絕在外。

我替他換點滴袋時，不小心撞到他的病床。

「棒棒冰啊，這就是你笨手笨腳的護士。」豪伊瞪了我一眼。「別擔心，爾文，你沒事兒的。我會替你留心。」

「我母親來過了嗎？」席德站在門口問道。「她來過沒?待了多久?」

我不喜歡做他們的探子。

我離開病房一會兒，把存放乾淨用品的庫房補足物料，等我回到病房時，發現席德走了而布蘭達隨即補位，正忙著查看病歷。

「院方並不允許這樣的行為，」我說道，心裡真恨自己必須扮演強制執法者的角色。我伸手遮蓋病歷。

「我有權利看我丈夫的病歷。」布蘭達惱火道。「不然我怎麼知道情況如何了？這裡的人什麼也沒告訴我。爾文跟我之間一向是沒有祕密的。」

「我很樂意回答您的任何問題，或者我也可以請醫師過來為您說明。」我曉得病歷裡有某些敏感的資訊是勞倫斯博士可能不想讓妻子知道的部分。他曾經接受精神科醫師治療憂鬱症，偶爾會服用威而鋼，多年來有過無數的同性戀關係，伴侶不只是現在的豪伊而已。

「你丈夫的病歷是個人隱私，除非他同意你可以看——」

「但是他現在沒辦法同意吧，」布蘭達說道。「他就是不肯醒過來！」

「那也沒辦法了。」

我取走病歷，自覺像個不肯與她分享玩具的小孩。

隔天，在這場對勞倫斯博士展現忠誠奉獻的競賽中，席德拔得頭籌。

「我爸還好吧？」

「還算平穩。」我知道對這些人說太多往往會惹上麻煩。

「我爸又不是車子！」

「他今天過得不錯。」我進一步說明。

「只要還沒進棺材，當然不錯啊！」

「昨晚一整夜他的狀況都沒什麼變化。」我試圖改變說法。

「叫他快點變好吧！」

「嘿嘿。」我咕噥了會兒，裝出虛假的笑容。這番輕佻的言語氣得我毛髮倒豎，席德本人則使我退避三舍。

「我說護士小姐，你曉得這些數據要怎麼看嗎？」他指著監視器。

「噢，天哪，但願很快有個醫生來跟我講解一番。」我答道，心裡很討厭自己這般譏諷刻薄。我轉身背對他，因為我注意到他盯著我的胸部瞧。

「好一對海咪咪。」我聽到他的評語。

接著，他垂頭掩面、唉聲嘆氣的，說自己今天費了好大的功夫才到醫院來。他跑這一趟真不容易，因為他得了重感冒，或許我可以幫他量量血壓和體溫？

「當然是要量肛溫囉。」他面帶猥褻的笑容說道。「我覺得不太舒服。我想喝點兒湯。你手邊有沒有湯？我可以躺在這裡的空病床上，讓你來照顧我嗎？」

我埋頭忙著清理呼吸器上的導管，把積在導管打彎處的積水清掉。接著準備給夜班護士的護理評估表，然後走進洗手間，沖了幾次馬桶。

席德又要我給他按摩背部。我照樣拒絕，他顯得很不高興。

「來到這個地方，日復一日被你們這些美女環繞，真讓我想入非非呀。」他說。「說不定我該替老爸找個脫衣舞孃過來，或者找個美麗性感的護士，像是茱莉亞或莎倫，或是——那個高個子金髮護士叫啥來著？」

「我不知道你說的是誰。」我說。

「你知道的呀，就是前幾天在這兒的那個護士嘛。絕色美女，令人難以忘懷。」

「凱倫嗎？」

「沒錯！我永遠不會忘記她的名字！凱倫什麼時候回來這裡？」

「我完全不曉得。」

「叫凱倫回來嘛。她會重振老爸的雄風，讓他恢復活力。你覺得怎麼樣？老爸看女人是很有眼光的！」

「想必如此。」

「也許凱倫可以光著身子照顧他呢。」

整個場面活像一齣諷刺笑鬧傳奇劇。他們是一群義大利式即興喜劇的巡迴演員。表演的劇場是他們父親的軀體。主要演員有爾文，他飾演年邁的長老；席德是哭哭啼啼、被寵壞的兒子；布蘭達是猶太籍前王妃，也是英勇的救難者；豪伊是心懷憤恨、善良受欺、長期隱忍的僕人；孫輩則擔任耍寶的龍套角色。這一切我看得一清二楚，但我無法控制場面，無法善盡我身為製作人的任務。我甚至無法待在觀眾席、融入正在舞台中央上演的戲劇情節。他們令我氣惱、受辱、煩躁。他們令我想起我自己的家人。彼此太過靠近了，令人窒息。最糟糕的是，因著他們對待我的方式，因著他們的所作所為，在他們面前，我羞於擔任護士，我為自己猶太人的身分而覺得困窘。

我從來就想不透，他們是怎麼協調探病時間的，可以彼此不打照面。不過有一次，在席德離開後不久，布蘭達出現了，這回她帶著席德的女兒梅麗莎，看起來已經十幾歲，卻用兒語對祖父說話。過了一會兒，梅麗莎說覺得無聊，想閃人了。

「來，親愛的。」布蘭達說：「咱們逛街買東西去。爾文啊，梅麗莎需要買雙鞋參加婚禮。」她在他的耳邊大聲說道。

「沒錯，聊一聊錢的事情，應該可以讓他恢復過來的，」席德說道，他又跑回來了。「爸，媽正在揮霍您的錢財。快醒過來阻止她吧。」他走到病床的另一側，那是布蘭達先前站立的位置，勞倫斯博士的腦袋就是轉向那一側，不過，席德一出現在他父親的視線之內，老人便別開臉去。

「我母親是個瘋子。」布蘭達離開之後，席德對我說。「她一直瘋瘋癲癲的，唯一在意的就是我爸的錢。他們早就分居多年，可是仍然有共用的銀行帳戶。她想盡辦法控制一切，但她並不像我一樣愛我爸。」

我看著這個躺在病床上的父親，一動也不動，雙眼緊閉，委實對家人視而不見，對所有事物視而不見。在我看來，雖然他有眼袋，鼻子生了疣、鼻毛也沒修，臉部鬆弛下垂，即使他插了氣管內管、臉上貼了固定插管用的厚膠布，他毛茸茸的大臉還稱得上是英俊瀟灑。不過他的表情茫然，幾乎一片空白，唯一顯現的意圖是想更沈浸於他的內心世界，背離外界所有的人。

隔天我與好同事們在休息室裡共進午餐，我們似乎都需要針對難相處的家屬發發牢騷，此刻排名第一的難纏家屬就是勞倫斯一家。

「他們快把我逼瘋了！」我抱怨道。「他們告訴席妮，不讓我繼續照顧他，我聽了倒沒那麼沮喪。他們讓我輕鬆出局。」

「我上個星期也碰到一家子難相處的人，」崔西說：「他們去找席妮抗議，說什麼我的『服務』不夠好。你們曉得這話有多損人嗎？」

「你去跟他們說，下回該去找別的女服務生才對。」摩蒂提議。

「我今天也過得很慘，」妮可接著說道：「我手上有一個二十八歲的女病人，三天前剛生產，現在得了急性肝腎衰竭——這是一種罕見的自體免疫症候群。」

「嬰兒保住了嗎？」法蘭西絲問。

「保住了，但產婦情況很不樂觀。她有敗血症，凝血作用出了問題。她的血液酸中毒症狀很危險——酸鹼值才六‧七九，乳酸濃度超過十二——所以我們必須給她麻醉，讓她麻痹癱瘓，好做一切相關的處置。反正呢，我拼了命在幹活兒——今天真是忙到一口氣也沒得喘——結果病人的母親、妹妹、丈夫全都來了，在病床邊哭成一團，問我一大堆問題，一會兒告訴我她發燒，一會兒又說她體溫下降，說她需要加毯子，還摩擦她的雙腳，在她嘴唇上抹凡士林。她老公看著我說：『明天是我們的結婚紀念日。』我還能說什麼呀？我根本不想聽這個。我下個月就要結婚了，正在準備我自己的婚禮。我想快快樂樂去結婚。我能體會他們的感受——我當然體會得到——可是我累了，我想回家，他們卻哭得死去活來。我巴不得告訴他們：『為什麼要哭喪著臉呢？拜託，跟你們在一起真讓我鬱悶。』不過我知道講這種話沒什麼用。」

摩蒂憶起一樁趣事。「你們記得有個病人的丈夫一直對著錄音機說話嗎？我去照顧病人的時候，他對著錄音機說：『正在跟我說話的是……你叫什麼名字？』他轉頭問我，我回答：『我叫賽珞瑪。』他便繼續說下去：『我正在跟賽珞瑪說話，她是露意絲的護士。不是什麼不好的護士，但也不是太優秀的護士。』他給每一個人打分數。我想我得的是乙下吧。」

「我們得不到什麼感謝，」加入這場自憐大會的妮可說：「我也知道我們不該期望別人表示感激，可是，記得那個我們照顧過的那個曲棍球教練吧？他送給醫師的是季後賽門票，留給我們護士的卻是一盒不新鮮的糖果？」

「有時候你付出又付出，到了某個瞬間，你便覺得再也無法付出了。」法蘭西絲嘆道。從她嘴裡聽到這些話，讓我們很訝異。她自覺讓我們失望了，看起來一臉歉疚。

「我真搞不懂你們。」原本在沙發上像貓一般蜷曲的蘿拉坐直身子。先前她假裝小憩片刻、沒在聽大家說話。「我跟病人家屬相處，從來就沒有問題。我不跟他們交心，我也不對他們抱任何期望。你們可別牽扯太多情緒在裡面。蒂妲，特別是你，你在這方面是最糟糕的。你實在是太——敏——感——了。」

摩蒂忽然哼起加拿大女歌手珍・亞頓（Jann Arden）的暢銷歌曲〈遲鈍〉（*Insensitive*）中的幾個小節來調侃我。

「你還有另一個問題。」蘿拉審視著我，彷彿要替我徹底美容一番，或至少要給我做個新髮型似的。「那就是你想太多。別再想了。」

「我想，你說的沒錯。」我表示同意。

家屬從來就沒抱怨過蘿拉的不是，但蘿拉從未試圖與家屬建立關係。她善於表達同情，卻不致在表達的過程中把持不住。家屬很喜歡她，因為他們知道她會仔細照料病人，可是他們也明白，在她面前要克制一些。

「我跟家屬相處，也從來不會出問題。」妮爾若有所思地說，這回她沒有自吹自擂。就妮爾而言，跟家屬相處時是真的沒問題。

有些護士天生就有那份智慧，或是有後天養成的成熟度，讓他們在付出的同時不致迷失自我。不止一次，我看到妮爾、法蘭西絲、布魯諾、艾倫、薇拉麗或蘇曼，在病人情況惡化的時候，陪著家屬一起哭泣。大家也知道他們偶爾會把家裡的電話號碼留給有意私下聊一聊的病人家屬。凱倫有時會去參加某些病人的葬禮，或去病人家中探視、參加守靈或猶太教的七日服喪期等，甚至會在下班以後的時間到病人府上探訪。對這類護士而言，這種付出似乎不會搾取或減損他們個人的應變能力。

其他護士也很不錯：茱莉亞、茱麗葉、莫瑞、安、麗莎、琳達、茱蒂絲、理察、莎倫、安妮塔等等；他們都是很好的護士。這些護士會針對每一個病人的家屬製作「需求一覽表」，家屬們會蒐集這種清單。在這些人之外的護士，則又屬於另一大類了。我們這類護士為數眾多，在面對如此沉重的苦難與絕望時，每每得費力保持自己的情緒平穩。我們試著接納他人的痛苦，同時又不能被淹沒。

在求學階段，師長教過我們，對病人表達同理心有多麼重要。同情心比較空泛，比較感情用事；同理心則是一種覺察、感受他人痛苦的能力。護士應該要分擔病人「罹病的生命體驗」。護士應該要深入病人的內心，從病人與家屬的立場去看待事物，從病人的角度去思考和感覺，承受病人的體驗感受。這一切是為了更深入地認識病人；只有從這種方法認識病人，護士才能夠給予最棒的禮物：同理心，這是專業護士的特質。

還有什麼行業能比護理工作所需投入情感的程度還要高呢？我老公所從事的壽險業當然比不上啦，雖然他必須跟年輕、健康的人做嚴肅的討論，還要說服他們相信人總有一死。即便是社工人員，還是能夠藉由言詞和文書作業與輔導對象保持距離。教師或許可以協助處理學生的個人問題，聆聽、同理，將他們從煩惱中拉出來，但教師也可以選擇不做這些事；只要專心把書教好，還是有可能成為傑出教師。

然而，一個對病人的情緒起伏不夠敏銳、沒有幫助病人減緩負面情緒、不能以同理心——這是情感照護最好的禮物——對待病人的護士，根本不符合這份工作的基本要求。

學校裡的師長到底明不明白，對於感情界線往往極其柔弱的年輕（多半很年輕）女性（顯然護士仍以女性占大多數）而言，護理工作的要求有多麼嚴苛？有沒有人仔細思考過，護理工作中所需要的情緒方面的感受能力，對絕大多數的從業人員而言（不論男女），是多大的損耗？護理學的課堂教學與教科書內容，為什麼沒有講到這一點——一個人要如何才能夠對病人的體驗保持敏銳易感、從病人的角度看待事物、懷抱同情慈悲之心，同時得試圖不讓自己的情緒被病人的絕望與悲傷拖下水、或受到病人的憤怒和沮喪影響呢？此外，誰能夠長期充滿鬥志地從事這一行？誰又能堅守崗位、讓護理工作成為一輩子的事業？

我照顧爾文·勞倫斯的工作進入第二天，他似乎與外界愈來愈疏離。我們替他翻身的時候，他無助地躺在那兒，任憑我們各司其職。隨著時間緩慢前進，他的體溫愈來愈高。不消說，到了下午，他發起高燒來了。

「今天早上他還好好的！你們把他怎麼了？」布蘭達把大衣一扔，飛奔到他的床前。「他入院的時候還好好的，可是現在你瞧瞧他變成這樣！」

布蘭達只在病房待了一會兒，沒多久，不出所料，席德現身。（他是不是躲在外頭的樹叢裡，看著他母親什麼時候離開？）

「老爸病倒之前，這輩子沒生過一天病。」席德嘆道。「他根本不曉得醫院是什麼樣子。」

我試著不去瞄工作檯上那一落舊病歷；裡面的內容可是相當豐富。我只是在席德說話的時候，對他禮貌性地點點頭。這時，他的行動電話響了。

我們告訴過席德很多次，進了醫院以後要關機，以免干擾電子儀器，可是他不管怎麼樣還是讓手機開著，說他在等一通緊急電話。他老是在進行一項「快要敲定的鉅額企畫案」。不過，我無意中聽到他講的電話內容，似乎是在跟他的律師通話，想了解他父親遺囑的確切內容、他與母親將如何分配遺產、最快何時可以支付遺產——要等幾天還是幾個星期？

後來我並未再度受命去照護勞倫斯博士，但這段經歷在我心中引發的諸多困惑，幾天之後仍在我心頭揮之不去。這天我把一個病人轉去普通病房，回到ICU後無事一身輕，便在各個病房之間打轉，探視病人，幫其他護士的忙。我經過一間病房外，恰巧聽到裡頭的病人大聲呼救。

早先在團體巡房時，我聽說過這個病人的情形。她是一位四十二歲女性，有三個孩子，最近才被診斷出罹患乳癌，並且快速擴散。病人出現危險的呼吸道衰竭而轉進加護病房。我在團體巡房時跟大家一起看過X光片，她的病情惡化得相當快。她必須做插管治療，只是時間早晚的問題。

病人看到我出現在病房門口，便對我伸出手。「我在床上翻來覆去的，可是我停不下來，」她說。「照顧我的護士覺得我瘋了。你快告訴她們我沒發神經。」

她的護士是艾絲瑪洛姐，一個嬌小的菲律賓裔護士，留著一頭閃亮的黑髮，喜歡穿糖粉色的刷手服，她往病人床邊走去。「親愛的，你心情不好，如此而已，」艾絲瑪洛姐用平靜而不失權威的口吻說道。「你要不要我在你的點滴裡加一點藥物，幫助你平靜下來呢？」

艾絲瑪洛姐嘴上這麼問著的時候，已經把五毫克的「煩寧」注入病人的點滴管了。

「我的家人剛剛還在，他們走了，我覺得很害怕。我不知道該怎麼辦才好。」女病人說道。她的呼吸淺促。「救我！誰來救救我吧。我全身都腫起來了。」她舉起一隻腫脹瘀青的手臂，給我們看作過靜脈注射插針和插針失敗的部位。

「中度周邊水腫及皮下點狀出血。」我看見艾絲瑪洛姐在病歷表裡的「表皮系統」一欄——俗稱「皮膚」——草草寫下這一行字。

她的照護品質很不賴，也把文書作業做完了。我心想，真有效率。這個護士今晚可以睡個好覺了。她致力於護理工作，且終將成為這一行的佼佼者。

「我好怕。」病人說道，她的眼神在向我哀求，接著轉向艾絲瑪洛妲，然後看向病房裡正在照護另一個病人的護士露絲。

「你在害怕什麼？」艾絲瑪洛妲問，雖然我們自己就能想出成千上萬個原因。

我注意到我待在那個病房的幾分鐘之內，在沒有投入情感、只是旁觀的情況下，連我也開始變得不舒服了。病人非常焦慮，不停呻吟，難以安撫。雖然艾絲瑪洛妲的表現稱職，但病人的情緒令我陷入極度的警覺與不安。一再保證的作法沒有用，「煩寧」並未見效，整間病房裡充斥著女病人的哀求聲。我感覺得到自己神經緊繃，呼吸也急促起來。我很想把病人的哀求聲阻隔在心門之外，讓自己忙於工作就好。我可以去別的病房，而且我確實沒有義務要留下來。還有其他護士可能需要我幫忙。

「我很煩，我煩得要命，真的很煩。我討厭這個地方。快把我弄——出——去——！」

艾絲瑪洛妲拍拍她的胳臂，這個動作提醒她可以利用這個好機會讓病人的另一隻胳臂舒展一下；那隻胳臂沒那麼腫，可以用來量血壓，與動脈留置導管波形轉換器螢幕上的電子數據做比較。（我們認為高科技的測量法比手動測量法來得可靠，但我們不時還是會用傳統的老方法，以確定兩種方法測得的數據不會差太多。）

「你是怎麼做到的？」我問艾絲瑪洛妲。我發現她在提供良好、和善的照護之際，自己的情緒依然平穩。她充滿同情心，但有所克制。她關心病人，卻不讓自己的情感深陷其中。

「我來上班，盡我所能，然後我說，拜拜，回家的時間到嘍。」她用鳥兒啁啾般的快活嗓音說道。

另一個護士露絲則悶悶不樂。她有過極出色的時候，也有過低潮的日子。我見識過她施展絕佳的技巧與熱情護理病人，也在其他時刻看到她對病人冷漠疏遠、敷衍馬虎的樣子。「如果你要問我的意見，那個病人是個PITA。」她在病房的另一端對我低聲說道。

「這是什麼意思？」我問。

「難搞的討厭鬼（Pain in the Ass）。我曉得她就快死了，但她非得這麼發牢騷不可嗎？」

「露絲，你怎麼能說這種話？」我質問道，雙手叉腰，一副驚駭莫名、自以為是的樣子。但接著我住了嘴——我自己心裡剛剛不也浮現**缺乏同理心**的想法？我的見解有任何高明之處嗎？我只不過在這個病人的房裡待上兩分鐘，就已經想要溜之大吉。我覺得自己本應付出的同理心已經耗盡。

這是不是當年念書時老師警告過我們的「疲潰症候群（burn-out syndrome）」的徵兆呢？我已經作了十五年的護士，其中十年是待在加護病房。我讀過這種現象的相關資料，也在其他症狀嚴重的護士身上看過實例。我一直向自己保證，自己絕對不會變成那個樣子，然而這一刻我置身於此，被一個病人的絕望拖下水，被她的焦慮逼到界線邊緣。我就這樣從這個病人身上感染了這種症候群，跟感染傳染病一樣容易。

三不五時會有特定人士、特定病患對我產生這種影響：不管是年輕人、清醒的人、貪得無厭的人，或是際遇悲慘的人。我在ICU裡經手並目擊的死亡事件，有某些是令人悲傷的，但絕大多數並不悲慘。年邁或病重的人死去，讓我覺得鬆一口氣；他們本來就一直在設法掙脫和逃跑。他們的親友感到悲傷，但這種例子並不會使我的情緒難以平復。他們並不是令我心碎的病人。

過了幾天，被席妮派去參加護理研討大會的蘿拉和法蘭西絲回來了。兩人告訴大夥兒預防壓力性疼痛的最新成果，肺部分泌物做體位引流的新技術，還有院方似乎急於採用的最新護理理論，叫做「以病人為中心的照護」。

「我們不是早就用這套方法照顧病人了嗎？」我問。

「我們不就是這麼做的嗎？」崔西附和我的想法。她和我一樣，都對這個新名詞的指責意味感到沮喪。「我的意思是，我們的照護方式，還不夠以病人為中心啊？」

法蘭西絲細說分明。「這個嘛，他們舉探病時間為例，最新的趨勢是，只要家屬想來探病，什麼時候都行，儘管走進來就好，不論白天晚上，愛待多久都可以。」

「你難道沒看過一些病人在親屬來訪時血壓迅速上升、心跳加速嗎？這種狀況我們屢見不鮮。病人原本很平靜，很放鬆。家屬進來後卻向我們求助：『他很痛苦。想點兒辦法吧。快給他打止痛藥！』」妮可說。「有時候，我們必須把家屬擋在門外，讓病患好好休息，不受打擾。有時候，家屬對病人東問西問，大驚小怪，沒過幾分鐘，病人被家屬惹得情緒煩躁，想把導管拔掉，搞得血氧飽和度下降，於是你別無選擇，只能給病人打鎮靜劑。」

只有摩蒂才敢說出每個人心頭的另一件掛慮。

「我說，如果家屬一直待在病房，那我們什麼時候才真的有我們需要的空間，在沒有家屬越過我們肩頭東看西探，東問西問的情況下好好工作呢？大家都曉得，有些家屬比病人還難伺候。」

「噢，沒錯，另外還有一點，」蘿拉帶著詭異的微笑說道。「你們應該會很喜歡的。我們應該讓家屬有機會在醫療過程中全程旁觀，甚至是在病人心跳停止的時候也可以在場，這樣一來他們就可以親眼目睹實際的過程。假如家屬了解醫療過程必須牽涉到的程序，他們可能會做出更實際的決定。噢，這可值得好好思考嘍。」

沒錯。我們迫切需要值得思考的題材，也需要精神食糧和生理的休息，並且適時讓自己抽身離開這份高難度的工作。如果我們想做好這份照顧他人的工作，我們得把自己也照顧好才行。當然，我們的確是又累又餓，但我們需要的不是睡眠或吃食。我們渴求的是精神層面的重生與情感層面的滋養，以求做好分內工作，並妥善應付護理工作所需的情感要求。我們每個人為了滿足他人的無盡需求而不斷付出，致使內心有一個角落正快速地耗損流失；不管這個角落盛裝的是什麼，都亟需填滿。我們必須讓心靈再度滿載，才能夠繼續置身於所有悲傷絕望之中，同時又不會被悲傷絕望拖垮身心。

我們受到前任護理長蘿絲瑪莉在情感上的支持與體諒，方能成長茁壯，她真是百分之百的護士。當我們手上照顧的患者病況有了進展，或者我們想辦法減少他們所受的折磨，或者我們受到他人感謝甚或隆重致謝的時候，滿足的心情油然而生。然而，當我們從彼此得到情感與精神上的滋養，最能平息我們的渴望、修補我們的靈魂、滿足我們的慾望。我們靠著彼此的扶持才能撐下去。

每當我們遇上難纏的病人，會彼此傾訴心中的不滿。我們說著各自見識到的傷口慘狀，或是我們無法減緩的病人痛楚，還有各自目睹的悲慘故事。還有誰比護士更能夠體會這類事情的感受呢？透過這份感同身受的理解，我們獲得了繼續前行所需的力量。

我們互相照顧。我們樂於分享生活中的祕密與不為人知的細節。我們了解彼此。護士工作讓我們以這種方式敞開心懷。事實上我相信，就是這份親密感讓我們更堅強，能夠做好這份在情感上十分苛求的工作。

比方說，大家曉得卡蘿有個罹患重度癲癇的孩子，所以某晚她照料的年輕人突然癲癇發作時，我們能夠理解她為什麼先是被嚇住、接著出現勉力自制的反應。大家知道愛芮卡很想懷孕生子，於是我們很小心，不會安排她去照顧重病的產婦，免得讓她受到驚嚇。如今大家也明白妮爾正全力對抗憂鬱症，便不再取笑她老是請病假和那些古怪的藉口了。在最忙碌的時刻，艾倫卻嚴重害喜，我們便讓她去小睡片刻，大家暫時替她照管手上的工作。

崔西比大多數人更加保護隱私，然而在我們「蘿拉組」這個小圈圈裡，她吐露自己已經多年沒有見過母親。她母親是個乞丐，拖著裝滿塑膠袋的大袋子在街上四處遊蕩，睡在地下道或乾涸的溝裡。我們一塊兒出門上街的時候，看到她掃視街道尋找母親的模樣。

妮可對我們說出她與安德魯訂婚的疑慮，安德魯是她在我們加護病房裡認識的胸腔外科住院醫師。(奧力佛早已成為過去式，這些年來妮可身邊換了好幾任男友。)她正考慮要把婚禮延期，等到她心裡更篤定時再說。她說自己還沒做好踏入婚姻的準備，也不確定安德魯是否就是命中注定的伴侶。另一方面，她也在盤算是否要全力往職業高爾夫球的領域發展。

雖然法蘭西絲目前單身，但她很嚮往成為母親。她考慮去中國領養一個小女嬰。她也考慮要重回校園攻讀護理學位，而且試著遊說蘿拉和她一起，只是蘿拉不為所動。

至於蘿拉——哎，有誰真正了解蘿拉呢？

我們知道誰躲在密室裡思量、誰正準備冒險出擊。我們知道誰懷孕了、誰正打算懷孕、誰去墮胎、誰流產了，誰變胖了、誰瘦下來；誰的婚姻痛苦、誰的婚姻幸福、誰的子女出了問題，誰的子女表現優異；誰胡亂刷卡，誰在股市削翻了，誰四處留情，誰放縱玩樂。

我們之中有些人甚至曉得貝琳達的祕密：她丈夫就是在我們的加護病房去世的，死於愛滋病併發的肺炎。

「當時照顧他的護士是法蘭西絲。我永遠也不會忘記。」有一天貝琳達對我說：「那時我在另一家醫院工作。我的記憶已經很模糊了，甚至在我來到這家醫院以後，也沒認出她來。我只記得她那讓人寬慰的聲音。我先生斷氣的時候，法蘭西絲是那麼慈悲又溫柔。我完全無法控制自己，我想我那時候一定又哭又叫。現在想起來真覺得不好意思，但我當時實在情不自禁。也就在那個時候，我決定以後要在這裡工作。」

她告訴我這件事的那一天，她照顧的病人就躺在當年她丈夫嚥氣時躺的同一張床上。

身為護士的我們知道生日有多重要。每個重要事件都不會草草度過，同樣的，每個傷痛都會得到同情安慰。有一年我過生日，法蘭西絲帶來一個胡蘿蔔蛋糕，上面灑的糖霜是明亮的螢光綠色。

「裡頭真的有加胡蘿蔔嗎？」妮可問。

法蘭西絲隨性的烹飪風格眾人皆知。有一晚在醫院，大家各自帶了菜餚一塊兒吃晚餐，她帶來的是自己做的檸檬蛋白派，可是，她沒有用上半點兒檸檬，取而代之的是柳橙。

「你怎麼曉得的？我手邊的胡蘿蔔不夠用，」她承認：「所以我改用地瓜。」

丹尼爾說，他吃一小片就好。「希望我吃完以後，糖霜不會害我在黑暗中發光。法蘭西絲呀，我得說，這次看起來比上次的櫻桃蛋糕好吃多了。」他咯咯笑道。「我以前做過的活體肺部組織切片，看起來都比你那個櫻桃蛋糕好吃。」

「話是沒錯，不過呢，就我記憶所及，當時你也想盡辦法吞了兩大塊下肚呀。」蘿拉說話的模樣像是隨時要代表法蘭西絲給丹尼爾關愛的一拳或是暴力的擁抱，不過我們設法即時制止了她。

然而我開始擔心長期置身於病痛折磨的環境之中所帶來的深遠影響。我不時覺得悲傷的情緒在我們之間累積。我不時看見這種情形使我們在某些層面變得麻木無覺，在某些層面又變得過度敏感。我看著愈來愈多的護士飽受磨難。護士也需要懷抱希望才走得下去。

「誰能長此以往地堅持到底，永遠保持愛心呢？」法蘭西絲嘆了好大一口氣問道。

我看著她。「如果連你都無法堅持下去，又有誰做得到？」我說。「你總是說你有多麼熱愛護理工作。」

「驅策我從事護理工作的這份熱情，就是最後促使我離開這一行的原因。」她的語氣消沈。

不知為何，在我們所有護士之中，只有法蘭西絲設法與勞倫斯一家維持良好的關係。有一天，他們在護理站留下一盒比利時巧克力和一張字條。

謝謝你們所有人對爾文的照顧。

還有，要特別謝謝法蘭西絲（她知道原因）。

布蘭達．勞倫斯

我問法蘭西絲，她到底做了什麼事情，如此受到表揚。

「我只不過告訴她：『你認為什麼對你丈夫是好的，你就去做。別為了醫生護士說的話而擔心。畢竟，最清楚他的是你和你的兒子。』就這樣。」

她戰勝自我的程度，真教我訝異。

有許多時刻，我們因為身為護士所承受的各種要求——情感上的要求多於生理上的要求

——而覺得空虛、孤寂、不知所措。有時候，工作對我們的需索似乎過多，不僅是針對身為護士的我們，還有身為常人的我們。誰能夠如此無私無我地付出這麼多呢？為了做好護理工作，你必須置個人於度外，因為唯有抽離自我，才能當一個好護士。你的自我可能還是存在，但你得把自我擺在一邊；忘卻自我，是為了滿足他人的需求。

我們不應該有自己的需求。沒錯，我們又累又餓，但有誰在乎？病人當然不會在乎；他們多半意識不清，完全仰賴我們照料。家屬肯定不會在乎；他們期望的是我們全心全意奉獻，在我們稍事休息或甚至做足十二小時要下班走人的時候，再度表達這樣的期望，因為他們不願重新適應另一個護士的作風與習性。

「你明天還會回來嗎？」你快要下班時，家屬常常會問這麼一句。

在你回答「不，明天我休假」的時候，你試著從家屬的聲音或表情之中分辨他們是放心或失望。你明白有時家屬會指定要你照料病人，有時他們會指定不要你照料病人，而你則設法不要為了任何一種要求而介意。

家屬要的不是南丁格爾。真正的南丁格爾是個冷酷又兇悍的老太婆，在軍隊裡大小事都要管，還是個苛刻的上司。家屬要的是甜美親切、為病人著想、深情忠誠的泰瑞莎修女。因此我們幾乎沒有人符合標準。

勞倫斯博士的病情迅速惡化。家屬得趕快拿定主意，以免到時來不及應變。他正逐步邁向呼吸衰竭的末期，還有嚴重的生理障礙，終將導致心臟停止跳動。我們再度面臨在加護病房裡不斷上演的道德兩難處境。我們不是拉高或維持照護的嚴密程度，就是退一步改變目標。也就是說，我們要繼續猛添藥物劑量、追加儀器數量，做更多檢查與療程，或者也可以走上另一條完全不同的路子：用溫和漸進的方式，逐步取下他身上的導管儀器，把焦點轉向病人的尊嚴與舒適。有時候，情勢會演變成攤牌的局面。日落前的一場決鬥。

勞倫斯家族有些成員選擇全力一搏。他們要我們別抽掉任何可用的治療方式。他們展開這場搏鬥，因為他們相信病人有奇蹟般的恢復力，或是相信醫學的力量能在所有情況下產生復原的效果。我有時在想，家屬會採取這種態度，是因為這種方法能顯示出自己對病人的愛超出其他家人對病人的愛。家族史會記上他們一筆。「看吧，我早說過了。」他們必定想像自己有朝一日在歡樂的家庭聚會場合這麼說：「我曉得老爸有多麼堅強。你們全都同意放棄他了，可是感謝老天爺，我相信他有辦法撐過去，事實證明我是對的。」

家族中有另一派人馬自認必須採取相反的立場，以扮演權衡的角色。這一派必須反對上述那一派放肆的態度，宣稱：「不，最愛老爸的人是我。我會做出無私且慈悲的舉動，讓他安詳地走，好讓你們明白我有多麼愛他。我才是真正愛他的人，因為只有我準備好要做這種犧牲。」

不過，無論在採取行動之前做了什麼樣的討論，到頭來，付諸實行的人總是護士。

這天輪到摩蒂照顧勞倫斯博士，我在同一間病房裡照顧另一個病人。布蘭達出現了，卻說只能待個幾分鐘，因為她把獅子狗「小可愛」留在車上，牠可是不能落單太久的。

「你怎麼不派『小可愛』上來探望你丈夫呢，你留在車上不就好了？」摩蒂面無表情地說道，然而布蘭達心煩意亂，毫無反應。

又過了幾個星期，在此其間我們處理病情復發產生的併發症，再處理併發症後發生的危機，如此週而復始。我們盡力維持勞倫斯博士的身體運作。大多數時候他的眼睛是閉著的，但每當他睜開眼睛的時候，他的視線總是朝上，十指緊扣，彷彿在懇求我們發發慈悲。

豪伊沒有再來探過病。他一肚子火。他打電話告訴我們，勞倫斯一家把他從發薪名單中除名，將他踢出宅子。

席德變得很迷信，禁止我們替他父親鋪上綠色的床單。他認為綠色不吉利。事實上，他堅決要求我們在病歷中注明「不可使用綠色床單」，簡直形同醫囑。

「還有，」他補了一句：「不准任何人提到貓。」

有人曾說他父親似乎有九條命。

「如果再讓我聽到一次那個字眼，」他說：「我想我會尖叫。」

「貓是不吉利的嗎？」

「沒錯！我要我爸爸長命百歲，有一百條命可用。我不能失去他。你們還不明白嗎？」

布蘭達篤信某種宗教。她戴了一條項鍊，上面有一只好大的金魚墜子，這是她的精神導師叫她戴上的，說是能為她的丈夫帶來大海的療效——她丈夫是雙魚座。她帶了一個「新時代運動」的猶太教牧師來探望她丈夫，為他祈禱，給他一個新的希伯來文名字，如此一來死亡天使便無法帶走她的丈夫。

「我們必須全力以赴。我們不能放棄。」她對當天負責照顧勞倫斯博士的摩蒂說道。我聽見她問：「他聽得到祈禱詞嗎？我可以在他耳邊誦上一段〈恭聽〉經文嗎？」

「你想的和我一模一樣。人說最後消失的就是聽覺，可是，布蘭達，如果你想聽真話，我認為他完全聽不見了。」摩蒂據實以告。

席德與布蘭達拒絕到靜慰室參與病患家屬會議。他們寧願在走廊上踱步，幾個醫師則在一旁與他們談話。我替他們張羅了椅子，但他們雙雙表示得趕赴其他約會，只能停留幾分鐘。梁醫師過來與這對母子談話時，席德正在講行動電話，布蘭達則忙著翻閱約會記事簿。

「我想，我們能為令尊做的，此時已經到了尾聲。」梁醫師以她一貫柔和、尊重的口吻說道。「我很遺憾。我想向二位提出一個想法，倘若令尊突然發生心臟停止跳動的狀況，我們認為，急救對他而言沒有太多好處。」

「你是指『放棄急救同意書』（do not resuscitate）嗎？你說的就是DNR嗎？」席德問。「我跟念醫學院的兒子談過，我們改變主意了。我們認為，老爸不會想接受這些急救程序的。」

「噢，他當然會願意啦。」布蘭達反擊。「你父親從來就不是輕言放棄的人。他不會放棄的。倒是你……」

在房間另一頭的我，決定站出來說句話。

「勞倫斯博士在多次意識清醒、能夠與人溝通的時刻，對我們很多人表明過自己不想繼續接受治療。」

幸好我保留了一些勞倫斯博士在意識清明之際寫下的字句。那是幾天前，我最近一次負責照護他的時候留下的。

讓我走吧。我受夠了。

已經夠了。

我想死。

席德詳細檢查字條。「對，這是老爸的筆跡沒錯。」

布蘭達驚駭莫名地看著我。「蒂妲，我本來還指望著你呢！身為我們的一份子，你應該更清楚才是。縮短生命的行為是被禁止的，只有上帝才可以這麼做。拉比說過，挽救生命是誡法中最崇高的行為！猶太民族經歷過種種苦難之後，我們必須不計任何代價拯救人命！為求維護生命，痛苦與磨難是值得的。拉比還告訴過我——」這時她突然止住了話，把頭埋進絲質披肩裡哭了起來。

「不僅如此，」我繼續強調：「其他護士也聽他親口講過。也許他瞞著你們二位不說出口，可是他對我們表達得很清楚。」我堅信自己是對的，這是我此時此地唯一該做的事——擁護病人的主張。

摩蒂點點頭，表示我此話不假。醫師們豎起耳朵。

「好吧，你們能否讓他撐到米契與愛蜜麗完婚呢？」布蘭達問：「婚期就在下個星期，要是撐不過去，會毀了米契的大喜之日。」她粗略瀏覽一下行事曆。「如果你們想讓他走的話，婚禮過後一週應該可以。」

我目瞪口呆。我們所有人都說不出話來。

只有席德除外。「你真膚淺。」他對他母親說道。

「我們現在怎麼辦才好？」布蘭達說。

「去找一張椅子，」我對這對母子說道：「握著他的手，陪在他身邊。」

我坐下來，示範給他們看。

15 毫釐之差，千鈞一髮

我們忍不住要討論最近發生的一件事。不討論的時候，我們心裡也想著那件事。心裡沒想著那件事的時候，我們便暗自祈禱任何人都不會碰上同樣的遭遇。

事情發生在另一家醫院。我們聽說有個護士因情感上過度震驚，正在接受治療。她處於極度傷痛的情緒之中。

那件事不是一次小差錯，不光是一個疏忽或一時不留神而已。那是一件無心卻致命的錯誤行為，意外導致病人喪命。可怕的是，我們每一個人都想像得到，在任何一個倉促或分神的時刻，自己會做出一模一樣的事；不論早班晚班，我們全都有過那樣的時刻。

「護士協會大概會對她採取懲戒行動，」蘿拉說。「她極有可能會因為這件事而丟了執照。這一點是可以確定的。她再也不能在多倫多工作了，等著瞧吧！驗屍官會召開死因審訊會，那個護士會被罵得很慘。這下子她完了。」

「咱們要把這件事情弄清楚，」摩蒂說：「一個錯誤不見得等於一樁罪行。讓我們往好處想，希望她不會落得罪犯般的待遇。」

「我真的想像得到她在家裡獨自哭泣的樣子，」妮可說：「我敢說每個人都會斥責她。」

「但也不會像她自責得那麼厲害吧。」我設身處地想了一會兒，感覺很難受。

崔西還是維持一貫的沈默，不過她似乎也在認真思考。

「至少她可有的解釋了。」蘿拉的表情很冷酷。

「她往後的日子該怎麼過啊？還能重返工作崗位嗎？她該如何面對其他人？」我說出縈繞在我們每個人心頭的疑問。

「到底是怎麼發生的啊？」

「她一定曉得，給病人做透析的時候，不可以用普通的清水吧！」

「嚇，少了緩衝劑，這類低張溶液會在幾分鐘之內就把細胞裡的鈉吸光。這會讓一個人垮掉的。老天哪……」

多少有些不該出現的自鳴得意，多少有些由衷的謙卑，總之我們個個覺得備受衝擊，沒有人能全然輕鬆以對。這種事有可能發生在我們任何一個人身上。那個人可能就是我。可能性相當高。

多年前，那時我剛開始在加護病房工作。我負責照顧的病人安迪是個中年男子，有兩個孩子，他得了急性白血病，住進加護病房對抗一次又一次的感染，還有長期的化療。他血液中的血小板數目是「無」，意思是零。我又看了一次檢驗室的報告。無？零？這怎麼可能？我闔上病歷，打算替病人沐浴。他的體溫持續升高。我告訴他我準備替他洗澡，他虛弱地點點頭，表示同意。

「安迪，請你彎腰，我好替你刷背。」我協助他拉住床邊的護欄。「很好，再往前一點點。」他身子太虛弱了，沒辦法靠自己的力氣往前挪動。「抓住床邊的護欄。」我再次叮嚀。他照著我的話做，彎身靠在床邊的護欄上撐著，這時護欄應聲斷裂。

他的身體跌出病床摔在地上，點滴架、唧筒、呼吸器被他拖著應聲落地，碰撞聲響徹整個加護病房區。所有護士都聞聲而來。我看著這一大團混亂，懊惱不已。

「抓穩他的雙腿！」

「我扶住他的頭部了！」

「別緊張，我數到三，大家一起抬他上床。」

「小心，」我發出低沉沙啞的聲音。「他的血小板數量是零。」

三天後安迪死了。死因是感染，內出血，以及白血病本身的影響。他的死因很多，但摔下床對他並沒有好處。蘿絲瑪莉把我叫進她的辦公室。

「病床老舊，很可能本身就有毛病。你的確有把床邊的護欄卡在正確的位置。你什麼也沒有做錯。因為這次教訓，我們正著手把加護病房裡所有的病床換成最新式的電動病床。這件事還是有正面的影響。蒂妲，我要你明白，你沒有做錯任何事。」

「可是他死了呀。」我沒精打采地說。也許我能倖免於受罰，但這個男人的死我也有份兒啊。當初有什麼事情是我能做得更好的呢？

「我們把事發經過向家屬做了詳細說明。我們誠懇致歉，表達同情之意，他們也接受了。現在，把這件事拋諸腦後吧。」蘿絲瑪莉說。「往前走下去。我們都支持你。」

我照她的話做了。我把這件事拋諸腦後。要不然，我如何能繼續留在加護病房工作呢？然而，每隔一陣子我心裡便翻騰不已——不是為了我自己做過的事，就是為了我看到別人所做的事——令我心懷謙卑與感謝。不時會有某件事令我停下腳步，自我查核，提醒自己要對病人多費心，別把任何事視為理所當然。不可懶散，否則可能會發生另一次粗心散漫的時刻。

有一回，病人的點滴管接頭裂開了，而我沒即時察覺，病人的血液便漏了出來，連同他本該吸收的藥物滴在病床上。這個狀況不難補救。我替病人清理乾淨，換了床單，再度注入藥物，心想，呼，好險呀——真是千鈞一髮。

我正在跟病人的妻子聊天。病人坐起身，正要開始練習如何脫離呼吸器。他費力呼吸，妻子則用玩笑話轉移他的注意力，因為護理人員告訴他要開始練習的時候，他常常變得緊張兮兮，呼吸急促。有些護士曾建議我把牆上的時鐘遮起來，那樣一來他的練習過程應該會比較順利，也不會一直讀秒，但那種作法不怎麼光明正大，我沒辦法說服自己去做這種事。

「以後我可要好好回整你——這次你害我吃了多少苦頭呀！」妻子說著，在病人肩上輕輕拍了一下。也只有在他病況好轉的時候，她才可以開這種玩笑。他虛弱地笑了一下。

「出院回家以後，你可得對我好一點，因為我被你折磨得好慘哩！」

病人點點頭。自從他動了胸腔動脈瘤修補手術之後，恢復期實在是漫長而艱辛。

他的外科醫師走了進來，對他親切問候。「嗨，屈魯特先生！你好嗎？你坐起來了啊，真不錯。我要跟你討論一下你的檢查結果。」

病人和他的妻子驚恐地望著我。我則驚恐地看向醫師。

問題在於，這個病人是沙寶先生，而且沙寶先生並未料到會有什麼檢查結果冒出來。此外，如果醫師把病人的名字搞錯了，會不會有別的東西也搞錯了？說不定，要告訴屈魯特先生（管他到底是誰）的訊息，的確就是要給沙寶先生的沒錯？之前的手術、用藥又怎麼說？最嚴重的是，主治醫師掌握的整體狀況，是否就是菲力茲‧沙寶先生的病況？

「抱歉，容我插個話。」我趕快插嘴解釋眼前的狀況。

「噢。」外科醫師看了看手上的資料，落落大方地道了歉，一溜煙逃出病房。

後來我把這事告訴摩蒂，她覺得很好笑。她告訴我們一個小故事，不曉得是網路笑話還是真有其事——她敘述的方式讓我們無從分辨——總之惹得眾人捧腹大笑。

「有個護士在照顧她的病人，病人對她說，護士小姐，請你看一下我的睪丸是不是黑色的（if my testicles are black）？她說，什麼？當然不是啊！你的睪丸不是黑色的。他又問了她一次：護士小姐，拜託你看一下我的睪丸是不是黑色的。她說，無聊，別淨扯這些好不好。他不死心，再問一次：我的睪丸是不是黑色的？於是她掀開被單，給他檢查檢查。她手裡握著他的睪丸，把他的老二往右撥，再往左撥。她說，好啦，你的睪丸不是黑色的，這下你滿意了吧？這時病人一臉驚嚇地把蒙住口鼻的氧氣罩從臉上拉下來說：『護士小姐，我是說，麻煩你看一下我的檢驗報告回來了沒（if my test results are back）？』」

即使我們檢查又檢查，即使我們有備份系統和安全預防措施，還是不免犯錯。掛上血袋或血漿袋之前，護士之間會互相核對五項辨識資訊。我們仔細檢查彼此手上的胰島素、毛地黃、癲能停、肝素或任何我們不熟悉的藥物劑量。如果我們對藥品沒有透徹了解——藥效、交互作用、禁忌症、不良反應——我們會等到掌握所有資訊之後才用藥。某晚惠辛格醫師告訴我們可以用一種實驗性質的藥物，但這種藥當時尚未允許由護士給藥，於是我們趕忙住手沒有施打。我們還能更加謹慎小心到什麼程度？

「有朝一日，等到藥囑、劑量計算、甚至配藥和藥品標示全由電腦代勞的時候，就能完全避免錯誤了，」藥商預言。「如此一來可將人為因素降到最低。」

話是沒錯，不過，正是護士這個獨特的角色，將人為因素發揮到最高境界。猴子或機器人會有辦法像護士一樣發放藥品、說明副作用、視需要調整用藥情形嗎？準確率會比較高嗎？凡事電腦化之後也會產生特有的問題：電腦化排除了緊要關頭的思考，忽視解決問題和決策的技巧。等到所有檢驗指示和檢驗報告全面電腦化之後，正好形成錯誤發生的新管道。

我們護士時常自我檢查、自我批評。醫師也是如此。

有一天晚上，梁醫師從家裡打電話到院裡給我。我瞄了瞄手錶。凌晨三點半。

「我剛剛針對你的病人腎衰竭的情況仔細考慮了一番。」她說。

我從她的聲音中聽出兩股拉鋸的力量；一股拉著她往睡鄉去，一股拉著她保持清醒。

「我想，我們給他大量的『來滴泄』，看看能不能刺激他的腎臟運作吧。」她深呼吸一口氣。「蒂妲，」她說：「我要你給他用三百二十毫克的劑量。」

我一口氣哽在喉間。我聽過的最高劑量不過是八十毫克。「要那麼多啊，潔西卡？」

我們兩個都想到，如此高的劑量可能會引發的許多中毒副作用。

「肌酸酐是三百九十八，」我在她問「他的肌酸酐數值多少？」的同時，便脫口而出。

「咱們試他一試吧，」她說。「你就註明是我的口頭醫囑，我明天早上會去補簽名。」

「我不曉得耶，」蘿拉考量再三。「我信任潔西卡，可是——」

「我們全都支持你，」崔西說。還有妮可、摩蒂和蘿拉。我在用藥紀錄上簽名之後，他們一一在旁邊也簽了名，然後我慢慢替病人注入劑量。

到了早上，日班的人要來交接班的時候，病人的腎恢復運作了，也有排尿。唯一的問題是，這種藥使得病人完全聽不見。

「聽覺喪失可能不會是永久狀態，」那天早上我留下來，聽潔西卡向家屬解釋前一晚的處置經過。「這是那種藥的高劑量副作用，他也許會回復部分聽覺。不過我們必須試試這個辦法，好挽救他的腎臟。」

「我的丈夫，」病人的妻子嗚咽道：「是個音樂教授啊。」

「病人會因為化療劑量錯誤而死亡。」丹尼爾・惠辛格醫師在某天上午的團體巡房時說道，但此話與巡房對象沒有任何特殊關連。他伸出食指，暗示接下來的是警告之詞。「問題是，病人也會因為正確的化療劑量而死亡。哪一種情況比較糟糕呢？兩者都造成同樣的結果。我們人是會犯錯的，世人對於人體的了解實在少之又少。民眾付了錢，他們要求我們給有把握的答案、解決各種問題。民眾要的就是如此，這是可以理解的。我們同樣是人，人人盡力而為，可是民眾才不在乎，他們只要自己摯愛的人恢復健康。」

如果這是社會大眾的期望，我們又如何能符合這種標準？當然，民眾有權在出狀況時表達憤怒，可是身為護士的我們，如何能確定自己時時刻刻的作為正確無誤呢？就算我們做到凡事無誤，也不保證病人會好起來。

有時候，病人的狀況惡化，家屬會衝進來問「是誰造成的？」或「怎麼可能發生這種事？」他們會說，一定是有什麼地方做錯了，一定有什麼沒有即時發現。他們意有所指，絕對是有人忽略了什麼或處置失當。不過，就我的經驗而言，這種狀況非常少見。人都會生病。很多人的病情愈來愈嚴重。有些人的病會好轉。

惠辛格醫師說，就算凡事正確無誤地執行，病況仍有可能轉壞，這話說得沒有錯。然而，在凡事正確無誤執行的情況下，言詞用語失當，這在我看來似乎也是一種錯誤；至少是一種會造成傷害的誤判。我深信，言語也可以成為良藥。我就曾經見識到言語發揮療癒、撫慰和鼓舞的效果。不當使用言語所可能造成的損傷，不亞於我所知道的某些嚴重錯誤。

某回晨間巡房，惠辛格醫師就在我的病人聽力可及之處，推敲她的病況為何出現顯著、意外的進展。

「這個病人為什麼好轉了呢？」他質問道。

「呃……這個……我猜是因為治療發揮作用了吧。」住院醫師說。

丹尼爾搖搖頭。他打定主意要聽到相反的答案。「解剖以後的組織切片報告，一定很有意思。」

「那我們可得等上好一會兒了。」我說完便關上病人的房門。

「為什麼？」他厲聲問道。

「這個嘛，她還活著呀。她的情況好轉了。」

「你也曉得惠辛格這個人的。」稍晚蘿拉對我說道。「有回我聽到他對一個自殺未遂的病人說：『你想自殺？那真是愚蠢的行為，別傻了，想辦法求助。不過，如果你下次又打算自殺，要做得漂亮一點，可不能半途而廢。』這就是他所謂的心裡諮商。」

然而，我就是沒辦法把他那種容易傷害人的態度和他熱忱的奉獻、高超的醫術連在一塊兒。如果我生了重病，我會選擇他擔任我的醫師，可是有時候，我連跟他多說上兩句話都覺得很難。

有一天，大衛．布里斯托醫師來到我的病人房裡，要和病人談話。病人是四十歲的衣索比亞婦人，被丈夫毆打造成內傷引發出血而被送進加護病房，只因為她連生幾個女兒卻沒生兒子。她最近還被診斷出罹患乳癌。

我進入病房時，布里斯托醫師的話已經講了一半。

「艾夫沃克太太，您的病情非常嚴重，目前已經威脅到您的性命。如果您的心跳停止了，您是否希望我們施行心臟按摩急救術？萬一您日後無法替自己做決定，就得請某個人代替您做決定。如果您必須將呼吸管插入氣管，您是否願意呢？您得保持頭腦清醒，確定您的需求都受到妥善處置，這是很重要的。您的家人呢？」他環顧房內，尋找某個褐色皮膚的人，替他把上述談話翻譯成衣索比亞語。

「我沒有家人，獨自過活。」

「有沒有朋友之類的？」

「沒有。」

「我們先假設您陷入昏迷了。誰能替您做決定呢？您的財務事項該如何處置？有沒有誰能照顧您的孩子？我們可以跟政府單位連絡，他們會替你做決定，或者您也可以指定一個代理人。這些都是很重要的決定。」

醫師離開之後我靠近病人床邊。「醫師說的你都聽懂了嗎？有些事情是得好好想想，以免有個萬一——你也曉得的，萬一走到盡頭的時候。」

她緊緊抓住我的手臂。「求求你，護士小姐，」她懇求道：「別讓那個醫生打電話給政府。他們會帶走我的孩子。」

或許醫師的話並沒有傷害到病人，但是他並沒有運用言語幫助她。

此時我在加護病房已經待了很多年，開始體認到這類情況之中有些什麼在游移著，擺盪於據實以告與殘忍傷人之間；以及某些出於同情、卻是錯誤的事；和某些雖然正確、卻帶來傷害的事。我也逐漸明白，有些事並不像純粹歸咎責任那般單純。不單是因為許多人員牽涉其中，或者我們忙得不可開交，或者有太多事情教人分神——雖然這一切都確有其事。癥結在於，這牽涉到人的見解有太多的毫釐之差，語意有別，詮釋各異，而這些都可能造成等同錯誤的嚴重影響。除了一開始就從各個方向、所有角度尋求理解之外，錯誤又該如何避免或矯正、問題又該如何補救呢？

春日裡某一天的午餐時間，天氣終於暖和了些，可以到戶外小坐。我們從病房逃到太陽底下，在醫院前面的草皮上一處緩坡席地而坐，背靠著一座怪異的工業風格黃銅連環雕塑品。那天布魯諾和貝琳達也加入我們的戶外午餐。法蘭西絲帶了一張從寢具推車上抽出來的黃色床罩，我們把它當作野餐布鋪在草地上。有了這張床罩，大夥兒得以假裝自己正在悠閒地野餐，同時我們也明白，四十五分鐘的午餐時間很快就會結束。

一如往常，妮可帶了一整棵生菜，當場做成沙拉。布魯諾吃的是向娜芙琳買的辣味雞豆烤麥餅。娜芙琳的外賣生意可是大受歡迎；她在醫院的洗衣房上班，一邊經營小本生意，為加護病房員工供應餐點。她的菜色又多了好幾樣，包括豌豆飯、肉餡餅、咖哩山羊肉。一天之中在任何時刻，只要我們嘴饞想吃烤麥餅或肉派，撥打她的呼叫器就成。她的連絡號碼列在護理站的記事本裡，標明「烤麥餅小姐」，夾在「呼吸治療科」和「社工處」之間。

首先我們聊的是最新小道消息。

「……蒂娜的分娩過程已經持續三天了，只好做催生。亞萊莎跟一個已婚的醫師交往……愛芮卡又流產了，可憐的女人……」

我決定把我最近一直在想的事情拿出來問問大家。自從別家醫院爆發護士使用透析液時犯下致命錯誤的事件之後，這個問題就時時浮現我的心頭。

早在媒體報導某個搖滾歌手要控告治療他哥哥的醫師時，我的腦筋就開始在「出錯的可能」這個主題上打轉兒；那個歌星的哥哥死於心跳遽停與腸阻塞。看來似乎只要有錢有勢，就可以公開指控他人誤診。他們的想法一定是這樣的：**要不是誰搞砸了，還會有什麼其他原因讓我們摯愛的哥哥一命嗚呼呢？**

媒體報導這類事件的方式，也不見得有助於釐清錯綜複雜的內情。我最近在報上讀到一則標題：「**處決死囚用藥，用在醫院死亡患者身上**」。那種藥叫做氯化鉀，我在病患身上用過很多次。在所有醫院裡，每天幾乎都是由護士施用這種藥：只要正確使用，它是能夠救人性命的。這種藥的化學元素符號是KCl：兩種基本元素合在一起成了另一種元素。糖可以增加甜味，也可能致命：嗎啡、汽油、火，亦各有益處與害處。

「你們照料患者時，發生過最可怕的狀況是什麼？」我問共進午餐的同伴。

貝琳達大方說出自己的經歷。「這沒什麼不能說的。那時候我剛畢業不久，不小心把兩個病人的用藥弄反了，幸好那兩個都是心臟病患者，所以沒出什麼大岔子。」

「大衛・布里斯托今天走進我的病人房裡，」蘿拉準備來一場火藥味十足的指控，而不是個人的懺悔。「他對我說，你登記的排尿量，為什麼老是五的倍數？你的病人難道不會出現三十三cc或者四十六cc的尿量嗎？你到底能不能精細一點？他還說，四捨五入是不正確的作法！我回敬他一句：我可不是那種吹毛求疵型的護士。」

摩蒂的故事與他人的處置錯誤有關。「我信不過今天早上從普通病房送病人下來的那個護士。病人在樓上出現心跳停止的情形，可是她竟然告訴我她沒有替病人測量生命徵象，因為她去喝杯咖啡休息一下。『你說什麼？』我問她。我心想，我再給你一次機會讓你改改說詞吧，小妞。假裝我沒聽到那句話好了。誰知她的說詞還是一樣：『對啊，我一向都是喝了咖啡才去測量生命徵象的。』我對她說，那會兒才量的數據，早就沒有生命跡象了吧，不是嗎？她真讓人提心吊膽。」

「她是黑人嗎？」貝琳達問，她自己也是個黑人。

「有什麼差別？」

「你剛才說『小妞』。」

「其實她不是黑人，但你想講什麼？」

「黑人身上背負著刻板印象，雖然這麼說你們白人妞兒不會相信。大家都認為我們很懶惰。假設我跟一個白人護士一塊兒坐在護理站，這時有人需要幫忙照料病患，他們會叫誰去幫忙呢？我。因為他們理所當然以為我坐在那兒閒閒沒事兒幹。」

戰帖已經發了出去，摩蒂跳起來接招。

「貝琳達，現在多倫多的人口之中，超過百分之五十是移民。我們這一行又是以女性和有色人種為代表的職業。或許護理行業一度給人保守的印象、帶有白人中產階級色彩，可是現在早就不是如此了。你難道不覺得，你有那麼點兒存心找碴嗎？」

「我說，這還是黑妞兒下的戰帖哩。」蘿拉哼著鼻子說道。

「是嗎？」貝琳達反擊。「這間醫院裡有幾個黑人擔任護理長？沒錯，是有幾個用來充場面的黑人醫師，還有一大堆清潔人員也是黑人，可是，你看過黑人擔任中階主管或護理部門的主管嗎？種族歧視無所不在。以後也永遠如此。你難道沒注意到，犯罪案件的新聞報導中不會特別說明嫌犯是白人，但如果嫌犯是黑人，報導裡一定會帶上一筆。」

「萬一嫌犯是個女人呢？他們鐵定也會特別說明的！」我說。

「你最恐怖的經驗是什麼呢，布魯諾？」我想把話題拉回我原先的問題上頭。我問的是照料病人時最恐怖的經驗，但布魯諾脫口說出的顯然是他個人心頭最煩惱的事情。

「等待愛滋病檢驗報告出來的那段時間，」他說：「那二十四個鐘頭是最糟糕、最難熬的。」他看著遠方。

「甚至比知道結果還要可怕嗎？」有人問道。

「對。」

這時妮可開口，讓眾目睽睽之下顯得不太自在的布魯諾得以解圍。

「我犯過最可怕的錯誤，發生在我之前工作的醫院，當時我要把一個多發性骨髓瘤的患者從普通病房轉進加護病房。她痛得不停打滾，哭天喊地，像一頭瘋狂的野獸。她的點滴袋空了，於是我從麻醉劑藥櫃裡拿出一袋新的，更換她的嗎啡袋。我忙著抽血、照X光、做心電圖、做血液分析，家屬從頭到尾都緊緊跟在我後頭。病人仍然不停大叫，可是不到幾分鐘，她便安靜下來，甚至睡著了。我發現她不是睡著，而是昏了過去。於是我拼命喊病人的名字，看看她有沒有反應，我們幾乎要做院內廣播、宣布有狀況發生。接著我才發現，預先調好的嗎啡袋裡裝的嗎啡，濃度比她在普通病房時注射的濃度高出一倍，可是我竟然讓這一袋新的嗎啡用同樣的流速注入她體內。濃度加倍，流速應該減半才對！我應該先放慢流速的！我心想，完蛋了，於是趕緊去找些「安度」（Narcan）㊟來！結果你們知道怎麼著？幾秒鐘之後，她從幾近昏迷的狀態，又變成脫韁野馬了。她的眼睛張得好大好大。天哪，那玩意兒真的有效！接著我安撫她的情緒，給她『泰樂諾』退燒，她說她覺得好多了，很感謝我。我是不是該提一句：『呃，我也很高興，因為我差點兒就害死你了！』」

大家都心有戚戚焉。該回去工作了。我們把殘羹剩菜扔進垃圾筒，折好床罩，走回醫院大樓。

我們的確是很有水準的公民，不是嗎？

我想起有一次在派對上，眾人聽說我是護士，紛紛向我問起一樁年輕女孩死於醫院、兩名護士被控與女孩之死有關的事件。

「我所知道的情形都是從報上讀來的，跟大家一樣呀。」我兩手一攤。「我不曉得任何內幕消息。」

「怎麼會發生這種事呢？」每個人都這麼問我。「豆蔻年華的少女，怎麼會那樣就死了？」

「她痛到受不了。醫護人員給她注射高劑量的嗎啡，因為她一直在叫痛。或許當初她需要的是更密切的觀察，或許疼痛只是一種反常現象；不過後來某種原因導致她停止呼吸。她年紀很輕，身體很健康，然而醫護人員就是沒辦法把她救活。這真是不幸，但我可以想像整個事件的來龍去脈。嗎啡這種藥品也是有危險性的。」

譯注：「安度」（Narcan），一種拮抗劑的商品名，可以解除麻醉劑的藥效，使病人甦醒。

「護士在病歷上記載她有慮病症，認為她只是在博取注意，」有人說道。「她母親惹得護士心煩不已，以致對她有所疏忽。報上是這麼說的。」

「兩造的情形我都能理解。」我說。

「你為什麼老是當騎牆派？」艾文不太能忍受我的態度。「你一定有自己的看法吧。」

「我的看法就是，這件事是一樁悲劇。一條年輕的生命無謂地葬送了。或許其中有人為方面的問題。可能有什麼東西疏忽了，或是缺乏警覺心；兩者都是人為錯誤。疏失也許可以解釋，但是不能當成藉口。同時我也不相信那是蓄意的犯行。我認為那兩個護士不應該被當成施暴者或謀殺犯。我見識過護士慌張匆忙、思緒混亂、過於激動，但我從來沒見過有護士故意害人的。」

也許我的確是個騎牆派，但跨坐在高牆上才能置身於最有利的瞭望點，牆的兩邊我都看得到，而且才有可能開始了解整件事情錯綜複雜的面向，進而找出預防與矯正之道。

我憶起蘿拉常掛在嘴邊的話：「這就好比當醫師說某種病是『多發性因素』的疾病，他們真正的意思是：我們毫無頭緒。」

我一直試著要幫助一個甫加入本院加護病房的新成員。

「你讓我覺得自己像個幼稚園的小孩子。」維琪怒道。「你認為我什麼都不懂嗎？我已經做了九年的護士。我好歹也待過緩和病房、產科、精神科的。」

「沒錯，不過你在加護病房才待了兩個星期而已。」我說。不僅如此，你要學的還多著呢。我看到自己讓她難堪，於是忍著沒說出來。維琪剛從重症照護課程結訓，上頭安排她跟我搭檔，好幫助她適應ＩＣＵ。

「你掛了一袋沒有標籤的藥。這樣子別人怎麼曉得那個點滴袋裡裝了什麼東西？你還把針頭插在病人的枕頭裡──」

「我本來打算要拿走的。」她解釋。

「可是你仍然忘了，這是很危險的習慣。你沒有把醫囑謄寫一遍仔細閱讀，這下可好了，病人漏了十四點整要注射的安比西林。」

法蘭西絲從旁經過，目睹整段對話。我的臉羞得漲紅。法蘭西絲當初對還是新手的我多麼有耐心啊，現在她逮到我易地而處時是什麼德行了。

「蒂妲，輪到你休息嘍。」法蘭西絲對我擠擠眼睛，把我往房門口推。「我來跟維琪一起當班吧。」

又有一次，我負責的病人已經拔掉導管、病況也好轉了，正當我準備下班的時候，這個病人突然大呼小叫。

「護士小姐，我快死了。你給錯了藥丸。你這是想毒死我嗎？」

我停下腳步。在護理工作生涯中曾有一段時期，我會為了這類言詞而感到不悅，只是現在我已經克服了。我仔細檢查用藥紀錄，重新核對我發出去的藥物品項，一一對照醫師寫下的醫囑。我心裡明白，這個病人仍因慢性肝衰竭而心神混亂；他還宣稱，他正在自家廚房裡的古董店天花板上和朋友們喝茶。我看了看當天我用過的藥瓶藥罐，重新計算當天給他使用的藥物劑量。我在腦子裡把當天所有的動作都想過一遍。

「晚安，」我對他說：「祝你一覺到天亮。」

即便在工作崗位上我做了很多對病人有益的事情，在我開車回家或者夜裡要上床睡覺的時候，浮上心頭的卻永遠是：哪種藥品我忘了簽名；某些體液我忘了加入核對紀錄；我用綠蓋試管送出去的血液採樣，應該用紅色的蓋子才對。

「這種事也常發生在我身上，」法蘭西絲說：「常有的事。」

瑪莉安・索倫森是我照顧過病情最嚴重的病人之一。她因為肺纖維化而接受肺臟移植手術，情況很嚴重。發病原因不詳，而且很可能已經到了末期。瑪莉安在移植手術前後經歷多種併發症的折磨：出血、肺炎、急性排斥反應、血氧濃度甚低。輪到我照顧她的那一天，醫療小組必須執行一項極端的處置，稱為ECMO，即體外膜型氧氣交換術（extra corporeal membrane oxygenation）。這是一種有高度技術需求的先進療程，多半只在開刀房進行開心手術時執行；在心臟與肺臟旁接分流管，接管這兩個重要器官的運作。以瑪莉安的情形而言，在她的心臟與剛移植卻很脆弱的肺臟恢復功能前，必須接受這個治療術。

那天下午，加拿大國家代表隊在日本長野冬季奧運會場上，與美國隊爭奪冰上曲棍球的冠軍寶座。護理站的收音機低聲播送著比賽實況，不少病房裡也聽得到戰況廣播。一整天，加護病房裡斷斷續續冒出歡呼聲與抱怨聲。

在瑪莉安房裡，我們投入的則是一場攸關生死的奧運決戰。我們緊盯著數據、波形、振動器螢幕，以便掌控她全身的狀況。我不敢看瑪莉安的臉，因為我不想看到曾在某些病人臉上看過的那種表情。要是我看到那種表情，有時會令我喪失能夠扭轉乾坤的信心。我甚至連瑪莉安毫無遮蔽、四肢攤開的軀體都不敢瞄一眼，更甭提她蒼白的臉了，我埋頭苦戰，奮力把氧氣注入她的血球，以藥物促進她的循環、平衡她的體液，維持足夠的劑量輸入她體內，耐心等候體液流出來。

我的眼角餘光掃到幾張焦慮的臉，是她的丈夫、雙親和妹妹，他們在我身後徘徊不去，但我沒空回答他們提出的任何問題，也無暇說出任何讓他們安心的話。

這天快結束的時候，加拿大隊敗北，而我們這廂也在擔心救不了瑪莉安的命。

「我們要試試ＥＣＭＯ，」惠辛格醫師告訴家屬：「這是最後一搏了。有些加護病房曾經做出還算不錯的成果。這一著可能有用，也可能沒用。往後的二十四小時是關鍵期。」

我一手捧著粗大的導管，裡頭流著色澤明亮的鮮血，呈櫻桃紅色，飽含氧分子，要送回瑪莉安體內。另一手的導管裡則是從她體內流出來的血液，溫度稍低、色澤較暗。那是耗盡氧氣的靜脈血，是為了一刻又一刻地支撐性命而耗餘的血。我從未如此真實地感受到，病人的性命就掌握在我的手裡。

「我建議各位去休息一下，」我對家屬說。我曉得他們從昨夜起就沒闔過眼。我給了他們毯子和毛巾。「你們可以在等候室裡躺一會兒。各位也要多多保重自己，不論瑪莉安情況如何，往後大家都有一場持久戰要打。」

「她會撐過來嗎？」瑪莉安的母親抓住我的胳臂和手，像是抓著一截浮木。

「我不知道。我們全力以赴了……她還撐著就是。」他們想知道得更多。「她病得很重，我們想辦法讓她活下去。此刻全看心跳、氧氣、血壓了。」接著我又想到一些場面話可以講。「我看過有些病成這樣的年輕人，後來好轉了。」看得出來，這話給了他們些許希望。

「你覺得，我們離開她去休息一會兒，不會有事吧？」家屬問道。

如果我說不會，卻有了什麼萬一，他們永遠也不會原諒我。如果我說會，他們會把自己累垮，對照顧瑪莉安而言一點兒好處也沒有。他們看出了我的猶豫，沒有進一步追問。

接下來，我馬不停蹄地工作。法蘭西絲、蘿拉、崔西、嘉絲汀、妮可，還有很多其他護士，都過來幫忙。

法蘭西絲試圖拉我走開去休息會兒，就算十分鐘也好。

「不，我不能走開。」我很堅持。

這種強效藥令我亢奮。如此努力挽救一個人的生命，真是世上最教人興奮的事情。

等到我要下班的時候，得把瑪莉安交給即將接替我的夜班護士了。我一見到潘蜜拉走進病房，整顆心便沈了下去。她是很能幹的護士，但我不大相信她能提供更多必要的警覺性、更多的溫柔撫觸、還有我想讓家屬聽到的體貼言語。我半認真地考慮要留下來加班。這樣一來，我便得連續工作二十四小時，長時間站立，卻得隨時應變。說不定我做得到。

「你不可以這樣子，蒂妲。這簡直是瘋了，」法蘭西絲說：「你會累垮的。這對病人或你的健康都有危險。絕對不行。回家去吧。」

於是我老大不情願地把手上的寶貝交給另一個媽媽潘蜜拉。她看來也不怎麼樂意接手。

「我可不想要個讓我忙東忙西的病人，」她咕噥道：「我好累。這是我連續第五天上夜班了。早知道就先打電話指定一個比較好照顧的病人。」

「你為什麼上這麼多夜班？」

「我們剛買房子，今年冬天想帶孩子們去度假，還有帳單要付呢。媽呀，我累得快掛了，可是今晚的班根本還沒開始呢。」她啜了一口咖啡。

「你大概會想和別的護士交換病人吧。瑪莉安病得很重。你今晚絕對有得忙了。她正在做ＥＣＭＯ。」

「慘了！我從沒照顧過ＥＣＭＯ的病人。這下可有得忙了，對吧？」她把整組複雜的儀器看過一遍，觀察血液進出病人動脈與靜脈的粗徑導管。儀器有體外循環技師負責照管，但瑪莉安的狀況很不穩定，整晚每分每秒都會需要持續堅定、毫無懈怠的照護。

隔天，我迫不及待地回到瑪莉安和她的家屬身邊。

「我讓她撐過一晚了，可我完全沒休息呢。」潘蜜拉一見到我就說。她張大了嘴打著呵欠。「多謝你這麼早就來接手。我等不及要離開這兒啦。」

我白操心了。在潘蜜拉徹夜照護之下，瑪莉安的病情有了進展。所有工作俐落完成。血液培養都做好了，生命徵象的紀錄也正確無誤。

「家屬怎麼樣了？他們的情況還好嗎？」

「家屬？他們打過電話說要來看她，但夜裡我是不讓家屬進來的。此刻她不需要訪客。病人必須休息，護士也是。」

瑪莉安在ＩＣＵ裡又熬過好幾個星期，撐過更多次併發症的折磨——腸阻塞、內出血，還有短暫的腎衰竭，需要洗腎。每每我們以為她沒救了，她卻撐了過來，一次次死裡求生。其中一次病危時，她母親對我說：「幾個月來，我們已經做好她就要離開人間的心理準備，但同時也祈禱她能度過難關。」

瑪莉安的身體與神智安然過關，可是她的心情非常低落。

有張照片掛在瑪莉安病房裡的牆上，那是她鍾愛的黃金獵犬「雨果」，這給了我一個靈感。我和她丈夫齊心協力取得護理長的允許，並獲得傳染病學專家的許可。（我以前曾把某個病人的狗帶進病房，明顯振奮了病人的情緒。遺憾的是，那也是我頭一回看到狗兒哭泣。我很確定那隻狗在哭。）有些護士對我的計畫持保留態度，但大部分都支持我。瑪莉安的母親則拿不定主意。瑪莉安的丈夫躍躍欲試，滿心相信帶雨果進病房會使瑪莉安的心情好轉。有一次，潘蜜拉剛好在電梯裡遇到瑪莉安的母親，兩人聊起狗兒即將來訪之事。

「假如生病的人是我，我才不會讓狗進來呢，」潘蜜拉對她母親說。「狗身上有病菌。牠們的嘴裡全是細菌。人會從動物身上感染所有疾病，而瑪莉安已經在接受抑制免疫系統的治療。她只需要這樣就夠了。」

後來，瑪莉安的母親不答應讓「雨果」來探病。

我犯過最糟糕的錯誤，至今仍使我懊悔不已。我一次次親眼目睹，卻束手無策。誰也無能為力。這最大的錯誤和潘蜜拉有關。潘蜜拉既不懶也不蠢，腦筋清楚。她沒有壞心眼，也不傷天害理。她只是漠不關心。對於病人承受的痛苦，潘蜜拉完全斷絕感受。一個護士對人類的態度冷淡隔離到這種地步——這是與同理心恰恰相反的特質——也許是一種不適任的形式。

有一回，院方因為要維修水管，關閉熱水系統，大部分要替病人洗澡的護士，都用水壺燒水。有些護士決定那天就不替病人洗澡了。潘蜜拉可不是這樣。她用溫涼的水替病人洗。

有一次，潘蜜拉發出「白色狀況」的訊息——代表病人有暴力舉動。她的病人正從服藥過量的症狀中恢復，在體內的化學物質逐漸消退之際，他非常害怕，舉止暴躁。他又踹又打，我們不得不呼叫警衛來幫忙制住他。

「如果你不聽話，我就把你的手腳綁起來！」我聽到潘蜜拉對病人怒斥道。過了一會兒，病人已經被牢牢制服，也打了鎮靜劑，但我還是覺得，潘蜜拉為了自我保護，對他是太兇了點兒。

我應該告發她的。我們全都該這麼做。我應該把她拉到一旁，以同為護士的身分找她談一談。我應該想辦法拉住她，教她看看自己變得有多麻木。或許我應該記錄一些她做的事情。我們全都明白這種情況會持續下去，卻別過頭去，不想告發自己人。

瑪莉安的狗沒辦法進來探病，不過我還是有機會讓她感受另一種樂趣。她的喉嚨插了呼吸管好長一段時間後，得重新學習吞嚥。語言治療師陪她一起練習，進展緩慢。

「吞嚥很重要，」她對瑪莉安解釋：「不只是為了吃東西，也要保護通往肺部的呼吸道。」

某天，醫師說可以開始用碎冰渣練習，看看她吞嚥的狀況如何。我扶瑪莉安坐起來，把冰放在她的舌頭上。她吞了下去。一片又一片。

「好啦，現在休息一下吧。」我說。

過了一會兒，我們再次練習。瑪莉安急切地吞著碎冰，對自己的表現很得意。

「感覺如何？」我問。

「真好吃。」她滿足地嘆息。

「她的表現非常好，」我向值班同仁報告。「我要拿冰棒試試看。」

「好。」梁醫師同意。

「瑪莉安，試試冰棒怎麼樣？」我問她。

她的眼睛張得老大。「你覺得我可以吃冰棒了嗎？你覺得我行嗎？」

我信心滿滿。我很清楚，如果她把冰塊吸進肺部，就會釀成大禍，導致病情再度復發。這個錯誤會算在我頭上，視同判斷錯誤。不過，一旦成功了，會是多麼大的勝利啊！

「咱們試試看吧，好嗎？」

「放馬過來吧！」她自己坐了起來。

廚房送來一根櫻桃口味的冰棒，裝在紙盤裡，貼著瑪莉安的名字。

我將冰棒切成小塊，待它變軟之後稍稍搗成泥狀。我的心跳得好快。

我把一匙紅寶石大小的冰泥送入瑪莉安張開的口中，她的舌頭把冰泥帶進嘴裡。

「這真是……」她閉上雙眼。

我別開視線。她應該要有隱私的空間，體驗這份純粹的樂趣。

「這真是……」她往枕頭上一靠。

「你沒事吧，瑪莉安？」

一瞬間，我以為她昏過去了。我瞥一眼監視器上的氧氣飽和度，伸手去拿聽診器。

這時她張開眼，臉上掛著妙不可言的微笑。「這真是太爽了！」

16 一帖寫眞藥方

唷！這些年來，我在病人的床邊看過護身符、小首飾、小型雕像、藝術品、小擺設，還有各式各樣的裝飾品。我記錄了一份觀察結果如下：

金銀細絲編織成的守護天使；加拿大冰上曲棍球員的大頭娃娃；未開封的菲律賓熱帶果汁（啜一口這種果汁，是某個垂死老人未竟的遺願）；西非土人符咒；錫克教徒的匕首，以及特製木梳與不銹鋼鐲子；塑膠花環和友誼蠟燭；玉刻的彌勒佛；掌形的「漢薩」驅邪護身符，中央是避邪的藍綠色珠飾；安•瑪莉（Anne Murray）的暢銷金曲輯卡帶（摩蒂說：「要是再讓我聽到〈雪候鳥〉（Snowbird）那首歌，我會吐。」）；三顆橘子和一陶碗的米；用過的透析濾管，裡頭還裝著某個女病人的血液，好陪她一同入土；裝著電池的塑膠魚，會唱〈別擔心，要開心〉；狩獵遠征隊帶回來的一對鹿角；一小瓶聖水和聖母的小畫像；印有祈禱詞的諸位聖人卡片，尤以絕望事件的主保聖人聖猶達（St. Jude）為多；印地安人的捕夢網與獨木舟槳；

袖珍型書法捲軸；大理石製玫瑰念珠與橄欖木製十字架；在裝著生理食鹽水的點滴袋中游泳的兩尾金魚（「晶晶」和「斑斑」）；一根鷹羽；佛珠；一小罐「長生回春粉」，價格標籤還在呢——三百九十五元。

家屬或親友把這些小玩意兒帶到病人的床前。有時候他們會把這些東西貼在牆上、掛在點滴架上、用圖釘固定在公佈欄上、或用別針固定在枕頭上（偶爾會隨著髒污的寢具一起被扔進洗衣房）。在我眼中，這些東西是向病人健康、正常時期的過往回憶致敬。（和罹病的非常狀態相較，健康的身體讓他們擁有平凡正常的生活。）這些布置在病床周圍的物品就像祭壇一樣，是家屬祈禱的焦點所在。人們在絕望的情況下，試著向這類物品祈求療癒力量；他們秉持的虔誠心意與堅定信念，令我驚訝不已。

我努力讓自己對護理工作的各項專業技術與技巧日漸熟稔，它們早已成為我的第二天性；我的護理工作生涯就在這種過程中逐漸成形。我希望對我的病人以關愛仁慈的方式，執行這些困難的任務。我要認真照料他們的精神、心靈、情緒，一如我照料他們的身體。這麼多年來，我認真與許多病人和家屬建立積極、有療癒力量的情感關係。不過，為了做到這一點，我必須了解病人平時真正的性情，至少得知道若干小事。

我愈來愈有偵探的調調，總是尋尋覓覓，搜查線索與答案，幫助我解開謎團。有好多次，這類小玩意兒是我在搜尋過程中僅有的線索。當我看著那些紀念品、放在掌心把玩的時候，我反覆思索它們對病人的意義。我詳細檢查手裡的小東西，追查與病人性格有關的線索——病人此時往往處於隱祕狀態、模糊難解、不為人知。這些小玩意兒把我和病人與家屬連接起來。病人不能對我開口說話時，它們辦得到。如果病人的意識夠清楚，感受得到周遭事物，那麼這些小玩意兒又有了另一種用途：或許只要瞥一眼這些熟悉的護身符，也會帶來慰藉。或許它們能充當振奮人心的燈塔或道路上的指標，指向病人心中渴望的目的地：家。

即使我在這些個人物品上得到美好或深刻的感受，即使我被這些小東西感動，然而沒有什麼能比家屬帶來的照片更使我深受撼動。只有在凝視著照片的時候，我才開始得知我渴望知曉的故事。遺失的一角拼圖塊，突然就這麼到位了。

那些懷著深情、依戀、還有最重要的——莫大的期望——而安置在病人床前的照片，總令我停下腳步。照片裡，通常是病人病發前正在享受某種特別活動時的留影。父親站在碼頭上，高舉肥美的魚獲，背對著家庭度假小屋；年輕女人講電話的時候抬起頭，對著按快門的人露出笑容；在歡樂的婚禮上，一家人團圓合影。孫兒孫女或寵物的照片也很常見。

家屬告訴我，他們擺著這些照片，是想用來激勵病人。我也發現，有時候照片是幫助記憶的工具，喚醒病人紛亂或陰鬱的心靈。雖說這些照片是為了病人好才放在病榻之前，我相信它們擺在那兒也是要給我們——護士、醫師、所有關心病人的人——看的。就某種意義而言，這似乎是家屬提醒我們注意的方式：讓我們知道家屬期望看到他們的至親摯愛回復到影像中保存的強健體魄。此外，這些照片也提醒了我們，眼前躺在床上的病人，跟他們**真正的**

模樣是完全不同的。「這才是他們**眞正**的模樣。」床前的照片如此宣告。

我心中有一鍋燉料正開始緩緩煨煮。肉、馬鈴薯、洋蔥、胡蘿蔔，樣樣都是這些年來在ＩＣＵ裡收集累積的材料——

我引導一個男人走向他女兒的床邊。病人剛從開刀房出來，由於胃穿孔導致胃裡的食物滲入腹部，而作了緊急手術。敗血症使病人嚴重水腫，全身上下插滿導管。我帶著作父親的走上前，用手環住他的肩膀。

「這不是凱莉，」他似乎因為這嚇人的景象而鬆了口氣。我帶他走向錯誤的病床了，躺在這兒的人不管是誰，都不是他的女兒。

「她是凱莉，」我儘可能柔聲說道：「是凱莉沒錯。」

「可是她全身腫成這樣。這不是她。凱莉很苗條，很漂亮的。」

「這種情形叫做水腫。人體內出現大規模的感染時，組織便會充滿水分。水腫會隨著時間消退的。」

「這不可能是她，」他轉身想走。「不可能的。」

我給他看了看病人的手，她的手指，然後是她的名牌。

「凱莉，」我喚道。「你爸爸在這裡。」

等到病人握住父親的手，他才認出那是自己的女兒。

蔻琳的模樣很嚇人，又瘦又黃，皮膚脫落的碎屑一片片落在床單上。她有腎臟和肝臟衰竭的症狀，人很虛弱，連把手臂從床上舉起來的力氣也沒有。最糟的是，她中風了，沒辦法開口說話。她用無助、灰心的眼神看著我們。我們讓她熬過了肺炎和許多後續併發症的難關，卻對眼前的「成果」有著複雜的感受。我們能讓她撐過眼前這一關嗎？

她的床前擺著三個孩子的照片，其中一張裡的她身穿迷你裙，和孩子們在自家門前跳繩。

「這是去年才拍的照片，」她丈夫說：「那才是蔻琳**眞正的**模樣。眼前這副樣子可不是。」他看著病床上那個形體消瘦、嘴角淌沫的女人，不自覺地打了個哆嗦。

有些護士告訴我和病人的照片有關的故事。

「記不記得那個得了胰臟癌的年輕人，他有張頭戴廚師帽、在高級餐廳裡掌廚的照片？」

「還有個滿臉皺紋的老太太留著一張照片——也算是近期的留影——是她穿著性感的露背背心搭配卡文克萊牛仔褲。」

「我永遠也忘不了有個因為皮膚病而破相的病人，把自己發病前的照片別在病人服上。『我不是一直都像你看到的這個樣子哦。』她輕聲對我說。」

「我還在普通病房工作的時候，有個病人一直把一張照片貼在病人服上。影中人是她死了二十年的兒子，圓蓬蓬的爆炸頭，套著肚臍環，身穿牛仔背心。『那張照片她一定親了有好幾百下。』她丈夫告訴我。」

巡房的時候，住院醫師報告某個病人的情況。「田中太太，二十五歲，過去健康狀況良好，昨晚足月剖腹產。一度心跳停止，經過急救，目前處於敗血性休克狀態。」

我上前補充說明：「一個晚上下來，她的情況有所改善……生命徵象正常，疼痛控制良好，但血氧一直沒有好轉。」

「我們看一下她的X光片吧。」梁醫師說。

我們詳細討論了她的病情。後來，正當我們要去巡下一個病人時，有個東西攫住我的視線。一張護照大小的相片，貼在心臟監視器上。那是一個嬌小的女人，身穿和服，化了藝妓妝，雙手戴著有扣環的白色手套，握著粉紅陽傘輕觸肩頭。這會是她嗎？我看看照片再看看病人，看看病人再看看照片，試圖想像眼前這個人真正的模樣。

「她生的是兒子還是女兒？」我問。

「女兒，」住院醫師說：「健康的女嬰。」

「你們記得那個華裔母親吧，竟然要我們給她兒子吃小樹枝和脫水的爬蟲類內臟！我們得用研缽礪杵把那一堆東西搗碎，活像古代的藥舖子！」蘿拉說。

「我不懂的是，」認為常識永遠至上的崔西說，「為什麼人們不明白，就算是純天然的東西也可能會有副作用、甚至和藥物產生交互作用呢？我們怎能在不了解成分的情況下，給病人服用這種東西？」

「還記得我們之中有些人是如何拒絕使用那些神祕的藥粉吧？結果作媽媽的直接從鼻胃管灌下去？」蘿拉繼續說。「後來病人病情好轉了，他媽媽便相信那是因為她餵的藥發揮效用，而非我們給他用的藥！你能相信嗎？我們用了昂貴的藥物和儀器，而她卻認為是自己用蠑螈眼加牛睪丸的方子治好了兒子的腦膜炎！」

「隨她怎麼想吧，你管得著嗎？」我問。

摩蒂對這個病人也有印象。「當時丹尼爾告訴我，就餵他吃那種藥吧，不過要用大量的水稀釋。我回他說，考量到安大略湖湖水中所含的化學物質，我得拿一份稀釋用水的處方箋！」

「我們得幫幫艾倫，」蘿拉把我拉到一邊說道：「她快不行了。」

艾倫並非新手，然而她不像我們在ＩＣＵ待了那麼久。

我們發現她靠在病房裡的水槽邊啜泣。其他護士已經替她接下照料病人的工作。心臟與胸腔外科醫師不知何時冒了出來，把病房擠了個滿。他們就像一群運用高科技工作的木匠一樣，帶著工作所需的工具前來現場。眼前的狀況需要進行開心手術，就在病人的病房裡執行。分秒必爭，連把病人轉進開刀房的時間都沒有。

艾倫眼淚汪汪地說：「克里斯多夫在肺臟移植手術前，特地學了手語，在插管期間也能和別人溝通。他一直用手語比著『口渴』、『口渴』(thirsty),可是我不能給他喝任何東西。後來他又開始比手語喊渴。」她用手指比了t和h兩個字母的手語給我們看。「我對他說,『好好,克里斯,我知道你很渴,但是現在你還不能喝東西。』我甚至忙到沒辦法跟他說話。後來才知道他比的t和h其實是『謝謝你』(thank you)的意思,我的心幾乎都碎了!」

淚珠滑下艾倫的臉頰,她茫然地看著我。她受到很大的衝擊。我在她肩上披了毯子,法蘭西絲端來果汁。

我不禁納悶,是什麼樣的原因會讓一個經驗豐富的護士突然失控,彷彿頭一回碰上悲劇場面。艾倫是非常優秀的護士,而她對自己從不把個人情感牽扯到病人身上是非常自豪的。

我們聽到電鋸的唧唧聲,看著胸腔外科醫師切開胸骨。當醫師拉開病人的肋骨時,房間裡迴盪著劈啪聲響。鮮血浸濕了病床。

「一個鐘頭前我還在跟這傢伙聊天呢,可是現在,你看!他們正在打開他的心臟呀!」艾倫喊道。我們湊近一瞧,病人的身軀都被無菌綠色毛巾覆蓋,只有心臟仍兀自搏動。

「我弟弟二十四歲,和他年紀相仿,」艾倫繼續說著,亟欲和盤托出。「這個年輕人是個數學奇才。他在手術之後恢復得非常好。他的父親晚上來探過病,給我看了他的照片。其中一張是克里斯和他的狗嬉戲的留影,另一張是在大學畢業典禮上拍的。我看著那些照片,心中有某個部分改變了。因為某種原因,這回我打定主意:我要用全副心神感受這一切。」

艾倫打了個寒顫,啜了一口果汁後繼續說下去:「克里斯正在脫離呼吸器,不過到了午夜，他的血壓開始下降。他父親已經回家去了，我不想打電話叫他回來。直到凌晨兩點三十分，我才打電話通知他的父母。凌晨三點，他的心跳停止。我腦子裡只想到那些該死的照片！我的心為了他、為了他的雙親而發痛——其實，我覺得我的心臟就快撕裂迸出胸膛了。告訴你，我是全心全意在照顧這傢伙。我攀越了過去以來我心頭的保護牆。忽然間，我徹底推翻了我的決定。照片上的影像一直浮現在我的腦海，當我知道這個可憐的好人、某人的兒子、某人的男友病得這麼重，甚至可能會沒命，我實在無法承受。病房突然變得漆黑一片，天旋地轉。感謝老天爺，崔西和蘿拉現身幫忙。」

我興頭大起。我想要更深入了解，進而探索、估量、分析、描述病人的照片帶來的影響力。

「聽來像是要做研究了嘛。」我們的護理長席妮頗為期待地說。

「你們會不會看一看病人放在床邊的東西，還有家屬帶來的照片？你們會注意到照片嗎？」我問我的好姊妹們。

「我發誓，家屬搬進來的隨身用品愈多，預後愈差，」蘿拉斷言。「這才是你該做的研究吧，蒂妲——搞清楚家屬帶進來的物品數量多寡與病人的死亡率之間有何關連。」

她踢了踢放在護理站櫃臺底下一台故障的心跳監視器，那台機器要送修了。「這地方實在搞得我很難受。我真討厭這個該死的地獄。這裡根本是個『恐怖屋』嘛！」

「你的想法為什麼還是這麼負面呢？你的態度就像毒藥一樣。」忽然之間我火大了，起身對她開砲。「如果你這麼厭惡這份工作，為什麼還要做這一行？反正你的話我不信啦。像你這麼優秀的護士，不可能厭惡護理工作的。」

「那是你的說法，」她回嘴。她手裡忙著做一個布里斯托醫師的巫毒娃娃。布里斯托醫師經過護理站的時候，蘿拉問道：「大衛，你的背還好嗎？」然後用大頭針猛戳娃娃，發出得意洋洋的狂笑。「最近，你有沒有覺得背部莫名其妙地作痛呀？」

布里斯托醫師看著她，一臉困惑。

這陣子，蘿拉滑稽古怪的舉動愈來愈多。她一間間房間跑，把每個人的電腦螢幕保護程式設成電影《沈默的羔羊》裡的食人醫生，或是電影《鬼店》男主角的臉部特寫。她在席妮的公事包裡裝滿瀉藥丸子，兌現了她當初的威脅。她訂了個派對型超大披薩，加了十種佐料，然後請店家送到惠辛格醫師家裡。她在大家的背包裡塞了奇怪的東西，讓我們回家打開時嚇了一跳：導尿管，灌腸袋，或是肛管（全是沒用過的！）。她在住院醫師的值班室牆上，貼上從貓咪月曆上剪下來的圖片：繫著粉紅蝴蝶結的白色波斯貓，窩在籃子裡的毛茸茸花貓，玩著毛線球的虎斑幼貓。這些年來，蘿拉的想像力似乎把她從我們身邊拉走，愈來愈遠。

「你是碰上了第二童年期吧，」我說。

「我是在用理智的態度面對這個瘋狂的世界。」她咯咯笑道。

「每一件事你都有得辯。」

「我已經請調開刀房了。在那裡，我不必跟任何人說話。假如外科醫師找我麻煩，我只要吼回去就得了。」

她只是虛張聲勢罷了，但我真怕有一天她會說到做到，就此離開加護病房甚至護理這一行。那會是多大的損失啊。

「你不相信奇蹟嗎？」葛洛莉雅問道，她是有宗教信仰的護士之一。應家屬要求，她把一枚金色徽章別在病人的枕頭上，徽章表面鏤刻著一雙緊握祈禱的手。她曉得我沒有信仰、放棄信仰，是個異教徒，不過，要讓我變成上帝的信徒，機會還是有的；得救永遠不嫌遲。

「我當然相信啊，」我說。「呃，老實說，我也不確定。」

「病人的病情好轉了，不就是奇蹟嗎？」

「我不這麼想。病人的病情好轉，我認為這代表我們的努力有了成果，代表他們的身體內部有應變機制。我相信上帝，但我認為，上帝並不會透過施予奇蹟或遏止奇蹟發生的手段，去操縱這一切。」

葛洛莉雅試著微笑。「我很替沒有宗教信仰的病人感到悲哀。他們能得到什麼慰藉？他們死了要去哪兒呢？我想不出還有什麼比這種感覺更糟糕或更可怕的了。我替這種病人難過。還有護士也是。」她狡黠地加了一句。

「那些遭受到超過適當醫療的人為干預，被我們牽絆著在俗世承受折磨的病人，最令我難過，」我說：「我覺得我們是在虐待他們。」

我想結束這個話題。葛洛莉雅和我彼此抱持的觀點不同，不過我在她的眼裡發現一種神情：她憐憫我，我顯然是隻迷途的羔羊。

有些護士對我的研究計畫所產生的反應，倒是我始料未及的。

「你以為，病床邊擺了照片，我的護理品質就會有所不同嗎？」他們惱怒質問。

「不管有沒有照片，所有病人都會得到最好的照料！」另有護士堅決主張。

「照片？是擺在那兒沒錯，但我從來不瞧一眼。」少數人表示。

「看到照片會讓我受不了，令我心如刀割，特別是在我知道病人的外表可能再也無法和照片中一樣、或永遠回不到快樂人生的時候。」

「準備捐贈器官的人哪需要什麼照片！派不上用場嘛！」

「面對現實吧，蒂姐。照片治不好癌症的！你幹嘛在這種芝麻綠豆的問題上頭浪費時間？」

這是摩蒂的意見，她特別在我的調查紀錄上簽了名。

我先對提出質疑的人解釋我的用意。「我必須想辦法認識一下我照料的病人，我不能只是照料一具軀體或身體的某些部位。我們的病人常常無法開口自我表達，看起來也不像他們原來的模樣，所以我需要線索，看一看他們的世界。這讓我的工作更有意義。」

「對我而言，這讓我的工作更加困難，」崔西嘆道。「我一旦投入太多個人情感，我就知道完蛋了。你眼前見到的是他們躺在病床上的模樣，然後又與照片做比較，這實在太令人沮喪了，尤其是你明白他們也許無法回復到照片中健康的模樣時，更讓人難過。」

「有些病人也是會康復的。」法蘭西絲提醒她。

護理這一行裡，有不少神聖不可侵犯的事物。很多事情我們只是因循前人、沿襲舊規。如果護理算是一門科學，我們行事便需要判斷力與基本原理。病人需要天天洗澡嗎？發燒症狀應該加以減緩，或是自然退燒比較好？什麼才是遏制感染擴散的最佳方法？口溫比較精確，還是肛溫？什麼方法最能促進傷口癒合？我們是否適當減緩了病人的疼痛？我們是否盡力去了解重症病患的感受呢？什麼事情有助於或無助於病人捱過嚴苛的折磨？家屬要求帶小孩子來探病時，我們該對他們說些什麼？是否可能因此傷害了孩子？在我看來，要研究的題材、要提出的疑問、要開拓的新領域，實在太多太多。

我針對病人照片所作的訪察，引發不少回應。

「那些照片啊，我是避開不看的！要我去看他們以前的模樣，和現在的病容相比較，讓我心裡很不安。」

「家屬帶來的照片實在令人沮喪。我從來不看照片的。在你對病人沒有投入個人情感的情況下，還是可以提供品質很好的照護吧。」

「可是，」我向那些來和我討論這個主題的人辯解：「你們難道不覺得，照片能夠幫助你了解病人嗎？我的意思是，如果病人沒辦法自我表達，你又該如何了解他們呢？他們生病之前是什麼樣子，他們的興趣、嗜好、職業為何？深愛他們的是哪些人？他們愛的又是哪些人？」

「我管那麼多幹嘛？我不需要知道那些個人隱私，就可以把病人照顧好。病人來住院，又不是為了讓我們了解他們的。」有人這麼說道。

「可是，如果你不了解他們，不就變成只是在執行醫技性質的工作了嗎？你難道不覺得，你會需要與躺在那一堆導管、線路、電極底下的人，在某方面有所連結嗎？」

我本想把我的感受告訴他們，然而我慢慢開始明白他們的看法。這些意見出自於我很尊敬的護士們，我會選擇他們來照顧我自己或我的至親摯愛。這會不會只是我個人性格上的特色，代表我渴求人與人之間的交流？也許，從「人」的角度去了解病人，並不是護理這一行的必要條件。我看得出這會造成妨礙，對許多護士而言，會增加工作的難度。誰又能責怪把這類情緒成本降到最低的護士呢？

然而，我每每注意到，當醫護人員真情流露的時候，家屬有多麼感動。護士哭泣時，醫師對壞消息難以啓齒時，我們悲傷的表情觸及他們愁容、與他們的心情有所交集時，雖然為時短暫，但我相信家屬能感受到更多關懷，得到他人的聆聽與安慰；不管病人的病情結果如何。但我很清楚這些情緒會要我們付出多少代價。

「我跟你一樣，蒂蒂。」妮可承認，法蘭西絲也點頭表示認同。「我喜歡照片，老是想找來看。沒錯，照片的確會讓我難過，但我還是很愛看。記得那張祖孫合照嗎，老爺爺讓一隻鳥站在手指上給小男孩看。還有那對老夫妻，老太太用照片把兩人的生活拼貼成畫：在美國亞利桑納州健行，在牙買加蒙特哥灣浮潛。我很喜歡那張他倆你儂我儂的照片：他的臂膀環過她的身子，輕撫她的臉。她的一隻胳臂垂過他的膝蓋，另一隻橫過他的肩膀後方。你得仔細瞧，才看得出哪個身體是屬於哪個人的。後來老先生往生了，你知道……」

「一個優秀的研究員，必須察覺任何個人的偏見。」統計學家告訴我。我約了她一起看原始資料，分析調查結果。「你好像對你得到的結果相當驚訝。這和你的假設不一致嗎？」

我點點頭。我本來打算藉著研究證明**我的**信念，為此我感到有點內疚。

我無法解釋何以大多數的護士看了這類照片，卻又必須別過頭去不看照片。高達百分之八十二的護士表示，照片能幫助他們更了解病人；同時卻有百分之八十六的護士認為照片令他們心煩意亂。這兩個數字代表的意義該如何調和？

我在一場全國性的重症照護會議中報告我的調查結果，有另一個機會因此找上門來。我獲邀參加一項大型的護理研究計畫，這個計畫是要判定護理對病情結果的影響。研究目的在於產生具體證據，證明護理對於病人的價值。這項研究將提供所需的論證，證明專業護理能夠縮短住院天數、減少併發症、改善病人滿意度，藉此向政府施壓以增加護士的人數。雖然我明白這是很重要的工作，能獲選加入研究是一項榮譽，但我心裡還是有一點抗拒加入這項計畫。老實說，我不願意移到離臨床太遠的領域。我想在病人、家屬身邊工作，當然也想與其他護士並肩作戰。我發現，我愈投入護理工作，我就愈喜歡它，而且該學的東西也愈多——因為，究其核心，護理工作是一團神祕難解的謎。

某天早上，我還在仔細考慮這個護理工作生涯的新契機時，我和一個病人的妻子聊了一會兒，給了我足夠的證據——如果我還需要任何證據的話——證明護士這一行的價值所在。

海倫・費雪來拜訪我們。在我們把病人轉出加護病房後，家屬還會回來拜訪，是很少見的；而且海倫的丈夫已經病逝。當初他接受肝臟移植之後，曾在我們的ICU待了一陣子，後來發生腹部阻塞，必須開刀，在此之後又併發多次感染。他的病況在ICU裡好轉，後來還轉到普通病房，但是幾個星期後就往生了。

「每天我一走進病房，就發現他的狀況糟透了。」費雪太太哭著說：「有一天我進了病房，看到他的結腸造口袋漲得滿滿的，整個破開來。他就這樣躺在自己的糞便堆裡。眼看著糞便就要流進他的傷口！我呼叫護理站求助，卻等了一個小時才有護士來，對方還說她不是負責照料他的護士，所以不肯幫他清理！」

一個病人被忽略到這種地步，真是太可怕了。不過，在我同情費雪太太之際，我也能想見當時值班護士的處境，我在情感上也和她們站在同一陣線。我明白普通病房的情況如何，護士的工作量又有多少。一般是由二到三名護士負責照顧多達四十名患者，每個患者的病情都像約翰·費雪一樣嚴重，也都需要人照料。護士四處忙碌，疲於奔命，試圖滿足所有患者的需求：一一發藥、更換敷料或換藥、測量生命徵象，他們所做的每一樣事情都要記在病歷上——所有努力的成果，有點像是在工廠裡論件計酬的耐力賽。他們工作過量，精疲力竭。不論他們有多麼努力，永遠也無法勝任愉快。他們好比是交響詩〈魔法師的學徒〉：每個人都拼命把水桶裝滿，試圖掏乾源源不絕的湧泉。

費雪先生需要的是良好的護理照顧；如果當初護理人力配置妥當，他便能得到適當的護理，事態將完全改觀，不論他最後能否保住性命。

私底下，費雪太太向我透露了更多細節。她對我訴說的是一段很私密且珍貴的時刻；她選擇與我分享，這是一份我會永遠珍惜的禮物。

「於是我自己替他清理身子。接著我想扶他起來，在普通病房區走動走動。可是他急著把病床周圍的簾子拉上，把我拉進簾子裡。『海倫，快過來，我想摸一摸你的乳房。』他病得那麼重，身子那麼虛，肚子上還掛個裝大便的袋子，結果他腦子裡竟然想著要和我親熱。噢，我好愛這個男人！」

她哭倒在我懷裡，其他認識她的護士也靠過來安慰。有什麼研究捕捉得了這樣的感受？

我回絕參與那項大型研究計畫的機會，或許是不智之舉，但要我離開臨床照護的工作，我是怎樣也不願意的。而且，護士能幫助人們活得更好，這麼顯而易見的事實，卻仍須由我們去證明，使我躊躇不前。我們何時才能夠繼續專心做好我們的工作？我們為什麼還是得去證明我們的價值？

早在克里米亞戰爭期間，南丁格爾就做過類似的研究了。她記錄護士所做的事情、士兵發生感染症狀的機率和傷口痊癒的數目。當時她便以數量統計的方式，證明了專業護理的成效；如今兩百多年過去了，我們還在證明同樣的事情。

「人們只有在需要護士的時候，才會知道護士都在做些什麼。」在我向好同事們提起研究計畫的事兒時，蘿拉說道。

「他們以為，參與研究才是步步高陞的唯一管道，」摩蒂說：「為什麼離開臨床照護工作總是被人當作升官呢？因為大家覺得輪班工作層次比較低。這些辦公室裡的大頭，曉不曉得『下班後』的醫院裡是什麼樣子？他們到底有沒有注意到，他們在一日將盡之際走出醫院大門的時候，許許多多護士正魚貫走進來？他們是否了解，我們在夜晚、週末和假日這種奇怪的時間工作，沒有支援人手，中間休息的時候沒地方打盹兒或念書，沒辦法吃頓營養的餐點，沒有在職訓練，也看不見行政主管、老師或護理部門主管，這種感覺有多受忽視？」

「喂，摩蒂，勞駕你走下你的講臺或肥皂箱或遊行花車或管他什麼玩意兒的東西，回來幹活兒了好嗎？」蘿拉斥道。

這些年來，所有曾經調侃我的大學文憑、甚至當初嘲弄大學文憑有何用處的護士，一個接一個到大學裡進修護理課程。他們陸續完成學士學業——有些甚至進了研究所繼續在護理學領域深造——同時也忙著懷孕生子、撫養兒女、找托兒所、操持家務，並持續在夜晚與週末回到護士崗位。他們這麼做是壓力使然，為了維持自己的職場競爭力。然而，一旦重拾書本，我看得出他們有多麼熱愛學習，而高等教育使他們變成更優秀的護士。

「你並不想步上蘿拉或法蘭西絲的後塵吧，不是嗎？」某個護理講師聽說我回絕了寶貴的研究計畫職缺後，這麼問我。「那種護士是哪兒也去不了的。他們一直待在病床邊，永遠困在那裡。沒有護理學位，他們的選擇實在少得可憐。你有學位，如果你繼續往上念碩士，就可以去教書或者做研究了。」

步上蘿拉或法蘭西絲的後塵？我沒聽錯吧？

她是否知道，我願意付出多少代價，只求自己成為像他們那樣優秀的護士？只為擁有萬分之一他們的敏銳直覺、技巧、智慧與憐憫之心？她是否明白，那些護士是如何遵照書本內容行事，奉行所有規則，卻又明白何時該丟掉書本和規則，以求節省時間——同時挽救病人的性命？沒錯，他們是可以學習新的理論、提升專業知識，也可以轉任教師或行政主管——可是這樣一來，對病人而言是多大的損失！我當場楞住，目瞪口呆、沮喪氣餒，因為這個講師本人根本不了解這一點。有些領導我們的人，與病人之間的距離是多麼遙遠啊。

我在病人床邊偶然發現的那些小紀念品和私人照片，仍持續引發我的好奇心。有時候我認為，那些小東西是病人僅能擔待得起的禮物。就算是愛好音樂的病人，碰上了疼痛折磨的時候，美妙的奏鳴曲一樣無福消受。他們被疼痛與不適征服，必須用全副心神應戰。重病者無福消受詩歌、音樂、電視或廣播。只有在病情好轉的時候，病人才會以幾乎察覺不出的緩慢速度，漸漸接受這些事物。對病重的人而言，美，實在難以承受。ICU大門口甚至有一張標語，明令禁止這類物品。

「謝絕鮮花。」

「為什麼？」有一次我問蘿拉。「生氣勃勃的鮮花當然可以——」

「花卉是一種感染源，而且很多人對花過敏。老一輩的婆婆媽媽都說，鮮花會吸取過多的氧氣，特別是在夜裡。那些食腐的鬱金香！還有討厭的水田芥，給我趴下！你們這些貪婪的玫瑰！」她對著護理站辦公桌上一株無辜的盆栽大吼，把坐在電話旁的病房助理給逗樂了。

「我不曉得鮮花這麼危險，這麼凶猛。」

法蘭西絲點點頭。「你忘啦，普通病房的護理長，晚上會巡房一趟，把每間房裡的鮮花都拿出來，擺在門口外頭的花瓶裡。」

「聽起來好恐怖。」我說。

「沒錯，然後到了隔天早上，護士再把花擺回病人房裡去。」

摩蒂唱起一首老歌：**過了這麼久，花落誰家去？**

「可是，難道我們不能做些什麼，讓加護病房感覺起來更舒適嗎？」崔西問：「假使我們在牆上掛些美麗的圖畫、壁飾、布品呢？假使我們在這裡搭個小瀑布，引一些日光進來，或者弄一座室內花園怎麼樣？不是所有事物都要絕對實用，不是嗎？或許，置身在富有藝術氣息的場所，病人會覺得舒服點。」

「對啊，為什麼不請人來看看這兒的風水呢？」妮可說。

「南丁格爾也以這個主題寫過文章，」我回應道：「她說，護士最主要的任務，就是讓病人在最自然的情況下恢復健康。她提到營養、新鮮空氣、睡眠、光線、清潔、隱私、宜人的氣氛；以及平和、舒適、愉快的環境。」

「話是沒錯，不過這些東西全都給關在窗外了，」蘿拉說：「況且，加護病房裡不容許有窗戶。我們彷彿被密封在陵墓裡，沒有新鮮空氣。為什麼到了一日將盡之際，我們的衣服鞋子感覺總是緊緊貼在身上呢？為什麼我們來上班的時候，全都鼻塞、打噴嚏呢？因為這裡的空氣不流通。我們為什麼會有這麼多病假？為什麼我們會覺得頭痛，特別是在那幾間病房裡的時候？」她指了指幾間通風設備特別差的病房，都是傳說中最容易犯偏頭痛的場所。「這是個讓人病懨懨的地方。瞧瞧我們現在接到什麼燙手山芋了。」

她指著我們這兒的隔離室，裡面躺著最近收治的一個病人，得了某種神祕的肺炎。SARS（嚴重急性呼吸道症候群）來了，我們所有行事方法也幾乎全盤改觀。人人都以「新正常狀態」稱呼這種轉變，可是，這種狀態怎麼能恢復正常呢？不便與不適的情形不勝枚舉，然而更棘手的是，每當我們走進病人的房裡，總是為自身的性命安危擔憂不已。

在我們的醫院裡，收治了很多SARS患者與疑似罹患SARS的病人。少數人的病情惡化，必須送進我們的內外科加護病房。我們走進他們的病房會感到害怕，心知每進去一回，就等於把自己、同事、家人的生命置於險境。我們分工合作，輪流負責照顧這類患者。我們彼此加油打氣，不吝分攤彼此的工作量，好讓疲倦的人能打個盹兒休息一下。每當我們要進病房時，會幫忙彼此穿上笨重的防護衣。首先，我們繫上長袍，在腰間綁上沈重的負壓過濾器。接著，我們戴上二至三層的手套——在腕部緊緊固定——還有頭套與鞋套，然後是罩住雙眼的護目鏡和夾傷鼻子的口罩。這些都穿戴完畢之後，再套上一件裹住全身的太空衣，太空衣裡灌滿了腰間負壓器吐出的氣體。我們看起來就像圓滾滾的太空人。穿成這樣令我們悶熱難受、行動困難，而我們仍獨自沉默地在病房裡照顧病人。病人只看得到我們的眼睛，我們的眼神則隔著面罩回應他們。不知道為什麼，當我們的視線遇上病人的眼神，一看到他們有多麼恐懼，我們就又產生勇氣，對他們投注我們本該付出的關懷與安慰。從許多角度看來，那是我們發光發熱的時刻。我們彼此慶賀，盡最大的可能維持我們的鬥志。

然而，那段時間也是擔驚受怕、雜亂失序的日子，許多護士心懷怒氣。專家們幾乎每天都會對這種新的疾病有新的認識，相關資訊也隨之改變，然後就有一套新的規矩出爐，要我們使用適當裝備保護自己。每個病人、醫護人員、訪客都得經過冗長難耐的篩檢程序，卻不能免除。我們對所有病人採取嚴苛的預防措施，使我們行事的速度變慢了。有太多令人憂心的問題沒有得到答案。傳染病專家和公共衛生官員盡了最大的努力向我們提供消息，然而，每天都有新的、矛盾的資訊出現，有時甚至是每小時更新一次。

值此非常時期，我們的工作令人難以招架，我們自己也很害怕。我跟一個鄰居提起我上班的地點，他馬上跳開幾呎遠，才繼續和我聊。那段期間我碰到的一些人對我的工作多所讚揚，卻拒絕與我握手或靠近我。即使我們這一票之中只有少數幾個確實暴露在感染環境下且必須接受隔離，大家都曉得有很多護士和專家受到隔離處置，其中為數不多的人的確感染了SARS。

不少護士和其他醫護人員，對於被迫置身其中的高危險工作環境倍感怨怒。不過，在那段SARS危險期，我仍相信我們接收到的是在那種情況之下所能取得的最新資訊。醫療體系承受了突如其來的過度壓力，的確造成一些問題、產生缺乏效率的狀況，但在我有限的經驗裡，我認為沒有任何一個人該為此受到責備。

其他人則有不同的感受。有個正準備進入SARS患者病房的護士，在其他護士協助下依序套上那些穿戴費時的防護行頭時憤憤抱怨著，坐在護理站的我，老遠就聽得到她的聲音。

「我一整天都沒看到半個醫師。」她說。「我聽見住院醫師之間彼此說道：『儘量減少進去的時間。讓護士進去就行了。』他們所做的治療，僅僅以我對病人的病情評估和觀察為基礎。」她從病房裡出來以後，一卸下身上所有防護裝備，又繼續慷慨陳詞。我看到她滿臉通紅，胳臂上滴著汗，護士服背部汗濕了一大片。「他們應該付給我們危險津貼，」她在水槽邊刷洗手臂時不滿地說道。

「現在不是要求加薪的時候！社會大眾的健康與安全正面臨危急關頭。咱們當初踏入這一行的時候，就已經明白這一行有什麼風險了。」蘿拉說。

「我們難道沒有拒絕危險工作的權利嗎？」那名護士回嘴。

「拜託，」蘿拉說：「處理傳染病，對我們來說不是什麼新鮮事了吧。我們全給針頭扎過，被各式各樣的液體噴到眼睛，大家都照顧過愛滋病和肝炎患者。你難道忘了，崔西被那個結核病人嚇得半死，還得在懷孕期間接受藥物治療？」

「有一次我們要使用一種實驗性質的藥物，護士還得簽切結書，保證自己沒有懷孕、沒有過敏、沒有戴隱形眼鏡、沒有服用類固醇，才可以走進去，那才叫可怕吧！」妮可說。

「去年那波流行性感冒期間，我們回醫院工作之前，全得先打預防針不是嗎？這是個危險地帶，後果自行負責。」崔西說。

「沒錯，但這回情況不同。SARS會要人命的！」率先發難的護士提醒我們，大家沈默了半晌。「難道你們不認為，我們承受這種新的威脅，應該獲得賠償嗎？」她繼續說道：「管理階層的大頭都領到高檔旅館的住宿禮券，還有額外津貼。我們得到什麼？一張電影折價券和一件T恤！噢，還有管理部門送來一張『您出生入死，我們至為感激』的感謝狀。」

「開心點兒吧，至少我們避掉了真正的威脅，那就是鮮花和細菌。」我說。這麼多年以來，我的笑話終於惹得他們笑出聲了。

「結論就是，」我站在講臺上環顧全場。「我們必須想出辦法，支持從事危害情緒健康工作的護士。很多護士認為病人罹病前的照片帶來沮喪的感覺。這項發現證明了護理工作讓我們在情緒上付出很大的代價。我們對隱隱浮現的護士荒、工作負荷的問題、情緒崩潰、工作環境中的危險，還有我們的制度之中存在的倫理困境，都知之甚多。然而，這項研究證明了有另一種同樣具傳染性的壓力，對我們的健康造成威脅，而且難以治療。我們必須體認到，護士會因為工作中傷痛的一面而使情緒受到影響。不斷近距離接觸苦難，使我們的情緒健康狀況逐漸腐蝕。護士其實是在吃苦受折磨。我們必須想辦法幫助護士妥善處理護理工作上碰到的這類危險。」

聽眾很客氣地鼓掌。我所說的並不是什麼新發現。大家都明白，護士的工作很辛苦，壓力很大。此外，護士一直在承擔這個世界的悲傷與折磨。我們之中大多數人都以身為護士為傲，卻不太願意公開談論工作中的高度挑戰；因為，既然從事的是幫助他人的行業，就不可以抱怨。

聽眾的注意力轉向下一個演講人，講題是大家比較熟悉、聽起來也比較自在的題目：**猛暴性肝衰竭患者之護理指導方針**。

17 病床上的戰俘

崔西踏著輕快的步履朝我走來。此時我正要開始日班的工作，她的夜班時數即將告終。我們不太常一塊兒當班了，因為她得改變班表，才有辦法騰出時間去上一大早的大學課程。

「你現在怎麼可能有辦法聽課？」我在她臉上搜尋疲倦的神色。「你一定累壞了吧。」

「不，一點也不累。」她的眼神充滿生氣，不過她似乎有心事。「我正在修的這門課，讓我想到很多事。你記得病故的柯爾先生嗎？我想跟你談一談，當初是否能有更好的作法。」

我們對於自己照顧過的病人，大小事兒都記得，特別是他們死亡的經過。就算病人往生的時候我們剛好沒班，也會找到當時在場的護士，把前後細節問個清楚，這樣我們心裡才會覺得踏實一些。

「他死亡的過程實在很不堪。他兒子對我們非常不滿。你記得嗎，我們把導管留在病人身上，是因為我們覺得家屬若聽到他臨終的喘息聲會很難過？結果卻多拖延了一會。我們還給他注射嗎啡，好讓他的病容不會太難看，讓家屬心裡好過一點。痲醉劑根本是為了家屬才用的！家屬不忍看到他在掙扎受苦的樣子。我們照顧的對象到底是誰？」

「我懂。」這事兒我記得，而且不止於此。柯爾先生就要嚥下最後一口氣之際，我們得增加注射嗎啡的次數，但即使注射了嗎啡，他仍睜眼環顧四周。或許這讓做兒子的以為爸爸還想說些什麼，只是無法開口。柯爾太太哭個不停，他們的幾個女兒靠在母親身邊，兒子則是氣得要命。「你們答應過不會讓他受苦的。」他大吼。

「有時候，我們像是在精心安排整個過程，讓家屬好過一些。感覺上很不誠實。我們並不想加速或拉長死亡的過程，但你記得家屬一直在問到底還要多久吧？他們要求這個過程趕快結束，以為我們可以安排這種事。」崔西說道，她的樣子突然變得好疲倦。「我們當然辦得到。我把監視器關掉的時候，把他們嚇到了，只是，當時已經用不著監視器了啊。」

這種反應，我們目睹了一回又一回。家屬一心指望監視器。他們守在螢幕旁，有時一守就是好幾個星期。接著時候到了，我們按下「關」的按鈕之際，彷彿那才是生命告終的時刻。

「我明白。他們看著我的神情，就像我的孩子眼睜睜看著我關掉電視、趕他們去睡覺的模樣。彷彿他們無法相信我竟然對他們做出這種事似的！」

我們不自在地笑了笑。

「我一直想著柯爾先生的死，我們沒有處理得很好。」崔西說。

我同意。「病人在加護病房裡往生的方式，是護士的任務所在。病患家屬會議的時候會做出決定，有時也許不會，不過到頭來，臨終的病人還是會交到護士手上。」

我又思考了一會兒。「崔西，你會希望怎麼處理柯爾先生臨終的過程呢？」

「我不知道。不過，他的兒子很氣我們，」崔西說。「這件事一直在我腦子裡打轉。」

「但他的兒子會那麼火大，真正原因在於他父親快要死了。」

「這我曉得。」瞬間崔西整個人像洩了氣的皮球。她徹夜工作的疲勞，彷彿此刻一下子全湧了上來。我看著她停止思索、失落消沈的模樣。不過，隨著「再生力」的來臨，她恢復精神，繼續我們先前的個案討論。

「柯爾先生嚥氣之後，我們一如往常，把他的身子清理乾淨，移除點滴、導管、儀器，把病房也整理好之後，再請家屬回到病房來。我們想讓家屬看到他平常的模樣。說明白點，要讓他的遺容看起來像是自然死亡。有時候，我們處理死亡的方式，感覺很不踏實。」

「我懂。」我嘆道。

「你也曉得，我們有時會在病人往生後開開玩笑吧？」崔西又說：「我很討厭自己那樣子不正經，但就是改不過來。有一回我跟另一個護士一起做遺體護理，為往生者穿上壽衣，我彎身橫過遺體扭開收音機，找我愛聽的歌曲。我想，我必須切斷我與遺體護理動作間的連結，才有辦法做下去。」

「我知道你的意思，」我說：「前幾天，我正在為往生者作遺體護理，摩蒂則在那兒大肆批評壽衣是對我們有害的物品。『他們幹嘛用有毒的塑膠製作壽衣啊？』你也曉得，每次壽衣一打開，總是發出化學藥品的氣味，所以我們全得摒住呼吸。『這種味道會害我們生病的，他們為什麼不用生物可分解的塑料呢？所謂塵歸塵、土歸土嘛。環保壽衣，多好！銷路一定很棒的！』於是，她用電影《獅子與我》主題曲〈生而自由〉（Born Free）的調子，唱起『死而環保』（Die Green）來了！」

唔，一點兒也不好笑的事情，我們卻笑個不停。不過，為了享受短暫的一點陶醉，忍受宿醉嘔吐之苦也是值得的。

我們自稱什麼場面都見過，什麼事情都做過。自認嚇不著、撼不倒，吹噓自己多麼臨危不亂。我們是經驗豐富的老手，有自信能處理任何事情。畢竟我們經歷過最惡劣的場面。我們見識過每一種人體可能發生的猛烈慘狀。然而此話差矣。有一天來了一個病人，令一切為之改觀。

我從開刀房把貝里希墨先生接進加護病房。他患了前列腺癌，癌細胞擴散到膀胱。不過，癌症還是小事。他住普通病房時心跳停止，經過長時間的心臟急救之後引發肺栓塞。最棘手的是，由於缺氧時間過久，電腦斷層掃瞄發現他的腦部受損。不過，這對我們來說不是什麼新鮮事兒。像他這樣的病人我們見多了；比他嚴重的病人也不是沒有。

「目前，我們正設法讓令尊的病況穩定下來，」我對他的兩個成年女兒說道——一個叫瑪麗亞、一個叫泰瑞莎——兩人頭一回被我帶進加護病房。「不過他的病況還是很嚴重。」

「他們在樓上的普通病房替我父親急救了好幾個鐘頭。」姊姊瑪麗亞說：「可是，如果他們早點去救他，或許情況會不一樣吧？」

「我不知道，」我說：「只是，要給一個七十六歲老人做心臟急救，不是那麼容易。」且慢，我想提醒這對姊妹。**暫停一下。可別任由我們放手去做。如果你們不攔著我們，事情會一發不可收拾，比一開始什麼都不做的情況要來得難以剎車。**

起初幾天，貝里希墨先生的病情並未加劇，也沒有復發，但惠辛格醫師與其他外科醫師的神情異常嚴峻。他們沒有端出平常那副樂觀的表情面對家屬。我對兩姊妹說話時，儘可能保持積極正向的態度。畢竟，此刻要預判如此嚴重的病情會不會好轉稍嫌太早，儘管直覺告訴我，結果並不樂觀。

「我們已經盡了全力在照顧他，」我向他的兩個女兒保證，她倆正忙著在等候室裡安頓臥榻，決意要在父親住加護病房期間留守。

大概是怕我想到別的地方去了吧，瑪麗亞開口說道：「老爸是真正的鬥士。」

「很好，」我說：「他會有很長一段恢復期要熬。」

「他很喜歡跳舞。」她說。我很高興她願意讓我多認識他一些。

「如果你想要的話，可以把令尊的照片帶來。我們會貼在牆上給大家看。」

「他倒從來沒和媽媽跳過舞，真是可惜啊。」我聽到泰瑞莎咕噥道。

「媽去年過世了。」瑪麗亞解釋道，瞪了妹妹一眼，要她閉嘴。「爸跟我一塊兒住。」

「他生病前健康狀況如何？」

「每逢周末一定要打義大利式滾球！每晚睡覺前都喝一杯超濃的義式濃縮咖啡。」

「外加一兩杯義大利格拉巴酒。」泰瑞莎小小聲說道。

「爸有絕佳的幽默感。」瑪麗亞說著，以孝敬的眼神看著父親。「對吧，老爸？護士小姐，我告訴你一件事，你就知道他這個人有多風趣了。」

「沒喝醉的時候是很風趣。」泰瑞莎不快地插嘴。

「要是有人問老爸，他有沒有子女，他通常會說，沒有，不過我老婆有兩個孩子。」

瑪麗亞笑著搖搖頭，對父親非凡的機智風趣驚嘆不已。

過了一個星期，貝里希墨先生發生腸阻塞的症狀，必須動緊急手術。就連惠辛格醫師也是一臉憂心；他敢接別人不敢碰的棘手病例可是出了名的。當我走進病房，看看這天負責照顧他的摩蒂時，眼見丹尼爾的雙手深埋在病人流著血的一團腸子之中。稍早他把病人推進開刀房，開完刀回來後病人仍流血不止。我們給他輸了一袋又一袋的血（輸了十六袋之後，我們就沒數下去了），血才剛輸入靜脈，便從他的傷口滲出來。血流到床墊上，從兩側滴落地面。於是我去拿拖把。

「我要找紅十字會的人來，讓他們瞧瞧這一滴滴珍貴的鮮血用到哪兒去了！」摩蒂如是宣布，然後低頭看著濺滿血跡的運動鞋。「真是浪費！」

泰瑞莎惴惴不安，不時進進出出，瑪麗亞則堅定沈著，幾乎一整天都坐在病房裡，兩眼緊盯心跳監視器。我想起崔西的話，看著瑪麗亞注視監視器的模樣，就像在看電視，雙眼牢牢盯著她最愛看的節目。

「我在注意老爸的心臟，」她發現我在看她緊盯著螢幕的模樣時，如此解釋。

我彎身靠近貝里希墨先生，用聽診器聆聽他的肺音與心音，瑪麗亞注視我的樣子，彷彿如果我願意，我很可能就會引發她們祈求的奇蹟。她熱烈的眼神中所包含的期待實在令人難以承受；因為我早已明白，以她父親的狀況而言，我並不認同自己的所作所為。更遺憾的是，我早已做出結論，認為我們所做的事並不妥當，因為這樣的折磨沒有任何好處。

「這點我們已經討論過了，也決定我們要盡一切努力救他。」當天下午，泰瑞莎回到姊姊身邊時這麼說道。

「令尊會要求這麼做嗎？」我問。

我決定不等病患家屬會議召開、商量大小事項、忍受會議過程了。我主動把我知道的告訴他們。「看來令尊的狀況不怎麼好。電腦斷層掃瞄結果顯示腦部大面積受損。他仍處於病危階段。二位是否想過他也許不會康復呢？」

「想過。那位人很和善、長得很漂亮的華裔女醫師說，父親可能會認不得我們。這沒有關係的。」瑪麗亞代表姊妹倆發言：「如果他變成那樣子，我們是可以接受的。」

「即使他還沒生病之前，有時也以為現在是一九五〇年代，以為自己人在義大利。」泰瑞莎咯咯笑道。

唉，好歹大戰已經結束了。

「女醫師說，老爸有可能會知道什麼是高爾夫球俱樂部、什麼是高爾夫球，卻無法把兩者連在一起。這樣也不算太糟，對吧？」瑪麗亞忖道。

兩個半星期後，貝里希墨先生還撐著，兩個女兒寧願把父親的「一息尚存」解釋成他與生俱來拼鬥精神的明證。然而，她們的父親此刻有嚴重的血液感染，也有肺炎。我們給他用了三種不同的強心劑，全以最高劑量維持他的血壓；但收縮壓仍然只有八十五左右。

「他的X光片看來像颳暴風雪似的。」我走進病房時妮可對我說道。我來接替妮可一會兒，好讓她去休息片刻。「一片白茫茫。你自個兒瞧瞧。醫師向這對姊妹報告過腦部斷層掃描結果，可是她們倆根本沒搞懂到底是怎麼回事兒。」妮可說道。「她們說，最糟的情況不過是父親以後看到咖啡杯，會把手伸進杯子裡，而不是握住杯柄。天可憐見，他可是整個腦都缺氧了啊。就算其他部位的疾病好轉，他也快成植物人了。為什麼沒人用她們聽得懂的話，把老父親的病況說個清楚呢？」

「去吃午飯吧。」我慫恿她。

由於貝里希墨先生無法活動身體，於是我們每隔幾小時就替他變換姿勢，讓他舒服點。我請病房助理露拉來幫我的忙。一開始她漫不經心，但忽然之間，我發現她眼中滿是淚水，她低頭看著病人浮腫的臉，雙頰像氣球般鼓起，緊緊扯著呼吸管。他的手指與腳趾發黑，潰爛的瘡口濕答答的。

「露拉，你父親呢？他人在哪兒？」我問。

「在波士尼亞。」她輕聲道。

「塞拉耶佛嗎？」其實我只聽過這個城市。

「不，在巴尼亞盧卡（Banja Luka）。」她說。「這個病人和我父親同年齡。我不會想看到我父親變成這副樣子的。他的女兒為什麼要如此對待他？難道她們不明白這有多殘忍？」

「我也不曉得。」

全體護士都知道有貝里希墨先生這號病人。我們每天到班查看班表時，視線一瞄到他的病房，眼神都顯得困惑且懷疑。我們都想知道他是否還健在。

又過了一星期，貝里希墨先生依然躺在那兒，歷經另一次心跳停止與好幾次複雜的病情復發：感染、腸阻塞和更多的器官衰竭。

夜裡，摩蒂打電話進來，要求隔天上班時擔任他的護士。

「我已經決定要怎麼做了。」摩蒂到班時告訴我們。她穿著印有「別發牢騷」字樣的運動衫，戴著原住民人形石像的耳墜子。她的眼神露出斬釘截鐵、窮兇惡極的氣息，我從沒見過她這副模樣。我決定盯牢她一點兒。

巡房的時候，惠辛格醫師提出一個持續治療的理由，聽起來相當簿弱。

「我想說的是，」他把眼鏡往上推，揉揉眼睛。「我正試圖決定治療的程度，我所謂的程度，希望能與貝里希墨先生的兩個女兒取得共識，但這也可能無法敲定結果，因為還是要請狄傑尼醫師給點兒意見。」他帶著敬意看著來訪的同僚。「他是應我的要求來此提供第二意見的——儘管我們醫院的停車收費過高……」

「他語無倫次了。」我真替他覺得尷尬。

「瞧他緊張兮兮的！」妮可錯愕地嚷嚷。

「他是個懦夫。」蘿拉語帶憎惡。

可是我們都很喜歡惠辛格醫師。我們知道他親切仁慈又有愛心，也是醫術高超又有膽識的醫師。

「他是個白癡。」摩蒂脫口而出。

惠辛格醫師聽見摩蒂的話，臉垮了下來。

「去跟他道歉，現在就去。」我告訴她。「你這話傷了他。」

「門兒都沒有。」她把雙臂交疊在胸前。

「嘉絲汀，我發覺你並不同意持續治療的計畫。」惠辛格醫師說。

「你不是也不同意嗎？你就老實說吧，丹尼爾！對於我們正在進行的這一切，你提不出合理的解釋。你連半個像樣的理由也想不出來。」

「對。我得承認……」他垂頭喪氣。「家屬的要求，我們必須照辦。對了，她們說不定有宗教信仰方面的動機？」他思索道。「她們是天主教徒嗎？」

「假如這些人有任何形式的宗教信仰，」摩蒂瞪了他一眼，「她們的父親此刻等於在煉獄受苦。」

稍晚，我們聚集在護理站，摩蒂對著我們大聲讀出惠辛格醫師在貝里希墨先生的病歷上寫下的潦草註記。

「眼前狀況的嚴重性，已經向家屬解釋過了，進階治療的可能限制，也已一併說明。我的看法是，我不能保證他能否存活，而且最有可能的結果就是無法存活。」

「**無法存活**！這難道不是拐彎抹角的最高境界嗎？」摩蒂說。「根本狗屁不通！病人實際上已經算是死亡了，他竟在病歷上寫這些廢話？」

沒人上她的勾。上述評論我們全都聽過了，聽過太多遍，而且我們需要暫時拋開這個話題、暫時不去想這件事——還有最重要的，不再一天到晚討論這種事。同樣的對話講過幾百次了，終於令我們精疲力竭。

貝家姊妹在接近中午時分走進病房時，摩蒂已經做好迎戰的準備。

「瑪麗亞、泰瑞莎，今天呢，我是有問必答。你們想知道什麼，我都會告訴你們。要不要看一下我們是怎麼照顧令尊的呢？很好，請看。」她把病床周圍的簾子拉上，然後掀開覆蓋在老人身上的被子。摩蒂掀起病人服，讓她們看看父親浮腫的身軀、布滿斑點的四肢，還有變黑的手指和腳趾，有如洋李子一般又皺又黑。

「組織已經壞死。」摩蒂說。

噁心的氣味，從病人毫無遮掩、漸漸腐壞的身軀散發出來，很快瀰漫在整間病房裡。

「手指和腳趾都會脫落的，隨時都會，」摩蒂語氣平板。「這些也是，」她給她們看他的睪丸，腫得像兩顆哈密瓜那麼大。她指給她們看，睪丸不斷滲出清澈的黃色液體，把底下墊著的毛巾都浸溼了。摩蒂讓她們好好地看了會兒這番景象。

我一直在注意兩個女兒臉上驚恐的表情，暗自留意附近的椅子擺在哪兒，以防萬一她們昏倒了，我得接著。

「我現在要把他肺裡的分泌物吸出來。」摩蒂仍一派平靜地說道。

摩蒂把塑膠導管伸入病人的肺，吸出成串成團的綠色痰液時，兩姊妹注視著父親的身體扭曲、又咳又嗆的模樣。摩蒂也抽吸了他發黑的口腔，裡面滿是潰瘍與血塊。

正當摩蒂準備以浸了過氧化氫的紗布替他清理氣管造口時，瞄到了什麼。她低頭彎身一瞧，嚇得她踉蹌後退。她用鑷子夾起兩條又長又白、不停蠕動的東西。

「蛆！」她幾乎作嘔，把那兩條白蟲扔在地上。

我也快吐了，趕快找垃圾筒，以備不時之需。

「死掉的組織才會長蛆！」她幾乎是對著貝家兩個女兒吼道，兩姊妹哭著奪門而出。

「這是屍體。我這輩子從來沒有這麼噁心的感覺。」摩蒂剝掉手套丟進垃圾筒。我們一起走向水槽洗手。

我們出了病房，儘可能在許可的範圍內與這番不堪的局面保持距離。

「屍體並不會令我作嘔，照護屍體卻令我想吐，」摩蒂說。我從沒聽過她如此輕聲細語。

「假使他真的是一具屍體，我的感覺不會這麼糟。但他是活生生的人，卻被我們整得毫無尊嚴。」我說：「誰曉得他有什麼感覺？」

「戰俘的待遇都比這個好。」摩蒂說。

「我們這是在折磨他，不管他有沒有感覺都一樣。」

「你的意思是，我們對貝里希墨先生的治療，根本就是**作白功**？」大衛・布里斯托醫師在巡房的時候聽到我發牢騷，於是問道。

「請別曲解我的話，」我糾正道：「我可沒那麼說。」

「你——還有很多護士——一直都意有所指。」

「好吧，那我就不客氣了。我們所做的治療，根本徒勞無望。」用這個詞感覺很怪。我以前從沒說過這個字眼，從沒體驗過說這個字眼的感覺。實在是一針見血而且苦澀難堪。

倘若我認為這一切有任何一環是白費功夫，護理工作我又怎麼做得下去？

「無望。」他吐出這個字眼。「能否請你替我們解釋一下？」

他等著，整組人跟著豎起耳朵。

他這是陷害我去做有違我本性的事。無望就是沒有希望，如果說護理工作教會了我什麼，那就是一個人要是曉得自己該指望些什麼，便永遠有理由懷抱希望。不一定是對解藥或完全康復懷抱期待，而是希望能得到平靜、安慰與尊嚴。

「無望嗎？我沒辦法講得很清楚，但我分辨得出什麼是無望的狀況。」我的說詞沒什麼說服力。

「你的解釋不夠好，」我的侷促不安讓他樂得很。「給我證據。」

「大衛，在我看來，我們的作法不怎麼正派。家屬眼見我們施展所有醫療技術，也一廂情願相信這對他們的至親摯愛有所幫助。他們知道得不夠多，沒辦法判斷治療是否保證有效。誰能怪他們這麼想？我們都心知肚明，像貝里希墨先生年紀這麼大而且多病纏身、病情嚴重的人，很難撐下去。但是我們卻表現出一副有可能救活的樣子。我們指望家屬替我們做決定——要不要打強心劑？心臟按摩？洗腎？電擊？還是全部都要？我們像是拿著中國餐廳的菜單——第一欄選一樣，第二欄選一樣，至於上菜順序，家屬得自己拿主意。」

「沒有其他選項替換的唷。」摩蒂以中文腔促狹道。頭一次，她的插科打諢沒能化解緊張的氣氛。

「再者，」我說：「我們沒有盡全力把這些情況向家屬說明，讓他們充分理解他們所作的決定代表什麼意義。民眾從流行文化、電視節目和媒體聳動的報導獲取資訊。民眾聽到的是神奇療法、一夜之間奇蹟似地康復、出乎意料地戰勝病魔。他們不曉得醫院裡等他們來了解的真實狀況是什麼，他們的心態難以做出理性判斷。家屬擔心會被指責沒有做出正確決定，或者擔心在家人死後，他們會無法心安理得過日子。家屬是在害怕有所遺憾的情況下做出決定的。對他們而言，這份責任太沈重了，難以承擔。」

我站在那兒，回想起另一場以無望為主題的討論。那次我和老公大吵一架，他是我所認識最積極樂觀的人。我告訴他，我有多麼生氣，我費了多大的努力與他共處，卻是徒勞無功。

「我已經試了又試，想和你好好溝通，」我說：「我沒辦法再試下去了。」

「嘗試是永無止境的，」他用吼的回敬我一句。

我實在是氣到不行——幸好最後我們和好如初——在那些火爆的時刻，儘管我暫時失去了信心，我仍熱愛他那份樂觀的希望。

「蒂妲，如果你處理不了這個狀況，我建議你就別照顧這個病人了。」

「大衛，你說的沒錯，我是處理不了這個狀況。你想知道原因何在嗎？因為我們現在對貝里希墨先生的所作所為是一場錯誤。」

大部分醫師的想法就是轉不過來。他們認為，即使是人為的生命表象，都強過他們眼中最糟糕的下場——死亡——那代表一切努力都失敗了。必定是有什麼可以預防、可以診斷、可以治療的地方給遺漏了。會有這種心態，或許是因為擔心哪個家屬會出面指控他們失察疏忽，或是努力不夠。或許因為我們護士與病人之間有著立即、直接的接觸，大部分護士的感受和醫師有所不同。

「每到處理死亡的時候，你們這些人就像冰上曲棍球之神葛雷斯基（Wayne Gretzky）想要跳花式滑冰一樣！」摩蒂說道，她終於設法挖苦了醫師。

接下來的這個星期，惠辛格醫師擔任本加護病房的內科主治醫師。他接下棒子，面對一群騷動的暴民。我們以義憤塡膺的態度向他開砲。

「快去跟那兩姊妹談一談放棄治療行為的事！」

「這一切真是夠了！」

「該是順其自然的時候了！」

「這回我們做得太過火了！」

「聽到各位護士的觀點，真令人耳目一新，」他說著，從我們身邊退後一步。「坦白講，我不太想在這件事情上頭花太多心思。醫師必須秉持樂觀的態度。要向家屬報告壞消息，實在很難。或許我們是因為自己內心不安，才避著不去跟家屬說這些事。或許我們並未把握時機，把每一件事情都說清楚。」

「我們誘導民眾相信，我們有辦法治好所有病痛。」我說。

「這點你很可能說對了，」他不怎麼高興地承認。「啊，醫學本是一門藝術，但病人指望醫師變成科學家、萬事通。」他說。

一副真以為自己是科學家的口吻。

那天稍晚，貝里希墨先生的兩個女兒來找我，提出建議。

「如果老爸的大腦受損了，能不能給他做腦部移植？」她們雙眼發亮。

我看著這兩個人，瞠目結舌。我什麼也沒說。我不知該從何說起。

「還有，」瑪麗亞說：「我女兒在網路上看到，母乳有助於抵抗感染。」

「你說什麼？」**難道她們準備要提供母乳？**

「沒錯，」她說：「母乳能增強免疫力。」

「你們要去哪裡弄……母乳？」我問。

「醫院裡不是有產科病房嗎？」

「沒有，現在已經沒有了。」這是實話。我們這所「綜合」醫院早已走向專科化，像生產甚至割盲腸這類慣常作業，早就不做了。「本院沒有產科病房。」我無助地說。

「你以為他罹患癌症就沒救了是吧，」瑪麗亞警告我：「你可別小看他。他會讓你大吃一驚的。」

貝里希墨一家，令我想起我曾照顧過的一個病人，她是奧許維茲屠殺集中營的倖存者。當時我必須給她插靜脈針，而我所能找到最漂亮的一條厚實靜脈，被她手臂上的集中營囚號刺青給蓋住了。或許，此刻這裡是生命的泉源，不會令她憶起當年生命面臨邪惡威脅的經驗。我如此找理由，一邊把靜脈留置針迅速滑入順從有加的靜脈裡，得到紅色血液作為獎勵——這表示留置針已經插入靜脈了。

我忍不住向病人的丈夫問起妻子過去的遭遇。

「家人喊她克莉絲汀，」他說。「她本來叫做以斯帖，改了名字後被家人藏起來。她很幸運，你瞧瞧，金髮藍眼。可是她還是被搜到了，關進集中營。」

「哪一種情況比較慘？」我不禁要問：「病成這樣，或是進集中營？」我打了個顫。

「進集中營。」他毫不猶豫地回答，眼睛一眨也不眨地凝視著我。

我們一起低頭望著克莉絲汀。她的雙手皺縮成堅硬的一對爪子，對著空氣搔抓著，彷彿試圖逃脫。她的臉發僵，變成一副極度痛苦扭曲的怪相。

「她經歷了那場浩劫……吃的苦頭還不夠多嗎？」我想我是任自己對這個病人的態度冒昧了些，好問出我想問的問題，跨越我心中那道從未跨越的界線。

「那回她逃過了一劫，這次她也會安然過關的。」病人的丈夫坐下來，讀起一份意第緒語的報紙，看起來也像是戰前留下來的老東西。

貝里希墨先生的兩個女兒輪番在父親床前看守，不分晝夜。然而，泰瑞莎必須返回家庭與工作的崗位。某天早上我踏進病房時，瑪麗亞仍守在那兒沒走。我鼓勵她說一說父親的事，因而得知當初老先生是如何力勸孫女別嫁給一個千里達來的小子未果，以及他多喜歡吃女兒做的千層麵。瑪麗亞替父親修鬍子，撫平被褥，把藍色被子換成另一條黃色的。她搓揉他的雙腳，抹上礦物油。

「我們不是虔誠的教徒，」她解釋道：「但我們是受天主教的教育長大的，天主教教導我們要尊重父親——即使他完全不尊重我們也一樣。」

「你的意思是？」

「他是個冷酷嚴苛的混帳東——抱歉，我失言了。他這個人很……嚴格。」她噘起嘴。

「無論如何，我們抱最大的希望，但也試著面對現實。」

「你明白現在情況如何嗎？」我問。

「明白，但我們相信他會撐過來的。我問過布里斯托醫師，父親到底有沒有存活的機會，他說，機會只有百分之一。不過，即使如此，我們也願意放手一搏。我們只求百分之百的努力。為一個人這麼做是值得的，難道你不同意嗎？」她從身邊的塑膠袋裡拿出一頂美國大聯盟多倫多藍鳥隊的棒球帽，接著又拿出一頂冰上曲棍球多倫多楓葉隊的帽子，然後把兩頂帽子分別放在父親腫脹頭顱的兩側。她又在父親身上斜披了一條紅、綠、白三色相間的旗幟，上面用義大利文寫著「**義大利的力量**」。

「記得修斯利太太嗎？為什麼像她的家屬一樣的人不能多一點？」護士們常有這樣的感嘆。

修斯利太太的家屬了解到她的癌症末期病情已是無藥可救時，她的丈夫和三個女兒一致同意我的提議，把心跳監視器的螢幕關掉，並且把重點放在修斯利太太的舒適與尊嚴，還有她本人身上。不過，我必須事先向醫療小組說明我的主張。

「我們目前並不打算治療心律不整，也不需要做心肺復甦術，對吧？」我力辯。我看出丹尼爾在考慮我這個激進的建議。「丹尼爾，我聽你自己說過：『除非你準備好要收拾後果，否則不要輕易測試。』」

我看得出來，要他改變想法，對他來說有多麼不容易：要約束自己什麼都別做、也不因此覺得挫敗，有多麼困難。

當晚修斯利太太的心跳的確停止了，崔西與妮可坐在病人身旁，直到家屬抵達為止。當晚的年輕住院醫師躊躇不前。他對病人的認識不若我們來得多。

「你們難道不認為我們應該試著救活她嗎？」他說。「只做一次心肺復甦術也好？」

「不必了。我們知道她的心願。」我站穩立場。「她親口告訴我們的。」

「但是沒人把這一點記錄下來呀。」他嘀咕著。

「相信我吧。」我說。

六個星期之後，貝里希墨先生的兩個女兒幾乎不來探病了。即使是瑪麗亞，也只是偶爾打電話或發傳真來，表達她的疑問或建議。有個孫女獨自來過幾回。

「他身上有東西滴到我了。」孫女說著，舉起圍巾給我看。

「他的皮膚有脫落的情形，」我說：「這種情況發生在一個人……病得非常嚴重的時候。」

我本想說的是「**死去的時候**」。

「如果說，把所有儀器全部關掉，會怎麼樣？」她大膽發問，而我早就明白她想問什麼。

倘若她母親在場，她是不敢提出這個問題的，因此我火速作答，以免她母親下一秒就冒出來。「妳外公現在的狀況非常非常虛弱，很接近死亡了，因此，只要關閉其中一樣儀器，或調低某一種物質的劑量，比如這裡的氧氣刻度，」我指著刻度，用手指小心翼翼地比畫著：

「他很可能在幾分鐘之內死亡。」

護士做病歷記錄時特別小心謹慎。不僅是輸入與排出的液體量，上上下下的數字變化，還鉅細靡遺記錄了什麼事情有做沒做，什麼事情有說沒說。

「自保用的記錄。」護理長如此建議道。

「我們需要的是，召開病患家屬會議。」我一字一句清楚分明地告訴病人的孫女，這種腔調對這個絕望的情境再適合不過。

「我母親和泰瑞莎阿姨不想再開什麼會了。」她說。

「不是什麼重大會議，只是在病房裡稍作討論，不必去靜慰室，不必坐下來，站著說就好。只是聊一聊而已。」

貝里希墨先生的兩個女兒已經閃躲我們好一陣子了。她們不接電話，也不回電話。有一天，她們發了一紙傳真過來，寫了一大串要求，其中一條是只讓資深的內科主治醫師治療她們的父親，住院醫師或實習醫師則免談。病房室溫要維持在攝氏二十二度。藥水不可以是涼的，照明設備不得閃爍。她們要求只有「情緒愉快的護士」才可以獲派照顧父親，「我們不想讓懷有負面想法的人照顧父親。」

有一天，貝里希墨先生的心跳速度減緩到只剩每分鐘五十下，僅有的幾滴尿液是黑色的，而且充滿沈澱物，當時的內科主治醫師是潔西卡・梁，我則是負責照顧他的護士。

過了這些年，梁醫師已是三個孩子的母親，做了無數的研究報告、幾百份學術論文，卻完全沒有老化的徵象，依舊美麗如昔。

「我想，我們得替他洗腎了。」她的語氣堅定，但我看見她閃避的眼神，似乎她不怎麼認同這個額外的醫療措施。

「可是，潔西卡，」我說：「洗腎又能對病人帶來什麼好處？」

「他的女兒替他表明心跡。眼前這些就是他的願望。」她聳聳肩說道：「顯然如此。」

「但她們並沒有替父親做最好的打算啊！完全不講理嘛。」

「我已經和她們長談過了，我確信她們認為這是父親的意願。如果我們行事太專制，以為自己知道什麼對病人最好，那就逾越我們的本分，且過於自負。不僅如此，就這個病人的情況而言，還會導致雙方嚴重對立。」她疲倦地嘆口氣。「蒂姮，如果我們無視於她們的意見，你想想我們會陷入什麼局面。你得明白我們醫師是站在什麼樣的出發點。」

她看見我臉上露出懷疑的表情。我也感受得到自己狐疑的神色。

「我也不知道該怎麼辦啊！」她兩手一攤。「我們不是什麼問題都有答案的。」

「是沒錯，但那兩個女兒也沒有答案，而且她們所做的是不當的抉擇。」我說：「我們該如何保護這名父親，不受女兒不當抉擇的傷害？」

「蒂姮，你以為你知道什麼對他才是最好的，甚至比他的家人還要有把握？」

「潔西卡，這個可憐人正躺在床上一寸寸腐爛下去。我只是陳述明顯的事實而已！這是常識吧！」

「你怎能確定，貝里希墨先生並不想接受這些治療？」

「你知道有誰會願意受這種苦？」

潔西卡做了個深呼吸，鎮定情緒。

「我最重視、對我這一行來說也最重要的，就是我做每一件事情都講求光明磊落、坦然誠實。我的天性是不願說謊的。這是我目前奉行的原則；如果情況有所改變，那就是我離開醫界的時候。我們的職責是執行病人的願望，所以，我對眼前的情況沒有半點良心不安。我在這裡與護士一起支持家屬做出的決定。蒂妲，容我提醒你，我們扮演的不是批准意見的角色。無論我們是否與家屬意見一致，執行他們的意願就是我們的工作。重點不在於我們自己的信念，而是病人的想法。」

接下來輪到我說話了，潔西卡以同等的耐心與尊重等著我開口。

「潔西卡，對我來說，我最重視的、對我這一行來說也最重要的，就是心懷仁慈。從事發揮仁愛之心的工作，我認為沒有什麼比這更重要的了。所以這個病人才會令我這麼痛苦。如此作法實在很殘酷。」

「別忘了，我們不是在互相謾罵喔，」她對於我暗示她可能也是這個殘酷現狀的一環，稍有不悅。「我們之所以在這裡，動機都是為了行善。請你記住這一點，蒂妲。」

「話是沒錯，但我們現在的所作所為並非善行義舉。這點任誰都看得出來……」我的火氣開始消退。

「換作是你，你會怎麼做？」她問。「假設現在的主事者是你，夏洛夫醫師。」

「我不會再做任何醫療方面的干預；如果再度發生心跳停止的情況，當然也不會進行血液透析或心肺復甦術。我會立刻堅持要放棄治療手續，把焦點轉向讓病人安適與鼓舞家屬。我會尋求第二、第三、第四意見，尋求專業上的確證。必要的話，我會請教法律顧問。找法官，尋求法院命令，找指定的監護人。」

「這些過程可能就要花上好幾個星期的時間，」她面帶微笑地說，笑我的想法單純。「在此同時，我們也沒有傷害他呀。」

「噢，當然有，」我說。「我想，醫師與護士對這種事情的觀感是有差別的。我們就在病榻前面陪著病人，每分每秒，日日夜夜。對病人執行治療手續的人是我們護士。目睹他們的病況的人是我們護士。我們眼見家屬受苦、看著自己延長家屬承受的折磨。醫師則是來來去去的。你有沒有看到，貝里希墨先生的皮膚長滿濕答答、皮開肉綻的爛瘡？不論我們給他做哪種治療，他的臉總是痛苦扭曲著，你有沒有仔細瞧過？我們一直給他腎上腺素，劑量漸次增加，好讓他能撐上一整天。我們甚至不能給他太多嗎啡，因為嗎啡會讓他的血壓降得很低。」

「蒂姐，我希望你不會覺得我想要辯贏你。」潔西卡說。

我曉得她試圖調解場面，把這場讓人不安的對話導向平和的句點。其實她大可不必如此。她和我是同事也是好友，我很喜歡她這個人，對她心懷敬意。多年來我們並肩工作。我記得一開始她還是個住院醫師，後來變成資深研究醫師；而當初的我是個菜鳥護士，想盡辦法闖過及格邊緣。我們的爭論無關人身攻擊，也不是尖酸刻薄的口舌之爭，雖然我們嗓門兒大了點、情緒激動了些。

「我們是一夥的。」她堅持。

「是啊，但為什麼是他的女兒說了算呢？」我聽得出來自己跟三歲小孩一樣嘟嘟囔囔的。

「她們是最近親屬啊。你也曉得法律怎麼規定的吧，蒂妲。我只是依法行事。」

「法律才不管現實世界裡的人有沒有獲得同情與尊嚴呢！我們就要把他變成畸形人了，任他變成怪物。我們現在的作為，目的只是為了安撫兩個女兒，為了避免衝突，甚至為了避免訴訟——」

蘿拉來到我們身邊，手裡拿著什麼東西。

「蒂妲，你真是料事如神，怎麼曉得可能要打官司了呀？有一個女兒剛剛發了傳真來，說她父親是在你昨天負責照顧的時候病情惡化，她認為你是罪魁禍首，威脅要帶律師來看病歷。她可是衝著你來的唷，寶貝！」

「儘管來吧。我沒什麼好隱瞞的。」

「你要造反了嗎？」蘿拉看起來很樂。「你曉得你這是在小題大作吧。」

「不，」我回答：「我拒絕照顧這個病人。我是摸著良心在抗議，主張和平，而且願意上火線作戰。我現在開始按表操課，不要太賣命工作。」

就這樣了。暫時如此。

「假如你們要討論貝老先生的事，那我可要閃人。」蘿拉說道。我們窩在醫院附近的一處酒吧裡，小酌兩杯。「我不想再聽見跟他有關的半個字。」

「不討論。沒什麼好討論的。我就是拒絕照顧他。」我說。

「你在罷工嗎？」

「有那個意思吧。」我知道自己撐不了多久。

「你撐不了多久的。」蘿拉說。

「我也一樣，不進那間病房了，」崔西說：「我跟你一國，蒂妲。」

「每一個人都應該受到妥善的護理照料，」法蘭西絲說：「我也不喜歡這樣，但我會照顧他的。我同意梁醫師的看法，我們的職責就是執行患者的願望。身為護士，我們不能因為與家屬意見相左就放棄某個病人。我們必須把個人意見擺在一邊，去做對病人而言適當的事。」

我決定大膽提出一個在心裡醞釀許久的想法，準備要來個出其不意。「各位請聽我說，我已經想出我們該怎麼辦了，以確保這種事情永遠不會發生在我們自己身上。」

「我以為大家已經說好不再討論工作的話題了！」蘿拉抗議。

「我一直在想，我要在胸口用刺青刺上『不予急救』，」妮可說：「看過貝老先生這個病例之後，我可不想碰運氣。死期到了的時候，誰曉得我的家人會對我做出什麼事？噢，對了，我還有一個要求，務必請莫瑞來照顧我。在我的家人進來探病之前，我曉得他會把我下巴的細毛刮乾淨，把我發灰的髮根修飾一番。」

我們都明白，在這番玩笑話之下，她是以很嚴肅的態度看待死亡。好一陣子前大家便已經知道，妮可很期待以後能生小孩，甚至已經替他們取好名字了：她還為孩子們備妥相簿和妥善收藏的珍貴紀念品。法蘭西絲靜靜地啜飲啤酒，畢竟，這不是我們頭一回聊到這些具有啓示意義的話題了。

「把我的屍體丟進垃圾箱就好，」摩蒂說：「那些墳墓啊、葬禮啊，我是不甩的。當然，我也不想把肝臟捐給某個嗑藥成癮的酒鬼。」

「我們得擬一份生前遺囑，把大小事情都寫下來。」崔西說。「我們必須讓別人知道我們的願望。器官捐贈卡也簽一簽。還有什麼要做的？」

「我來告訴你們我的打算吧，」我說：「簽一份契約。我們幾個互相約定，在我們任何一個人臥病不起的時候，替她做決定。我們要彼此講清楚，在各種情況下希望事情如何處理，讓別人知道自己的意願，還要白紙黑字寫個明白。我們不能讓家人來做這些決定。他們不會比我們更清楚該怎麼做才好。誰要加入我這個計畫？」

「活得最久的那個人又該怎麼辦？」摩蒂正在認真考慮這個問題。

「我也不曉得，她大概得靠自己了。我還沒把所有細節都想清楚。」

眾人陷入沈默。關於死亡，我們討論得夠多了。不過她們也承認，這件事值得深思。或許改天再找時間聊。下次再說吧，現在不提這個。

18 交棒

這頓仿中式自助餐，菜色應有盡有：泰式炒麵、高麗菜絲沙拉、蛋捲、千層麵——當然也有幸運餅和蘋果派嘍——我們吃得好撐，喝著不怎麼美味的雞尾酒，坐在一塊兒談天說地，聊到餐廳裡的人都走光了。接著法蘭西絲端出一個送給妮可的生日蛋糕，這回的用料終於正常了——奶油、糖、麵粉、雞蛋——她完全沒有偷工減料。那晚我們要慶祝的事情真不少，其中最值得慶祝的就是我們十幾年如一日的友誼：大夥兒共事將近十五年了。

那天晚上我們心中也懷著悲傷。就在幾天前，我們得知一個令人震驚的消息：妮爾•梅森去世了，死因不明。這幾年，法蘭西絲等人一直嘗試與她保持連絡，她卻與我們漸行漸遠，直到離開這個世界。

「真悲慘，」法蘭西絲說：「妮爾是超級優秀的護士。丹尼爾說過，假如妮爾認為病人有某個地方不對勁、而他卻找不到毛病出在哪兒的話，必要時他會徹夜留守，直到找出問題所在。他對妮爾百分之百信任。」

「我們全都很信任她，」蘿拉一時為之語塞。「也許我以前不該那樣開她玩笑。可是，那些個古怪的藉口，還有——我就直說吧——天花亂墜的故事，實在是……雖然有些是挺有意思的。」她輕聲笑著說。

「那些故事有哪個會是真的？她養的駱駝？墜落的電梯？還有她『對海灘上的野狗猛戳』——我用兩隻手指比了比猛戳的動作——『然後又把牠們拖進海裡』——我把想像中的狗猛地往假想的海平面下拽去——『活活淹死牠們，救了自己一命』？」

「她有沒有跟你們講過，她曾經一個人負責原住民保留區的醫療站？」蘿拉忍不住又添一樁妮爾的軼事。「她說有一對男女給送進醫療站，兩個人卡在一起——沒錯，兩人親熱過後，身體分不開。『好，妮爾，那你怎麼處理的呢？』我心想，這下我終於逮到她吹牛不打草稿了。誰知妮爾立刻回答：『五十毫克的氯普魯邁靜（chlorpromazine）㊟就搞定了。』」

「這藥是給男的還是女的？」我好奇地問道，但沒人回答我。

「那些故事多少有一點真實性，」法蘭西絲說：「妮爾實在是了不起的護士，跟她共事充滿樂趣。我從她身上學到不少東西。我在想，如果有外太空人來到地球說，把你們最好的護士叫來，人人都會同意推派妮爾上陣吧。」

「我會懷念她的，」我說，接著又有些愧疚地補上一句：「還有她那些故事。」

譯注：氯普魯邁靜（Chlorpromazine）是一種鎮靜劑。

在桌上蠟燭的溫暖光暈下，我看著在座女子的臉龐，感受到一股愉悅的期盼。我希望我們就這樣共事下去，直到永遠，但我感覺得到她們個個神色不安；這一陣子我們都感受到，有什麼變化正在發生。

該吃蛋糕了。妮可才剛舉起刀子，卻因為什麼原因躊躇了會兒，把刀子交給崔西，崔西也沒能下刀；她把刀子遞到摩蒂面前——這傢伙不久前又恢復本名嘉絲汀了。她說，她已經玩夠以前那場鬧劇。就連她的耳環風格也不一樣，變成簡單的金色穿式耳環。

「沒問題，我來切。」嘉絲汀說。

她握著刀子，用食指穩住刀身，平順地把刀子往下切，先畫過空氣，再畫過鑲飾的粉紅玫瑰和白色的糖霜層，乾淨俐落，像在揮高爾夫球桿——她才在妮可的調教下剛剛學會揮桿技巧。嘉絲汀滿心期待與熱中高爾夫球的新婚夫婿享受打小白球之樂（她和第一任丈夫湯姆離婚了）。他倆是在當地業餘劇團一同主演舞台劇《火爆浪子》時相識的。

嘉絲汀把蛋糕推向法蘭西絲。對法蘭西絲來說，切蛋糕似乎不是容易的事，她的手要切不切的。她又跑去減肥中心報名了，一整個星期乖乖忌口，只為了享用這頓大餐。她握刀對著蛋糕比畫了半天，一會兒薄一會兒厚的，最後徹底改變心意。

「妮妮啊，我替你切一塊怎麼樣？你可是今天的壽星哩。」剛懷孕的妮可，雖然有一點孕吐症狀，還是吃得下一大塊蛋糕。法蘭西絲推倒了那個小小的熱量斷頭臺。

法蘭西絲切她自己那一份時，慢吞吞地拉著刀身，就像上了年紀的人在游泳池裡緩慢游動的模樣。她好整以暇地切著，彷彿在抗拒某種阻力，彷彿她在年輕時時切過一大堆蛋糕，對於切蛋糕所牽涉到的複雜層面與箇中涵義知之甚詳。

「快把蛋糕傳過來吧，」蘿拉咆哮。「你們的動作怎麼這麼慢？」

刀子到了蘿拉手裡，以敏捷的姿態下切，蛋糕上的玫瑰花忽然彈起來。眾人相視而笑。蘿拉把一大塊蛋糕和糖霜放進自己盤裡，往椅子上一靠，捧起盤子和叉子，一副餓壞了的模樣。唉唷，這不可能吧——我們才剛吃完一頓大餐呢。然而她迫不及待吞下這道甜點。

「你得找個人上床，蘿拉，」嘉絲汀從桌子對面喊過來。「你滿腦子色瞇瞇的，需要來上一場美妙的——」

「美妙，糟糕，或者沒感覺。我會一直大口吃蛋糕，直到有機會上床。」

「蘿拉，說不定你真正該做的是，」我提議道：「暫時離開ＩＣＵ休息一下。你怎麼不去什麼地方度個長假呢？」

「我是打算去某個地方。」她這番宣告令眾人大吃一驚。

「你要去哪裡呢，蘿拉？」妮可問。

「醫學院。」她平靜地說。

「不會吧！」我嚇了一大跳。

「沒錯。」

「不！」

她笑了。

「這可是叛逃呀！」我說。

「『蘿拉呀，你腦筋這麼聰明，不應該當護士的，怎麼不去當醫生呢？』」蘿拉故意裝出一副嘲弄的嗓音。「大家總是告訴我，當護士是在浪費我的天賦。我說，當護士的腦筋要很好，但他們就是搞不懂。我說，有像我這麼聰明的護士照顧病人，你們難道不高興嗎？他們還是不明白。好吧，我聽夠了！我這就要去當醫生啦。我會賺大錢，說不定還能受人尊敬。」

「申請醫學院很不容易，」我警告她。「有可能過不了的。」

「我已經申請進去啦，」她說：「幾天前收到通知的。護士自然曉得該去哪兒填補需求。我對面試人員說，我準備到醫療不發達的偏遠地帶服務。我想，這一點有加分作用。」

「你真的這麼打算？」

「當然。」

「真是一大損失！」我說。

我當然明白，那種離群索居的行醫生涯應該很適合蘿拉。她會是做事穩當、自立更生的野地醫者，很可能會為真正需要幫助的人做很多善事。她會變成了不起的醫師，深受愛戴。

沒人發覺崔西切了一塊不大的蛋糕。我們還是常常忽略言詞溫和、不愛出風頭的崔西，但我漸漸明白她並不是內向或疏遠的人，純粹是個性文靜體貼所致，而且最近她心裡記掛的都是父親的健康狀況。大約一個月以前，我們當班的時候，她打電話進來。

「你人在哪兒？」我問她。

「我在樓下的急診室。」

「出了什麼事？孩子們還好吧？朗恩呢？」

「是我爸。他心臟病發作。」

「我們馬上下去。」

龐梅接替我照顧我的病人。「沒問題，快下去看看崔西父親的情況吧。我知道那是什麼滋味。有一天晚上我母親腹痛得很厲害，我不得不送她去掛急診。『不，不，』她對每一個靠近她的人說道（她的英語比我還破）：『我有DNR，我有DNR。』我對她說，不是的，媽，還沒到不予急救的地步，醫生只是想替你照X光而已！」

「龐梅，妳媽運氣算好的了。她有你在身邊打點一切。」

崔西的父親情況還不壞，崔西自己卻是一團糟。她徹夜陪伴父親，雙眼布滿血絲。她根本是寸步不離。然而，對她來說，如何進入醫院才是她的頭號難題。當時SARS引發第二波疫情，醫院管制措施更為嚴格。除了直接照顧病人的醫護人員，其他人一概不得進入院內。崔西不知用了什麼方法，偷偷混進醫院，來到父親身邊。崔西的父親運氣真是好，不像別的患者都是孤伶伶地住院。

崔西的爸爸原本一直待在急診室裡的等候區，在推床上躺了兩天等待空病床。最後院方替他在心臟科找到一張空床，就把他轉了過去，我們也正好趕到。他的情況穩定，可是還得多住幾天，直到能夠接受心導管；這是為了判斷他的冠狀動脈內是否有任何阻塞情形，是否能接受冠狀動脈繞道手術。

法蘭西絲協助他盥洗，替他修面，還去藥局給他買了牙膏牙刷。

蘿拉也加入我們的行列，她看了看老先生，便去找住院醫師，指出老先生的右腿腫脹疼痛，可能是深部靜脈栓塞的徵兆：「你們怎麼會忽略這一點？」我聽到她質問住院醫師。她也想辦法說服醫師增加止痛藥劑量，因為老先生顯然很不舒服，卻是那種從不抱怨、默默忍耐的病人。

「病人不怎麼抱怨，醫師不怎麼開藥，護士不怎麼管事兒——三者加起來，還有辦法做疼痛控制嗎？」蘿拉說道，那語氣彷彿這世界的擔子全落在她肩上。「他們還真的相信，疼痛中的病人有服藥上癮的風險啊？他們怕的就是這個嗎？說實在的，從以前到現在，你們看過幾次疼痛用藥注射過量呢？」

妮可幫崔西的父親換上一套乾淨的病人服。我要崔西離開一會兒，這樣她就不必幫忙遞尿壺。

「崔西，你出去一秒鐘就好。只管做你的乖女兒，別搶著做護士的工作。」

我曉得兩者之間的差別。兩者兼顧有多麼困難，這箇中滋味我太了解了。一次扮演一種角色比較好。我拉了一張椅子，坐在史密斯先生床前，問他對美國攻打伊拉克有何看法。

「戰爭我倒見識過不少，」他說：「而且我一直想到我的孫兒孫女們。你也知道，戰爭對小孩子不是好事。」

他講起在英國海軍服役的見聞。二次大戰期間，他曾在諾曼第外海擔任潛水艇砲手。

「你們這些女孩子心地真好。」在法蘭西絲的打理下，老先生的模樣好看多了。

「哪有，我們才不是哩。」嘉絲汀說著，一個勁兒直搖頭。

「別把『們』字加上去，」蘿拉靠在矮窗邊說道。「嘉絲汀，你或許是大壞蛋，但我可是大好人一個。」

「不，護士也是凡夫俗子，是從事吃力工作的專業人員。我們要求的不過是良好的工作條件，像樣的薪水——」

「好了，嘉絲汀，」我打斷她的話。「現在不是說這些的時候。」

「要說誰該受到稱讚的話，」她用比較平靜的口吻繼續說道：「也該是這些在普通病房工作的護士。史密斯先生，您到現在還沒看過半個護士對吧，因為負責照顧您的護士，手上還有另外八個情況比您更嚴重的病人。整個醫院已經變成一間大規模的加護病房了。一般住院病人，現在都給送回家去，讓有時間、有意願的人照料。此刻住在ICU裡的病人，都是不久前還無藥可救的患者。因應特殊狀況，醫院必須有所改變。」

嘉絲汀幾乎沒停下來喘口氣，又往下說。

「你能想像在這一科病房裡工作的護士，整天跑來跑去，從來不覺得自己勝任愉快，從來不覺得能控制自己的時間或加諸在你身上的要求，從來不覺得自己哪一天的工作表現能讓人滿意，會是什麼滋味？你很清楚病人的需求是什麼，但你忙到只能乾瞪眼。整個體制剝奪了我們所有的創造性、進取心和能力，把護士變成了石頭。」

崔西的父親一路仔細聆聽。「你們這些護士小姐，應該獲得更多的尊敬。」

「不，」嘉絲汀繼續批判：「護士應該先做到自我尊重。在我們本身懷有自尊之心以前，不能期望博得任何人的尊敬。而且，關於自我尊重，我們還有一條很長的路要走。」

我見識過心臟科病房護士的工作情形。我看著他們東奔西跑、接電話、準備午膳餐盤、量血壓，總是匆匆忙忙在病歷上登錄大小事項。只要SARS這種令人懼怕的新型態病毒存在，護士便得一直穿戴口罩、手套、手術袍、護目鏡，先換下整套行頭刷洗雙手，接著再換上另一套全新的行頭之後，方能去照顧下一個病人。

「妳曉得這種口罩最麻煩的地方在哪裡嗎？」法蘭西絲說著拉下口罩，吸了一大口氣。

「呼吸？」我問。

「我不知道你怎麼想，可是口罩害我臉上的妝都花了，」妮可說：「我得不停地補口紅！」

「這點倒也是麻煩之一，」法蘭西絲說。「最糟糕的是，病人戴著口罩，你就看不到病人臉上的表情。你戴著口罩，也不能對病人微笑。」

「只能用眼神微笑了。」我用我的眼神對她微笑。

「病人在最近這段時間過著與世隔絕的日子，偶爾看到護士出現在病房門口，臉卻被口罩遮住，只露出兩隻眼睛，想想看他們會有什麼感受？」法蘭西絲問。

「你們全都對我這麼好，」史密斯先生說：「我該怎麼答謝你們呢？」

「千萬別這麼客氣，」法蘭西絲急著想讓他放寬心。「我對我的病人盡全力付出。我為什麼不能對我們自己人的家人多盡一分力呢？」

究竟有多少人能如此形容自己工作的態度？多少護士能以此形容自己工作的狀況，自稱盡了百分之百的力？多少護士有資格說這種話，而且像法蘭西絲一樣真誠而為？我是否也像她一樣不吝付出？我是否勉勵自己克盡職責到那種境界？我知道自己做得還不夠，但我仍留在這一行，而且沒有換跑道的打算。

以前我總是量力付出，然而我不時會有空虛、怨憤、絕望的感受。如今我明白自己付出的是什麼，也學會加以珍惜。我學會如何照顧自己，同時了解到，我得先在內心為自己的苦痛覓得一方空間，才有辦法對他人的苦痛產生同理心。

那天晚上值得慶祝的事情還不少。

嘉絲汀剛剛拿到護理學位，並代表畢業生致詞，內容發人深省，談到護理工作充滿危險，卻大有可為。她演講時神態持重，這是前所未見的。然而她也不忘逗逗全場來賓，不時令大家哈哈大笑。

「假如你真的考慮暫別護理工作，」我打趣道：「你上舞台說笑話，必定前途大好。」

「真好玩，你竟然會提到這件事，」她說：「我已經決定離開這一行了。」

「什麼？」我倒抽一口氣，心想是不是我剛剛說的話害她觸了楣頭，然而她立刻說道：「我已經申請去念法學院了。」一瞬間，我明白了她的用意。

「說不定，透過法律途徑或者從政，我可以為護理工作盡一份心力。咱們打開天窗說亮話，照顧病人我並不在行。」

要她承認這一點非同小可，但她說這話我不完全同意。很多病人都被她惹得捧腹大笑，難道笑聲不是最佳解藥嗎？她對某些家屬語帶威脅，但家屬個個對她的聰慧相當佩服，知道她內心懷著一番好意。

「那天晚上我的表現荒腔走板，從此以後我覺得一切都變了。我完全無法控制自己。幸好我沒被上級當場抓到，也沒人告發我。」

她說的是好幾個星期之前的事。當時我是值班護理小組長，嘉絲汀正在照顧一名年邁的女病人。我巡房時發現，有十個點滴控制器在跑，六根點滴管分別插在病人身上不同的部位，到處都是導管與引流管。呼吸器的運作調到最高，病人在床上扭動得很厲害，我們為了替她護理，只得縛住她的手，為此病人情緒自然更為激動。可是，除此之外還有什麼選擇呢？我們仍然不知道。當家屬不斷要求我們「盡一切力量」的時候，我們的回應是「能做的都做了」。對家屬而言，這樣是不夠的。我們已經無計可施，他們要的卻是奇蹟。

然而此時，病床上那個無助的老婦，抗拒著插進嘴裡的導管；我們對她所做的每一道護理程序，都令她的臉痛苦扭曲。在她眼中看到恐懼，是我最難以承受的。我除了別開視線，還能怎麼辦？嘉絲汀可不。那天晚上她的視線沒有移開。她選擇親自目睹一切。

家屬稍早已先行離去，忽然之間嘉絲汀跳了起來。

「我要打電話給家屬，」她說：「我受夠了。」

「你要跟他們說什麼？」她朝電話走去，我尾隨在後。沒有什麼阻擋得了她——我甚至沒有嘗試阻止她——接下來我立刻聽到她對著病人的兒子說話。

「請注意，我是令堂的護士，我叫嘉絲汀•弗萊瑟。你說什麼？……你問一切都還好嗎？不好，沒有一樣是好的……你最好馬上來醫院一趟。我們已經把呼吸器調到快破表，每一種藥也都用在令堂身上了，劑量重到可以媲美工業等級。很遺憾，『老化』這種情況，我們是治不好的！倘若令堂今晚心跳停止，我要你們在場看著我猛敲她的胸膛、壓斷她的肋骨，好讓她再度恢復心跳！你們根本沒有想清楚。這太殘忍了。你們這麼做根本是自私自利，好讓**你們自己的**良心過得去，壓根兒沒替令堂著想。」

難以置信的是，根據我們耳力所及，家屬竟然在電話裡向她道謝。

「我那時實在太離譜，」此刻嘉絲汀承認：「我現在明白了。可是，那晚我決心要以我認為對病人最好的處置方式為依歸。這地方終於把我擊倒，逼得我失控！我那樣子跟家屬講話是不對的，我深感羞愧。他們其實可以告發我，只是他們沒有這麼做。」

給嘉絲汀那番話一嚇，老婦人的家屬趕緊衝到醫院，面對現實，領悟到讓母親繼續接受治療毫無意義。或許嘉絲汀讓家屬從不同的角度看待眼前的情況，促使他們做出不同的抉擇。又或許，家屬的確受到她那一番話的威迫或驚嚇。或許家屬覺得鬆了一口氣，因為有人替他們做了重大決定，使他們不必背負一丁點兒重責大任。無論如何，家屬趕到現場後，我們緩緩地依序把儀器與藥物的電源切到令人沉痛的停止狀態。我們抽出導管，移除設備，聽著病房裡漸漸安靜下來，只剩老婦人臨終時深沈、粗糙、不規律的呼吸聲，還有家屬的啜泣聲。我們把椅子拉到床邊坐著，陪伴病人與家屬，直到她的生命畫上句點。

在我們執行這項莊嚴的工作時，我注視著身邊這些護士挺直的背脊，張開的臂膀，仁慈、體貼的臉龐。我想，那晚我已經略有所覺：這可能是大夥兒最後一次以護士的身分共事了。

這陣子，我們很少碰到崔西。她仍在大學進修，同時也忙著照顧自己的小家庭和在家休養的父親。她換成固定值夜班和週末班，但這套模式顯然也快行不通了。

「我的鄰居對我說『祝你週末愉快』，我心裡想的是，什麼鬼週末呀？我的週末是星期三和星期四。照這樣下去，我不曉得自己還能撐多久。」她疲倦地嘆口氣。「我的家人也很辛苦。幾天前我聽見馬修對杰克說：『你別去惹媽媽。她上夜班的日子特別愛生氣。』」

我的心直往下沈。她們一個接一個地要離開了。

我仔細盯著法蘭西絲瞧。

「蒂姐，你別擔心，」她向我再三保證：「我哪兒也不去。」

可是我感覺到她語帶保留。

「至少現在哪兒也不去。」她補上一句。

我在她臉上尋找線索，尋找她會留下來的保證，然而她不願承諾。

「答應我，你不會去別的地方。」

她沒接話。

「行行好吧你，大嘴巴，」蘿拉說：「你會永遠待在這兒。你絕對不會離開這裡。」

「少了你們，我撐不下去的。」我說。

「蒂姐，這又不是鐵達尼號快沈船了。我相信你一定會撐過去的。」法蘭西絲語氣堅決地說。「開刀房主任問我要不要調過去。他答應下個月就送我去進修，不過等我瞄過教科書之後，我懷疑自己沒那種能耐。書裡全是什麼牽引鉤、棘齒、鑷子之類的東西。去開刀房上班的好處是全上日班，偶爾需要在夜間或週末值班而已。」

我驚慌地看著她。「你怎麼可以這樣？」我試圖讓她感到內疚。

「蒂姐啊，我今年就要四十歲了。像這樣子常常在大半夜和週末上班，我還能撐多久？別忘了還有耶誕節和新年假期也要值班呢。護理工作是給年輕人做的。再說，我們的工作中所帶有的悲哀和傷痛，假以時日，會削弱你的力量。」

「可是法蘭西絲，你總是說你能對情感上的要求應付自如。還記得你對我說，你相信我們的工作立意良善、幫助人群，又說想到這點永遠令你安心自在嗎？」

「對，我到現在還是這麼覺得，可是，鎮日與悲傷為伍，讓我也跟著悲傷起來。這種悲傷的情緒比一開始來得嚴重。舉個例子，讓你們知道我在什麼時刻遭受這樣的衝擊。記得那個才二十四歲的年輕女孩嗎？『情況還不到無法挽回的程度吧，是不是？』她母親這麼問我，但我實在忙不過來，沒能告訴她，她女兒病得很重。可是，當我終於把事情打理妥當了，我發現自己拖著不去等候室，遲遲不去面對她的母親。我從來沒有這樣過。

「他們是東印度群島那兒的人；我還記得她母親穿著紅色紗麗，手臂上掛著金鐲子。他們必定已經得知，肺纖維化這種病可能會有多嚴重。她照顧女兒好幾年，現在她把女兒送到我們手裡，站到一邊看著，由我們護士擔任母親的角色。後來我在吃午餐時，聽見有人大喊：『快推急救車過去！』我在心裡對自己說，**待在這兒吃你的飯吧，法蘭西絲。現在是你休息的時間，別人有辦法處理狀況的**。可是我沒辦法在我的病人心跳停止的時候還自顧自吃飯，於是我回到病房去。

「病房裡都是人。當時現場不缺我這個人手，可是我知道哪裡會需要我。我離開病房往等候室走。我根本不必開口。她看到了我，我幾乎像是抱著嬰兒一般帶著她下樓到ＩＣＵ來。她女兒心跳停止，醫護人員仍在搶救，作母親的不停問我發生了什麼事，我能說的只有『看來不妙』。我沒多說什麼，不過當時她也無法承受更多了。接著她身子一軟癱在地上。那天上班的還有貝琳達、艾倫、龐梅和布魯諾，他們合力幫我把她抬到住院醫師的值班室，我們想辦法要讓她躺上床去。但是她不願意。她倒在地板上，開始翻來滾去。我找人去推急救車過來，以防萬一。貝琳達認為她暈過去了，潘蜜拉則確信是抽搐發作，但我看得出不是那麼回事兒。還有人認為我們該給她服用「煩寧」。我給她氧氣，測量她的生命徵象。她的血壓正常，卻失去意識，於是我在她嘴裡塞了個咬口器，保護她的呼吸道暢通。有人拿來毯子，我們將她的身子拉直，替她蓋上毯子。大家都在推測問題出在哪裡、原因可能是什麼。

「接著我想通了。我明白該怎麼下診斷結論：過度悲傷。當時的情況看來就是如此，事實上也是這麼回事兒。沒有其他可能的診斷結果了，唯一的治療方法就是護士的照料。我一直以照料這類狀況的能力自豪，但偶爾也會有沒勁兒的時候。現在，我完全不曉得自己是否還想把所有時間都花在應付這種傷痛上。」

「沒錯，原因不止這個，交際手腕也是一個問題，」蘿拉說：「上個月發生一件讓我徹底垮掉的事情。那天我是值班護理小組長，我得安排每個護士同時照顧兩個病人，這麼做很不保險，因為很可能兩個病人的情況都不穩定。最棘手的是，輪下一班的人手不夠，我一有空就得打電話請人來加班，而且不得不暫時關閉ＩＣＵ，並婉拒執行一次肺臟移植手術，而那個主動脈瘤破裂的病人只得轉到別家醫院，本來打算捐贈的肺臟也跟著送出去了。我為那個病人禱告，希望他撐過來了。我還得在恢復室裡替另一個病人找床位，但是恢復室一樣人滿為患，於是我只好離開工作崗位，親自過去照顧那個病人好幾個鐘頭。那天早上，我告訴自己：『到此為止。我受夠了。』」

看來蘿拉和嘉絲汀都要離開這一行了，崔西和法蘭西絲則是在考慮中。

妮可要走，我們一點兒也不意外。好一陣子以前就聽說這件事。她要遷居美國喬治亞州，只搬去幾年而已——她強調她一定會回來的——因為她得嫁雞隨雞。她的丈夫安德魯獲聘在亞特蘭大一家大型醫學中心擔任主治醫師。妮可這陣子都戴著老公送她的珍珠項鍊，看起來十分美麗——她已經習慣同時穿戴項鍊與綠色刷手服了。

「那邊有好多超棒的高爾夫球場。」她說：「你們全都要來看我。沒錯，每個人都要來。聽到沒？」她模仿美國南方腔調。

「安德魯很期待以後不必再等上好幾個星期、就能替病人照電腦斷層攝影（CT）和做核磁共振造影（MRI）的日子。他以後不必搶著替病人登記檢查程序或手術時間，不必到處找經費做研究。他可以趁這回好好休息一下。我確定我們總有一天會回來的。」

「誰又能怪他呢？」蘿拉說。

「MRI，MRI，」嘉絲汀用嘲弄的口吻說道：「這年頭大家聽到的淨是這玩意兒——人人都在說，你得排隊多久才能做一次MRI。你們以為MRI救了很多條人命是吧。為什麼MRI老是被當作我們醫療保健體系裡的黃金準則、受到大肆推崇呢？看在老天爺的份兒上，民眾什麼時候才會明白，我們並不需要更多的MRI？我們需要的是更多的護士。以每個病人可以分配到多少護士照料，比起用MRI次數多寡來判斷，更能作為反映醫療保健體系水準的指標。你要是生病了，需要的是護士，不是MRI。」

「當初因為熱愛醫學而進入杏壇的醫師，到底發生了什麼事？」我提問道。「難道只是一時興起嗎？醫學已經漸漸變成一種商業了。選擇行醫作為致富之道的人，應該去美國執業才對，因為在美國，醫療保健是一種可出售的商品；你可以東逛西逛，尋找最好的產品。病人就是客人；如果你很有錢，得到的醫療待遇會比窮人來得好。在加拿大，醫療保健是一種基本人權，是每個人應得的服務。告訴我，你們有誰曾經看過哪個人享受優先治療的待遇？加拿大國民排在外國人前面嗎？白人排在有色人種前面嗎？還是大人物排在老百姓前面？」

「能不能有哪個晚上大夥兒出來聚聚的時候不聊工作？」蘿拉抱怨道。「工作的事兒聊夠了吧。好啦，輪到你了，蒂妲，你有什麼計畫？」

如果我對她們說，我對護理工作仍然充滿熱愛，她們全都會笑我的。工作時能夠手腦並用、身心合作，我是多麼珍惜這樣的機會啊。我還有好多事情有待學習。我多麼享受輪班工作的嚴苛要求、對危急的人提供立即的幫助、有幸陪伴人們度過生命中最艱難的時刻、接受複雜狀況的挑戰，而這份工作使我精力充沛。我從沒想過要離開臨床工作，僅僅在此刻暫時移開一點，環顧四周、看盡全貌。

「我吃得好撐喔。」法蘭西絲說。午夜過後，我們陸續走出餐廳，她把牛仔褲的褲腰鬆開了些。

「我也是。」蘿拉呻吟道。

「的確很撐，但這種吃到飽餐廳讓人討厭的地方就是，過了一星期之後，你又是餓死鬼一個了。」嘉絲汀調侃道。

是的，大夥兒終於吃飽了。

在那個慶祝之夜、紀念之夜、惜別之夜裡，我們各自踏上不同的方向，我心裡明白，就算我們沒能手牽著手，內心也將永不分離。

七月了，又是一批新科住院醫師報到的時候，他們剛剛結束實習，來到ICU裡與我們共事幾個星期。這批新人之中有個名叫坎朵兒的，剛隨「無國界醫生」㊟出完一趟任務回來。坎朵兒穿著厚底鞋、皺褶棉質長褲、羊毛衫，黑色郵袋式的大包包斜過胸前落在臀上，有一頭濃密的捲髮。她剛從柬埔寨回到加拿大，帶了幾個當地醫師到我們的ICU參觀。這一行人加入我們晨間巡房的行列。

「他們覺得很沮喪，」坎朵兒為我們翻譯：「其中一個人告訴我，看到我們這兒的設備，讓他覺得自己根本不像個醫師。我告訴他，倘若我到他的國家，我會完全不曉得該如何治療瘧疾、地雷炸傷、營養失調、痢疾，還有痲瘋病。我並不具備他們擁有的技術，無法面對他

譯注：一九七一年，一群原屬國際紅十字會的法國醫師，在奈及利亞東部流血政變期間，發起一個專門提供緊急醫療援助的國際人道救援組織，名為「無國界醫生」，旨在為世界上任何有醫療需求的地區提供醫療服務。該組織於一九九九年獲諾貝爾和平獎。

們處理的病人。」

她又聽那幾個訪客說了一會兒後，向我們轉述。「他們說，問題不是出在醫師——第三世界最需要的莫過於護士。」她看著我們。

「是啊，我們可以過去示範便盆護理。」有人打趣道。

又來了！我心想。**我們難道沒有半點兒長進嗎？**

「並不盡然，」坎朵兒說：「他們需要護士教育民眾、負責診所的籌辦與營運、發展免疫計畫、提供最基本的照護，並教導當地的護士如何像你們一樣，工作技巧更純熟。」

那天與我搭檔的是緹姬，她是剛加入ICU的護士之一。在她適應期的最後幾天裡，由我負責指導。她戴著小巧的鼻環，一頭刺蝟般的紫色頭髮。那天早上，我見她穿一身黑，從多倫多市中心湖畔的「碼頭」遊樂園裡通宵營業的舞廳直接到醫院來上班。緹姬是大學畢業生，剛入行，在重症照護方面更是新手，但她似乎自信滿滿、技巧熟練。我一點兒也不擔心她應付不了ICU的工作。

「你還好嗎？」我問她。

「很好，謝謝。一切順利。」

「到目前為止，你對這裡的印象如何？你覺得你會喜歡這個工作嗎？」

她一臉深思狀，考慮了好一會兒才開口。

「加護病房是很極端的地方，」她說：「在這裡工作很辛苦，但我們對病人做的事情……有些似乎頗為……**不夠明智**。」

我點點頭。或許是吧。過了這麼多年，我還在試圖理出頭緒。我們全都如此。不過我相信，在我們照顧病人的過程中，同時也運用了相當多的智慧。有一點我很確定的是，我們的智慧偶爾遲疑不定時，仍然懷著充分的同理心。這就是護理工作教給我最重要的一件事：同理心是最大的智慧。

國家圖書館出版品預行編目資料

加護病房 / Tilda Shalof著 ;
栗筱雯譯 . -- 初版. -- 臺北市 : 大塊文化,
2006[民 95] 面 ; 公分. -- (mark ; 58)
譯自 : A nurse's story : life, death,
and in-between in an intensive care unit

ISBN 986-7059-05-0(平裝)
1. 夏洛芙(Shalof, Tilda) - 傳記 2. 護士
- 加拿大 - 傳記

419.953 95004020

LOCUS

LOCUS

LOCUS

LOCUS